风湿免疫疾病
临床诊疗手册

名誉主编 ◎ 栗占国　　主　编 ◎ 穆　荣　李鸿斌

U0301967

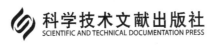

科学技术文献出版社
SCIENTIFIC AND TECHNICAL DOCUMENTATION PRESS

·北京·

图书在版编目（CIP）数据

风湿免疫疾病临床诊疗手册 / 穆荣，李鸿斌主编. —北京：科学技术文献出版社，2019.5（2023.10重印）

ISBN 978-7-5189-5290-8

Ⅰ.①风… Ⅱ.①穆… ②李… Ⅲ.①风湿性疾病—免疫性疾病—诊疗—手册 Ⅳ.① R593.21-62

中国版本图书馆 CIP 数据核字（2019）第 040313 号

风湿免疫疾病临床诊疗手册

策划编辑：吴 微 责任编辑：彭 玉 吴 微 责任校对：张吲哚 责任出版：张志平

出　版　者	科学技术文献出版社	
地　　　址	北京市复兴路15号　邮编　100038	
编　务　部	（010）58882938，58882087（传真）	
发　行　部	（010）58882868，58882870（传真）	
邮　购　部	（010）58882873	
官方网址	www.stdp.com.cn	
发　行　者	科学技术文献出版社发行　全国各地新华书店经销	
印　刷　者	北京虎彩文化传播有限公司	
版　　　次	2019 年 5 月第 1 版　2023 年 10 月第 6 次印刷	
开　　　本	880×1230　1/32	
字　　　数	348千	
印　　　张	11.75　彩插6面	
书　　　号	ISBN 978-7-5189-5290-8	
定　　　价	76.00元	

编委会

名誉主编 栗占国

主　　编 穆　荣　李鸿斌

副 主 编 戴　冽　杨婷婷　董凌莉　陈　盛

参编人员（按姓氏首字母排序）

安　媛	陈　盛	程永静	崔　阳	戴　冽
戴生明	董凌莉	冯学兵	高冠民	韩　锋
何　菁	侯　勇	黄向阳	贾　园	贾俊峰
李　春	李　芬	李　萍	李彩凤	李鸿斌
李玉慧	廖泽涛	刘燕鹰	卢　昕	穆　荣
农卫霞	潘正论	青玉凤	沈　敏	舒　强
苏　娟	谈文峰	王　勇	温鸿雁	吴　歆
吴庆军	武淑芳	徐胜前	薛　静	杨婷婷
叶　华	叶玉津	周云杉	朱　剑	

作者简介

　　穆荣，主任医师，教授，博士研究生导师，现任北京大学人民医院风湿免疫科副主任，兼任中华医学会风湿病学分会中青年委员会副主任委员、亚太风湿联盟教育委员会委员、海峡两岸医药卫生交流协会风湿病专家委员会常务委员兼副总干事、北京中西医结合学会风湿病学专业委员会副主任委员、北京免疫学会常务理事、《中华风湿病学杂志》及《健康世界》编委等。

　　先后承担国家自然科学基金、"十二五"重大新药创制、"973"子课题等十余项科研基金，曾获得欧洲风湿病联盟优秀论文奖、亚太地区抗风湿联盟 travel grant、东亚风湿病联盟青年研究者奖等多项个人学术奖励；并作为主要完成人获得高等学校科学研究优秀成果奖二等奖、华夏医学科技奖一等奖等。参与编写了 20 余部风湿病和免疫学方面的专著，以第一作者及通讯作者身份发表文章 60 余篇，其中包括 SCI 20 余篇。

　　对风湿免疫性疾病的机制和免疫治疗方面进行了深入研究，擅长常见风湿病及疑难病例的诊断和治疗，包括类风湿关节炎、系统性硬化病、抗磷脂综合征、自身免疫性复发流产等。

李鸿斌，教授，主任医师，风湿病学博士，毕业于中国医学科学院北京协和医学院。2014年于美国俄亥俄州克利夫兰医学中心访问学习。

现任内蒙古医科大学附属医院风湿免疫科主任，中华医学会风湿病学分会委员，中国医师协会风湿免疫科医师分会常务委员，中国医师协会风湿免疫科医师分会风湿病相关肺血管 / 间质病学组委员，海峡两岸医药卫生交流协会风湿免疫病学专业委员会血管炎学组委员，海峡两岸医药卫生交流协会风湿免疫病学专业委员会感染学组副主任委员，中国康复医学会骨与关节及风湿病专业委员会委员，北京医学奖励基金会风湿病学专家委员会委员，白求恩公益基金会风湿免疫专业委员会常务委员，全国卫生产业企业管理协会风湿病与分子免疫分会常务理事，内蒙古自治区医师协会风湿免疫科医师分会委员会常务副会长，内蒙古自治区医学会风湿病分会第2、第3届主任委员，中华风湿病学杂志通讯编委、国家自然科学基金评审人。

作为项目主持人主持国家自然科学基金项目5项、教育部"春晖计划"1项、内蒙古自然科学基金项目等省部级基金项目12项。主持"十三五"国家科技重大专项分课题1项。作为参加单位负责人参加"十一五"科技攻关计划项目2项、国家高技术研究发展计划（"863"计划）项目1项、卫生部公益性行业科研专项项目1项。作为第一作者或通讯作者发表SCI文章9篇、中华系列期刊文章16篇，核心期刊40余篇。

　　风湿病难学，是多数医生的共识。多变的发病形式、重叠的症状、认识的不足、无法标准化的诊断途径，使得初入门者或者非专科医生常觉得风湿病难以琢磨。本书浓缩了常见风湿病的特征性临床表现、分类诊断标准及最新治疗原则，希望口袋书的形式能够在初入门的风湿专科医生、其他专科的医护人员及全科医生急需快速获得风湿病相关知识时，给予及时帮助；同时，扫描封面勒口处的二维码可以获得更多扩展知识，以解信息量不足之渴。我们也将利用网络版图书易于修订的特点，对本书的网络版扩展知识进行及时更新，便于读者获得最新知识。

　　本书的作者均是在临床一线工作的中青年风湿病学专家，既有丰富的临床经验，也有深厚的理论功底。感谢科学技术文献出版社的信任，把本书的编写交给了一支年轻的团队；感谢我的导师栗占国教授的鼓励与指导，像风湿界很多令人尊敬的前辈一样，栗教授对工作的严谨细致及对后辈的扶持帮助是永远值得敬仰学习的；特别感谢所有参与本书编写的同道，在繁忙的工作之余抽出宝贵时间进行写作、审校、修订，付出了大量心血。

　　一名合格医生的成长道路异常艰辛，从不知所措到游刃有余，需要大量知识储备和丰富实践经验的相互结合与反复验证。快速学习与深度阅读是医生终身的必修课，而本书纸质书与网络版结合的模式正是为了满足上述要求。希望本书能为需要它的人减轻阅读压力，在收治新患者前，在查房准备时，想起上级医生提问的压力、未做完的讲课幻灯、待完成的课题和文章，这本小书可以给您提供帮助。也希望刚刚步入风湿领域的年轻医生能感受到 43 位年资稍高的医生对你们的支持与鼓励，使前路不再那么孤单与漫长。抑或，深夜里抢救完患者，泡一碗热气腾腾的泡面时，随手用它来压住盖子。

心之所向，素履以往，愿这本朴素的小书可以常伴您左右，助您走向内心深处高筑的殿堂！

李鸿斌

2019 年 7 月

目 录

第一章
类风湿关节炎

【概述】

类风湿关节炎（rheumatoid arthritis，RA）是一常见的以慢性、对称性、侵蚀性关节炎为主要表现的全身性自身免疫性疾病。约 70% 的患者类风湿因子（rheumatoid factor，RF）阳性。我国 RA 的患病率为 0.2% ～ 0.4%。男女患病率之比为 1 ：（2 ～ 4），患病率随年龄增长而增高，以 40 ～ 60 岁为发病高峰。

【临床表现】

（一）病史要点

大部分患者起病隐匿，RA 早期和中期的主要临床表现为对称性、持续性关节肿胀和疼痛，常伴有晨僵。晚期可出现关节畸形。

（二）症状要点

1. 关节表现

（1）关节疼痛与压痛：RA 可累及所有滑膜关节，关节疼痛往往是最早的关节症状。各关节受累的频率依次为近端指间关节、掌指关节、腕关节、足趾关节、膝关节、踝关节、肘关节等，多呈对称性、持续性。

（2）晨僵：指病变关节在静止不动后出现关节发紧、僵硬、活动不灵或受限。其持续时间长短可作为衡量本病活动程度的指标之一。95% 以上的 RA 患者有晨僵，但该表现不特异。

（3）关节肿胀：多呈对称性，常见于近端指间关节、掌指关节、腕关节、膝关节等，尤其手指近端指间关节多呈梭形肿胀膨大。膝关节肿胀时膝眼消失，凉髌征消失，有浮髌现象。关节肿胀多因关节腔内积液、滑膜肥厚或关节周围软组织炎症引起。

（4）关节畸形：多见于较晚期患者。因软骨和软骨下骨质的破坏，造成关节纤维强直或骨性强直，又因关节周围的肌腱、韧带受损使关节不能保持在正常位置，出现关节的半脱位，如手指可出现尺侧偏斜、天鹅颈样畸形等。

2. 类风湿结节

类风湿结节是本病较特异的皮肤表现，但阳性率仅约15%。多位于关节隆突及受压部位的皮下，如前臂伸面、肘鹰嘴突附近、颈椎、跟腱等处。类风湿结节一般不引起疼痛，很少于 RA 起病时出现。类风湿结节的出现多见于 RA 高度活动期，并常提示有全身表现。

3. 类风湿血管炎

类风湿血管炎是关节外损害的基础，主要累及病变组织的动脉，可累及全身任何一个脏器。常引起指（趾）动脉充盈不足，可致缺血性和血栓性病变；前者表现为雷诺现象、肺动脉高压和内脏缺血，后者可致指（趾）坏疽，如发生于内脏器官则可致死。

4. 其他内脏损害

心脏损害可表现为心包炎、心内膜炎、心肌炎等，肺损害可表现为胸膜炎、肺间质纤维化、肺类风湿结节、卡普兰综合征（又称类风湿尘肺）等，此外还有神经炎、淋巴结病等关节外表现。

（三）查体要点

检查关节时应注意有无肿胀、触痛、表面温度升高和骨摩擦音。关节活动度应包括关节的主动和被动运动，畸形最好按身体的长轴描述，如屈曲畸形（伸展受限）、外翻畸形（肢体远端偏离中线向外侧偏斜）、内翻畸形（远端向内侧偏斜）。

（1）腕关节和手：腕关节滑膜炎在运动时有不适感，局部皮肤温度升高，触诊可发现肿胀。手背的囊性肿胀可能是腱鞘囊肿或腱鞘炎。手和腕的掌侧应注意腕管区有无肿胀，叩击这个部位引起手指麻刺感提示正中神经嵌顿，见于腕管综合征等。RA 常特征性地累及掌指关节及近端指间关节，应仔细检查有无梭形肿胀、触痛、活动度受限和早期尺侧偏斜及其他畸形，而远端指间关节很少受累。握力检查是判断手和腕关节全面功能的极好方法。

（2）肘关节：肘关节伸展受限则是关节炎的早期表现。肘关节炎所致滑膜肿胀和增厚可在桡骨头与鹰嘴之间的外侧区形成膨大部。这与鹰嘴滑囊炎不同，后者所致肿胀非常表浅，并局限在鹰嘴突起之上。RA 的皮下结节，多见于鹰嘴区和远端的尺骨骨干。

（3）肩关节：让患者将双臂高举过头检查有无肩关节活动受限、无力、疼痛及自主神经运动障碍等。注意有无肌肉萎缩、局部压痛或肿胀。

（4）膝关节：膝关节积液时膝凹消失，大量渗液可以髌骨的冲击触诊法检查，即浮髌试验。小量积液可用手将髌上囊向下挤压，可见髌骨两侧液体波动状膨隆，称为"膨隆征"。正常膝体温较大腿和小腿为低即所谓"凉髌征"。体检时用手触髌骨、大腿及腓肠肌，如温度相等或略高即"凉髌征"消失，提示炎症存在。

（5）腘窝囊肿（Baker 囊肿）：较常见，肿块呈囊状感，站立等活动后可增大，较易发现。

（6）足和踝关节：关节前饱满和内外踝下肿胀是滑膜炎和踝关节内疾病的特征。踝关节后侧和足跟周围的触痛提示跟腱炎或滑膜炎。触诊 RA 患者踝关节下面、前面和后面有橡胶样肿胀并有压痛，即表明为踝关节滑膜炎，跖趾关节肿胀和压痛也十分常见。

【辅助检查】

（一）实验室检查

（1）一般项目：RA 患者常伴有轻中度贫血，白细胞计数及分类多正常，部分患者血小板可增多。红细胞沉降率（erythrocyte sedimentation rate，ESR）增快或 C 反应蛋白（C reactive protein，CRP）增高表明本病有活动。血清白蛋白降低，球蛋白增高。

（2）RF：可分为 IgM 型、IgG 型、IgA 型、IgE 型，目前临床多只检测 IgM 型 RF。正常人阳性率为 5%，RA 患者阳性率为 70% ～ 80%，特异性约为 70%。RF 在感染、肿瘤、老年人和部分自身免疫性疾病中可出现低滴度阳性，而在系统性红斑狼疮、干燥综合征、系统性硬化病等自身免疫性疾病患者中可出现高滴度阳性。

（3）抗核周因子抗体（APF）：敏感性为 40%～80%，特异性为 82%～99%。RA 出现关节症状之前数年 APF 即可出现，并可能与病情轻重和关节的破坏程度相关。

（4）抗角蛋白抗体（AKA）：抗原位点存在于瓜氨酸的结构残基上。AKA 的敏感性为 19.8%～59.3%，特异性为 87.9%～100%。AKA 可在临床症状出现之前或早期出现，且与 RA 病情密切相关。

（5）抗环瓜氨酸多肽（CCP）抗体：敏感性为 60%，特异性为 97%。抗 CCP 抗体可出现在 RA 早期，甚至可在临床症状出现之前检测到，且其滴度与 RA 病情程度相关。抗 CCP 抗体在其他结缔组织病患者中，阳性率仅 4.0%，不仅可用于 RA 的诊断，更主要的是可以与其他风湿性疾病相鉴别。

（6）抗突变型瓜氨酸化波形蛋白抗体（MCV）：抗 MCV 与 CCP 抗体可相互补充，提高诊断率。抗 MCV 抗体在 RA 患者的敏感度为 82%、特异度为 95%。

（7）抗 RA33 抗体：RA 患者阳性率为 20%～43%，系统性红斑狼疮患者阳性率为 10%～40%，两者阳性率差异无显著性意义。抗 RA33 抗体在疾病早期即可出现，是一早期诊断指标。抗 RA33 抗体阳性的 RA 患者病情较轻，预后较好。23%～60% 的系统性红斑狼疮和混合结缔组织病的抗 RA33 抗体阳性患者均伴有 U_1 核糖核蛋白（U_1RNP）抗体升高，如果检测出抗 RA33 抗体升高而未伴随 U_1RNP 抗体升高，则可诊断为 RA。

（8）葡萄糖 -6- 磷酸异构酶（G6PI）：G6PI 不是 RA 的特异性指标，在伴有关节肿胀疼痛的系统性红斑狼疮和 2 型糖尿病患者中 G6PI 亦升高，但是活动性 RA 患者血清 G6PI 抗原含量明显增高，可检测出大部分 RA 患者。

（9）关节滑液检查：RA 的关节滑液增多，黏度低，白细胞计数（2.0～60）×10^9/L、中性粒细胞明显增多，占 50%～70%，滑液糖含量低于血糖。若滑液白细胞计数 > $100×10^9$/L，则可能为感染性关节炎。

目前，临床上已将抗 CCP 抗体和 RF 检测作为 RA 诊断的首选化验。

（二）影像学检查

（1）关节 X 线检查：对本病的诊断、分期均有重要意义。

（2）电子计算机体层扫描摄影（CT）检查：可发现小的骨侵蚀和重叠部位的病变，可以很好地显示骨质破坏、骨质硬化、关节腔积液等情况，尤其三维重建技术可以清晰显示关节面全貌，并能显示关节最外侧及中间的骨质。但对 RA 的滑膜及软骨病变的显示能力存在缺陷。

（3）磁共振成像（MRI）检查：MRI 具有很高的软组织分辨率，直接显示炎性滑膜及软骨、骨髓和肌腱等，对关节内液体也非常灵敏。

（4）超声检查：高频探头具有良好的组织分辨率，在灰阶超声模式下，主要能观察到的 RA 病变包括关节积液、滑膜增生、软骨变薄或缺如、骨侵蚀。在能量多普勒超声模式下，能够观察慢速的小血管，但不能观察血流方向。对低速流体和新生血管尤其敏感，根据 RA 疾病活动程度，不同阶段的滑膜炎有不同的能量多普勒血流信号。

【诊断】

对于典型病例，国际上多采用美国风湿病学会（American College of Rheumatology，ACR）1987 年修订的分类标准（表 1-1）。

表 1-1　1987 年 ACR 修订的 RA 分类标准

项　　目	定　　义
①晨僵	关节及其周围晨僵持续至少 1 小时
② 3 个或 3 个以上关节区的关节炎	14 个关节区（双侧近端指间关节、掌指关节、腕关节、肘关节、膝关节、踝关节和跖趾关节）中至少 3 个关节区同时有软组织肿胀或积液，而不是只有骨质增生
③手关节炎	腕关节、掌指关节或近端指间关节区中至少 1 个区域肿胀
④对称性关节炎	同时累及左右两侧相同的关节区，近端指间关节、掌指关节或跖趾关节分别作为 1 个关节区，不要求绝对对称
⑤类风湿结节	骨突起部位、伸肌表面或关节旁的皮下结节
⑥ RF 阳性	不论何种检测方法，但正常对照组的阳性率＜ 5%
⑦ X 线改变	手和腕的后前位 X 线片有典型的类风湿关节炎改变，即必须包括受累关节的侵蚀或关节局部或其附近有明确的骨质脱钙（仅有骨关节炎改变不够）

注：第 1～第 4 条需存在至少 6 周，确诊 RA 需具备上述 7 条中的 4 条或 4 条以上，其敏感性为 91%～94%，特异性为 89%。患者有 2 个临床诊断也不排除。

对于早期 RA 可应用 ACR 联合欧洲抗风湿病联盟（The European League Against Rheumatism，EULAR）于 2010 年分别在各自的会刊发布的 RA 分类标准（表 1-2）。

表 1-2　2010 年 ACR/EULAR 制定的 RA 分类标准

	评分（分）
目标人群（适用于该标准的患者）需有下列表现：	
1）至少 1 个关节表现为肯定的临床滑膜炎（肿胀）*	
2）该滑膜炎不能用其他疾病更好地解释 $	
RA 分类标准（评分计算法：把 A ～ D 类条目的评分相加，累计评分≥6 的患者可以分类为肯定 RA）#	
A 受累关节 §	0 ～ 5
1 个大关节 †	0
2 ～ 10 个大关节	1
1 ～ 3 个小关节（有或没有大关节）‡	2
4 ～ 10 个小关节（有或没有大关节）	3
＞10 个关节（至少 1 个小关节）**	5
B 血清学（应用该标准时至少需要 1 个化验结果）††	0 ～ 3
RF 和抗 CCP 抗体均阴性	0
低滴度 RF，或低滴度抗 CCP 抗体	2
高滴度 RF，或高滴度抗 CCP 抗体	3
C 急性时相反应物（应用该标准时至少需要 1 个化验结果）‡‡	0 ～ 1
CRP 和 ESR 均正常	0
CRP 异常或 ESR 异常	1
D 症状持续时间 §§	0 ～ 1
＜6 周	0
≥6 周	1

注：★该标准目的在于对新发病的患者进行分类。另外，具有 RA 典型的骨侵蚀病变，且既往病史曾经符合该标准的患者，也应该分类为 RA；对于病程较长，包括病情已处

于非活动期（不管是否治疗过）的患者，基于回顾性的可以获得的资料，曾经符合该标准的患者，也应分类为RA。

$ 临床表现不同的患者鉴别诊断也不同，可能需要鉴别的疾病包括系统性红斑狼疮、银屑病关节炎和痛风。

虽然那些累计评分不足6分的患者暂不能分类为RA，但是随着时间推移，再次评价他们的状态，可能会符合该标准。

§ 受累关节指的是查体时发现的任何肿胀或触痛的关节，可通过影像学证据证实滑膜炎。在评估时，除外远端指间关节、第一腕掌和第一跖趾关节。受累关节数的得分应取最高得分项。

† 大关节指的是肩关节、肘关节、髋关节、膝关节和踝关节。

‡ 小关节指的是掌指关节、近端指间关节、第2～第5跖趾关节、拇指指间关节和腕关节。

** 在该条目中，必须至少一个受累关节是小关节；其他关节可以包括任何大的或额外的小关节的组合，甚至其他上文未提及的关节（颞颌关节、肩峰锁骨关节、胸锁关节等）。

†† 阴性指的是国际单位值低于或等于当地实验室正常值的上限。低滴度阳性指的是国际单位值高于正常值上限，但是低于或等于正常值上限的3倍。高滴度阳性指的是国际单位值高于正常值上限的3倍。当RF值结果只报告阳性或阴性时，阳性结果应该被评为低滴度阳性。

‡‡ 正常或异常根据当地实验室标准确定。

§§ 症状持续时间指的是评估时，患者自己报告的受累关节滑膜炎体征或症状（疼痛、肿胀、触痛）的持续时间，不论是否经过治疗。

新分类标准必须在以其他疾病不能更好地解释滑膜炎的前提下方可考虑是否符合RA的诊断。若忽视了这个前提，那么采用新标准诊断RA的误诊率将非常高。但是由于RA本身的症状并无特异性，如多种结缔组织病和感染、肿瘤等均可伴关节炎，且可有RF、抗CCP抗体等血清学标志物阳性，因此，排除其他疾病尚需一定时间，早期诊断RA的困难性也正是由于RA鉴别诊断存在的复杂性。

【鉴别诊断】

1. 骨关节炎

多见于中、老年人，起病过程大多缓慢。手、膝、髋及脊柱关节易受累，而掌指、腕及其他关节较少受累。病情通常随活动而加重或因休息而减轻。晨僵时间多小于半小时。RF 多为阴性。

2. 银屑病关节炎

有特征性银屑病皮疹或指甲病变，或伴有银屑病家族史。常累及远端指间关节，早期多为非对称性分布，RF 等抗体为阴性。

3. 强直性脊柱炎

以青年男性多发，以中轴关节如骶髂及脊柱关节受累为主，虽有外周关节病变，但多表现为下肢大关节，为非对称性的肿胀和疼痛。关节外表现多为虹膜睫状体炎等。X 线片可见骶髂关节面侵蚀、关节间隙狭窄或融合，RF 阴性，并且多为 HLA-B27 抗原阳性。本病有更为明显的家族发病倾向。

4. 系统性红斑狼疮

常伴有发热、疲乏、口腔溃疡、皮疹、血细胞减少、蛋白尿或抗核抗体阳性等狼疮特异性、多系统表现，而关节炎较类风湿关节炎患者程度轻，不出现关节畸形。实验室检查可发现多种自身抗体。

5. 反应性关节炎

起病急，发病前常有肠道或泌尿道感染史。以大关节（尤其下肢关节）非对称性受累为主，一般无对称性手指近端指间关节、腕关节等小关节受累。可伴有眼炎、尿道炎、龟头炎及发热等，HLA-B27 可呈阳性而 RF 阴性，患者可出现非对称性骶髂关节炎的 X 线改变。

6. 痛风性关节炎

多见于中年男性，常表现为关节炎反复急性发作。好发部位为第一跖趾关节或跗关节，也可侵犯膝、踝、肘、腕及手关节。本病患者血清自身抗体阴性，而血尿酸水平大多增高。慢性重症者可在关节周围和耳廓等部位出现痛风石。

【治疗】

（一）治疗原则

RA 的治疗目标是使患者尽早达到疾病缓解状态，已达临床缓解的患者维持长期稳定。对于长期病程的患者，低疾病活动度也可接受。为实现治疗目标，早期使用有效的改善病情抗风湿药（DMARDs）进行强化治疗，应用合理的病情监测指标评价疾病活动度，并依此调整治疗方案，最大限度改善 RA 患者的预后。

（二）一般治疗

合理的营养和环境；适当休息和功能锻炼；理疗；心理治疗；患者教育。

（三）药物治疗

药物治疗是 RA 治疗方案的核心部分。治疗药物有三大类——非甾体抗炎药（NSAIDs）、DMARDs、糖皮质激素。

1. NSAIDs

NSAIDs 是 RA 治疗中最为常用的药物，但不控制病情进展，主要通过抑制环氧合酶 -2（COX-2）活性而抑制前列腺素的合成发挥消炎止痛作用。不同 NSAIDs 的血浆半衰期及每日给药次数不同，见表 1-3。在滑膜腔内 NSAIDs 的浓度较血浆浓度变化慢，滑液半衰期明显长于血浆半衰期，这可以解释不同 NSAIDs 的实际所需给药频率可少于按血浆半衰期推算出来的给药频率。在 DMARDs 起效后，NSAIDs 可减量或停用。

NSAIDs 的不良反应中以胃肠道反应最常见，包括腹部不适、恶心、呕吐、腹泻、出血、溃疡，甚至穿孔。H_2 受体拮抗剂不能预防 NSAIDs 相关的胃溃疡或出血，但可预防高危患者的十二指肠溃疡或出血。硫糖铝对预防 NSAIDs 诱发的溃疡几乎无效，但 H_2 受体拮抗剂和硫糖铝可以减轻 NSAIDs 相关的消化不良。选择性 COX-2 抑制剂的消化道不良反应风险有所降低，但可能增加心血管事件的风险。

表 1-3　常用于 RA 治疗的 NSAIDs

药　名	血浆半衰期（h）	每日剂量（mg/d）	每日服药次数
双氯芬酸	1～2	150～200	3～4
吲哚美辛	1～16	100～200	3～4
萘丁美酮	22～30	1000～2000	1～2
吡罗昔康	30～86	10～20	1
美洛昔康	20	7.5～15	1～2
氟比洛芬	3～6	200～300	2～4
布洛芬	1～2.5	1600～3200	3～4
酮洛芬	1～4	150～300	3～4
萘普生	9～17	500～1500	2～3
塞来昔布	11	200～400	1～2

2. DMARDs

DMARDs 又可分为化学合成的小分子类 DMARDs 和基因工程技术合成的生物制剂类 DMARDs（蛋白质类大分子）。许多研究表明，长期应用 DMARDs 可减轻骨侵蚀。

（1）甲氨蝶呤（MTX）：是现有的 DMARDs 中疗效与毒性之比最佳、价格相对便宜、应用最为广泛的药物。MTX 的口服生物利用度平均为 70%，口服吸收影响因素较多，因此最好空腹或皮下注射。吸收后主要经肾脏排泄。MTX 不仅可改善临床指标，还可延缓受累关节的骨侵蚀速度。MTX 治疗 RA 一般 3～6 周起效，6 个月后达最大疗效。剂量与用法：5～25mg，口服或肌注或皮下注射（较高剂量时宜注射给药），每周 1 次。儿童剂量：10 mg/（m² · w）。MTX 的耐受性优于其他的 DMARDs，可持续应用 5 年以上。孕妇及备孕者禁用 MTX。

其常见的不良反应有恶心、呕吐、口炎、腹泻、肝转氨酶增高，少见不良反应有可逆性骨髓抑制、肺炎、脱发、畸胎。偶致肝纤维化、肝硬化（约 0.1%），用药期间需定期检查血常规和肝肾功能。随访 20 年以上，未出现致癌的不良反应。

（2）来氟米特：其疗效与 MTX 相当。当患者不能耐受 MTX 或者属于 MTX 禁忌时，来氟米特可作为 MTX 的替代。单用 MTX 无效的顽固性 RA 患者可合用 MTX 和来氟米特。来氟米特口服吸收后，在体内迅速转化为活性代谢物 A771726。治疗 RA 的推荐剂量与用法：20mg/d。一般在 3 ～ 6 周起效，12 周达稳定，病情严重的 RA 患者起效时间可能在 12 周左右。

来氟米特的主要不良反应有：胃肠不适（腹泻和恶心）、皮肤瘙痒、体重减轻、过敏反应、短暂性肝脏转氨酶升高、可逆性脱发，少数情况下可见到红细胞压积、血红蛋白、血小板减少，一般不需停药。

（3）抗疟药：临床常用的抗疟药有 2 种，即氯喹和羟氯喹。二者口服后吸收迅速，需服药 3 ～ 4 个月才达到稳态血药浓度，羟氯喹的消除半衰期长达 40 天左右、氯喹为 5 ～ 69 天。起效较慢，一般在治疗 3 ～ 6 个月后才见效。总有效率为 40% ～ 60%。氯喹的疗效稍优于羟氯喹，但氯喹已逐渐被羟氯喹所取代，因羟氯喹的不良反应发生率仅为氯喹的 1/3。抗疟药的疗效低于 MTX 与柳氮磺吡啶（SASP）。抗疟药适用于 RA 的早期或非活动期，或与其他 DMARDs 合用。推荐剂量为：磷酸氯喹 250mg/d；羟氯喹 200 ～ 400mg/d，儿童 7mg/（kg·d）。心脏病患者、肾功能不全者、老年人应慎用。

氯喹和羟氯喹均有蓄积毒性。常见不良反应有胃肠道反应（4.6%），如恶心、呕吐，皮疹（2.3%）和眼部损害（0.7%）。少见的不良反应有：黏膜病变、白细胞减少、头痛、神经肌肉病变和心律失常。羟氯喹可加重银屑病。氯喹的神经毒性不良反应较羟氯喹多见。氯喹的症状性视网膜病变发生率为 2% ～ 17%，尤其老年人和服用高剂量者。故在服药期间高危患者应每 12 个月做一次眼科检查（眼底和视野），非高危者在用药 5 年时进行眼科检查，此后每年均应行眼科检查。羟氯喹在上述剂量范围内因视网膜病变停药者罕见。

（4）SASP：口服 SASP 不易被吸收，大部分药物进入结肠被肠道细菌的偶氮还原酶裂解，释放出 5- 氨基水杨酸和磺胺吡啶，大部分 5- 氨基水杨酸以原形随粪便排出，而大部分磺胺吡啶被吸收，经肝脏代谢后主要经尿排出。SASP 治疗 RA 的有效成分可能是磺胺吡啶。用药 1 ～ 2 个月即可起效，若连用 6 个月仍无效，则应换药。剂量与用法：第 1 周每日

0.5～1.0 g 分 2 次服，以后每周增加 500mg，直至 2.0～3.0g/d。维持剂量一般 2.0g/d，低于 1.5g/d 疗效难以维持。儿童剂量：40～60mg/（kg·d）。妊娠期和哺乳期妇女慎用 SASP。

在治疗开始的 2～3 个月内，常见的不良反应有胃肠道和中枢神经系统症状，如恶心、呕吐、腹泻、抑郁、头痛等。停药后症状即可消失。SASP 还可致皮疹、肝损害，偶致毒性表皮坏死、药物性狼疮、男性不育。

(5) 雷公藤：具有抗炎作用和免疫调节作用。起效快，平均 7 天（1～15 天），近期疗效肯定，有效率达 80%～90%，远期疗效尚待进一步验证。剂量与用法：雷公藤多苷 60mg/d，分 3 次口服。常见不良反应有腹泻、皮疹、口炎、色素沉着、白细胞和血小板降低等，减量或停药后一般可恢复。需要特别注意的是它对生殖系统的不良反应，可致女性月经不调及闭经、男性精子数量减少甚至不育，且停药后不一定能恢复。故对年轻人（尤其女性）不宜常规使用。

(6) 托法替布：是一种 Janus 激酶 3（JAK-3）抑制剂，对 JAK-1 也轻度抑制。JAK 激酶是炎症细胞因子网络信号转导的关键蛋白，其信号通路对 RA 相关细胞的促炎活性有调控作用。托法替布可作为单一治疗或与 MTX 或其他非生物制剂 DMARDs 联合使用。剂量与用法：每日 2 次，每次 5mg。最常见的不良反应为上呼吸道感染、头痛、腹泻、鼻充血、咽喉痛和鼻咽炎，与严重感染风险增高也相关。在活动性感染期间（包括局部感染及严重感染）禁用；淋巴瘤和其他恶性病患者禁用；胃肠道穿孔患者谨慎使用。

(7) 生物制剂

①依那西普：是人类 TNF 受体 p75 链的可溶性部分与人类 IgG1 的 Fc 段融合而成的蛋白。推荐剂量与用法：25mg，2 次／周，或 50mg，1 次／周，皮下注射。常见的不良反应是注射部位的轻度局部刺激。对于衰弱、皮肤溃疡感染、肺炎或有感染危险或免疫力低下的患者，应用依那西普有可能诱发严重感染。

②英夫利西单抗：是一种人鼠嵌合 TNF-α 单克隆抗体。英夫利西可特异性地结合可溶性和膜结合型 TNF-α，从而抑制 TNF-α 引起的免疫及炎症反应。与 MTX 合用，可降低机体发生针对英夫利西的免疫反应的可

能性，也可增强疗效。剂量与用法：静脉滴注，首次给予本品 3mg/kg，然后在首次给药后的第 2 周和第 6 周及以后每隔 8 周各给予一次相同剂量。本品应与 MTX 合用。不良反应有输液反应，偶致感染，乙型肝炎、结核复发的风险增高。可能加重充血性心力衰竭。

③阿达木单抗：为抗人 TNF 的人源化单克隆抗体。剂量与用法：皮下注射，40mg，每两周 1 次。一般与 MTX 合用。不良反应有感染风险增高，包括结核复发和乙型肝炎的再激活，注射部位反应（红斑、瘙痒、出血、疼痛或肿胀），头痛和骨骼肌疼痛。大多数注射部位反应轻微，无需停药。可能加重充血性心力衰竭。

④阿巴西普：是重组细胞毒 T 淋巴细胞相关抗原（CTLA4）与免疫球蛋白的融合蛋白，选择性阻断 T 细胞共刺激信号，阻断 T 淋巴细胞的活化。剂量与用法：静脉滴注，500 ~ 750mg，前 3 次输注为每 2 周 1 次，以后为每 4 周 1 次。一般与 MTX 合用。最常见的不良反应为头痛、上呼吸道感染和恶心。最严重不良反应为严重感染和恶性肿瘤。

⑤托珠单抗：是一种重组人源化抗人 IL-6 受体单克隆抗体，阻断 IL-6 介导的信号通路。剂量与用法：静脉滴注，8mg/kg（不得超过 800mg），每 4 周 1 次，可与 MTX 或其他 DMARDs 药物联用。主要不良反应：输液反应、感染、外周血白细胞减少、肝酶增高。出现肝酶异常、血脂升高、中性粒细胞计数降低、血小板计数降低时，可将托珠单抗的剂量减至 4mg/kg。

⑥利妥昔单抗：是针对 B 细胞表面 CD20 分子的人鼠嵌合的单克隆抗体。利妥昔单抗可靶向清除 B 细胞，用于 RF 阳性的 RA 患者取得了较满意的临床疗效。剂量与用法：与 MTX 联用剂量，每 24 周（一个疗程）静脉输注两次 1000mg，间隔 2 周。建议每次输注前 30 分钟静脉滴注甲泼尼龙 100mg 或等同量糖皮质激素。除了急性输液反应外，应警惕其免疫抑制的不良反应。

3. 糖皮质激素

（1）口服糖皮质激素：口服小剂量糖皮质激素（相当于泼尼松 2.5 ~ 15mg/d）可减轻关节肿胀和压痛，改善患者的精神状态。当症状得到稳定控制后开始减量，速度一定要缓慢，以免病情反跳。当剂量低于

10 ~ 15mg/d 时，可每隔数周减少 0.5 ~ 1.0mg/d。对于已用 NSAIDs 治疗而 DMARDs 刚开始或尚未出现疗效时，小剂量糖皮质激素可抑制骨质转换，但不影响软骨转换，有一定的 DMARDs 样作用。较大剂量糖皮质激素仅短期用于有严重关节外表现的疾病如血管炎、类风湿肺。糖皮质激素还增加消化性溃疡和胃肠出血的发生率，尤其是与 NSAIDs 合用时。

（2）关节腔内注射糖皮质激素：对于滑膜炎症状较重、受累关节少、糖皮质激素全身治疗有禁忌的患者，可行关节腔内注射长效糖皮质激素（非水溶性活性药物）。每年每个关节腔内注射不应超过 4 次。注射间隔越长越好，至少 4 周，负重关节 8 ~ 12 周。

（3）大剂量甲泼尼龙静脉冲击：重症 RA 累及重要脏器需要迅速得到控制时，可予甲泼尼龙 1.0 g/d，连续 3 日静脉冲击。严重的不良反应有：高糖血症、免疫抑制、水钠潴留、味觉障碍、高血压、低血压，少数情况下可发生惊厥、心律失常、猝死、消化性溃疡或穿孔。

【随访】

在达到理想的治疗目标之前，对于高度或中度活动的患者应每月随访，低度活动者可每 1 ~ 3 个月随诊 1 次，酌情进行治疗方案调整，包括现有药物剂量的调整或更换药物。对于已经达到临床缓解或低活动性的患者，可以每 3 ~ 6 个月进行随访和评估 1 次。

【预防】

无明确肯定的预防措施。戒烟、控制牙周疾病、预防感染可能有一定帮助。

（戴生明）

【概述】

系统性红斑狼疮（Systemic lupus erythematosus，SLE）是一种慢性的具有多系统损害的自身免疫性疾病，其病因尚不明确。目前认为，SLE 的发病与遗传、雌激素等内在因素及环境因素等外在因素的作用下，自身免疫反应被激活有关。SLE 好发于育龄期女性，其病理基础是血管炎，主要特征为：产生多种自身抗体及具有复杂多样的临床表现。

【临床表现】

（一）病史要点

SLE 具有复杂多样的临床表现，任何年龄、性别都可能患病，但 90% 的 SLE 患者为育龄期女性。发病前可有接触有害化学制品、紫外线、感染、药物、手术等诱因，也可无明显诱因。患者常出现发热、体重减轻、疲乏等非特异症状，同时伴有皮疹、口腔溃疡、光过敏、脱发、关节炎、浆膜炎、肾脏受累、血液及消化系统异常、神经精神改变等情况，可有家族史及不良孕产史。

（二）症状要点

（1）皮肤和黏膜：可表现为急性、亚急性或慢性皮肤黏膜病变。狼疮特异性皮疹包括蝶形红斑、亚急性皮肤型红斑狼疮、盘状红斑、狼疮性脂膜炎、黏膜狼疮、肿胀性狼疮、冻疮性狼疮等。也可出现非特异性皮疹，如光过敏、脱发、甲周红斑、网状青斑、雷诺现象等。还可出现皮肤血管炎皮疹，表现为皮下结节、破溃、紫癜、坏疽等。

（2）肌肉骨骼系统：超过 85% 的患者会有关节痛和关节炎，一般为非侵蚀性关节炎。少部分 SLE 患者（尤其合并抗瓜氨酸化蛋白抗体阳性时）可出现侵蚀性关节炎。同时，长期大量使用糖皮质激素的患者还易合并激素相关骨质疏松，易患骨质疏松性骨折等。股骨头、股骨髁、胫骨平台可出现缺血性坏死，与使用糖皮质激素、狼疮高疾病活动度相关。SLE 也可引起肌炎，表现为肌肉疼痛、无力，伴肌酶升高。

（3）肾脏：大约 74% 的患者在疾病发展过程中肾脏会受累，这常常提示着预后不良。免疫复合物在肾小球沉积，造成补体系统激活和炎症细胞集聚对肾脏造成损害。肾脏的损害除了引发肾小球炎症、坏死及瘢痕形成外，还有肾脏血管损伤造成的血栓性微血管病变和小球外血管炎。患者常表现为血尿、蛋白尿、肾性高血压、水肿，有些病理类型的患者可出现少尿、急性肾功能不全甚至急进性肾小球肾炎。如未及时治疗，有些病理类型的患者可逐渐发展为慢性肾功能不全，甚至出现终末期肾病乃至死亡。有平滑肌受累者可出现输尿管扩张和肾积水。

（4）心血管系统：心包炎是 SLE 心脏受累最常见的病变，是 SLE 所致浆膜炎的一种，可无任何症状，也可出现胸骨后持续性疼痛，吸气及咳嗽时加剧，身体向前倾斜时可缓解。除心包炎外，SLE 心脏受累还可能出现瓣膜上长无菌性赘生物（如疣状心内膜炎），二尖瓣最常见，其次是主动脉瓣，可导致二尖瓣或主动脉瓣反流。大约 60% 的患者会出现雷诺现象（遇冷或情绪激动时肢端的动脉阵发性痉挛，肢端血供不足），有时可导致肢端缺血性坏死。其他心血管受累包括心肌炎、冠状动脉缺血等，患者可表现为晕厥、心律失常、活动耐量下降、胸痛等，甚至心功能不全、猝死。

（5）肺脏：大约 30% 的患者在 SLE 发展的过程中会出现肺脏受累，其中最常见的表现是胸膜炎。可表现为无症状胸腔积液，也可出现呼吸时胸痛、呼吸困难等。部分患者可出现狼疮性肺泡炎，表现为发热、咳嗽、双肺广泛浸润和低氧血症。SLE 可引起弥漫性肺泡出血，表现为气促、咳嗽、咯血、肺泡浸润、血红蛋白下降、低氧血症。肺动脉高压在 SLE 患者中并不少见，主要表现为进行性加重的干咳和活动后气短，严重者出现晕厥、猝死。其他肺部受累包括肺间质病变及肺动脉栓塞。

（6）神经精神系统：最常见的 SLE 脑炎表现包括认知功能障

碍（17%～66%的患者）、心境障碍（8%的患者）、脑血管疾病（5%～18%的患者）、癫痫发作（6%～51%的患者）。少数 SLE 患者也可出现颅神经或外周神经损伤。抗核糖体 P 蛋白抗体被证实与神经精神狼疮有关。抗磷脂自身抗体可导致高凝状态，诱发血管血栓及大脑缺血。另外，大脑中的非炎性小血管病变可引起微梗死灶，这是 SLE 患者最常见的脑损伤。

（7）消化系统：消化道或肠系膜的血管炎可能会导致腹痛、消化道出血，甚至可出现肠坏死。也有患者表现为假性肠梗阻，出现胃肠道动力异常，常伴有输尿管扩张。血管的病变还可能引起胰腺炎（≤10%的患者）。腹膜炎较胸膜炎及心包炎少见。SLE 可引起转氨酶升高，通常对激素和保肝药反应良好。也可合并自身免疫性肝炎，导致肝硬化。

（8）脾与淋巴结：脾肿大有时可见于 SLE 患者，受累脾脏的病理表现为动脉及小动脉壁出现典型的"洋葱皮"样增厚。约 1/3 的患者在疾病发展过程中有时会发现有淋巴结肿大。肿大淋巴结为无痛性，病理常提示淋巴滤泡增生，有时要与淋巴瘤做鉴别诊断。最近一些多中心的研究发现 SLE 会明显增加患者患血液系统恶性肿瘤的概率，尤其是非霍奇金淋巴瘤。

（9）血液系统：可出现全血细胞减少。白细胞减少，尤其是淋巴细胞减少常见于 SLE 患者，与疾病的活动有关。贫血的最常见原因为自身免疫性溶血性贫血，但也需要警惕消化道慢性失血、血栓性微血管病或合并血液系统疾病。血小板减少性紫癜可在 SLE 疾病早期出现，严重者可导致危及生命的大出血。

（10）眼部：活动性 SLE 患者可出现眼部受累，最常见病变部位为视网膜，视网膜血管阻塞性疾病可导致视力下降，甚至失明。也可合并巩膜炎等。

（三）查体要点

由于 SLE 可累及全身各个系统，需要进行全面的体格检查。

（1）一般检查：发热、淋巴结肿大等。

（2）皮肤黏膜：鼻梁和双颧颊部呈蝶形分布的红斑、毛发稀疏、手足掌面和甲周红斑、盘状红斑、结节性红斑、脂膜炎、网状青斑等。口或鼻黏膜溃疡常见。

（3）心脏检查：视诊注意心尖搏动位置，触诊有无震颤及心包摩擦感，叩诊心界大小，听诊注意心率、心律、心音强弱、有无杂音。

（4）胸部检查：胸部是否有异常呼吸音，有无肺下界抬高。

（5）腹部检查：注意患者有无腹部压痛、反跳痛及腹膜刺激征。听诊注意肠鸣音强弱及次数。

（6）四肢和关节检查：有无关节肿胀、压痛，有无肌肉压痛、肌力下降。

（7）神经精神系统检查：SLE 可累及中枢和外周神经系统，需注意患者感觉、运动功能，有无病理征及脑膜刺激征等。

【辅助检查】

（一）实验室检查

（1）全血常规、尿常规、肝肾功能、尿蛋白、尿肌酐、24 小时尿白蛋白检查。

（2）ESR、CRP、免疫球蛋白水平、补体（C3、C4、CH50）、RF。

（3）抗核抗体、抗 dsDNA 抗体、抗 ENA 抗体谱（表 2-1）。

（4）抗磷脂抗体（抗心磷脂抗体、抗 β2GP1 抗体、狼疮抗凝物）、梅毒血清试验。

（5）Coombs 溶血试验。

（6）脑脊液检查：神经精神狼疮无特征性改变，但可排除颅内感染。

表 2-1　各种自身抗体在诊断 SLE 时的临床意义

自身抗体	SLE 患者中的检出率	临床意义
抗核抗体	98%	筛选指标，但特异性较差，需排除其他风湿免疫病、感染、肿瘤等原因，65 岁以上可出现低滴度的抗核抗体阳性
抗 dsDNA 抗体	60%	特异性抗体之一，其滴度与疾病活动程度有关，与狼疮性肾炎有关
抗 Sm 抗体	20%～30%	标记性抗体，与抗 U_1RNP 抗体相关
抗细胞膜 DNA 抗体	78%	特异性抗体之一

续表

自身抗体	SLE 患者中的检出率	临床意义
抗核小体抗体	85%	特异性抗体之一，其滴度与 SLE 疾病活动程度相关
抗 U$_1$RNP 抗体	30%	与混合性结缔组织病有关
抗 SSA 抗体	30%	与干燥综合征、光过敏、亚急性皮肤红斑狼疮、新生儿狼疮及先天性心脏传导阻滞有关
抗 SSB 抗体	20%	与干燥综合征、亚急性皮肤红斑狼疮、新生儿狼疮、先天性心脏传导阻滞及抗 Ro/SSA 抗体有关
抗组蛋白抗体	70%	与药物性狼疮有关
抗磷脂抗体	30%	与动脉和静脉血栓形成及妊娠发病有关

（二）影像学检查

（1）胸部 X 线或 CT 检查：评估有无肺脏受累（胸腔积液、胸膜炎、间质性肺病等）。

（2）心电图：若有胸痛，宜行心电图检查，排除是否有心包炎、心肌炎、冠脉病变。

（3）超声心动图：观察有无心包炎、瓣膜病变、心肌病变、心功能不全、肺动脉高压。

（4）磁共振扫描：常规磁共振扫描有助于发现神经精神性狼疮，可以检测出脑血管异常、脑实质损害。近年随着神经功能影像学技术的发展，包括磁共振波谱成像（magnetic resonance spectroscopy，MRS）技术、基于体素的形态学测量（voxel based morphometry，VBM）技术、磁化传递成像（magnetization transfer imaging，MTI）技术、弥散张量成像（diffusion tensor imaging，DTI）技术、功能磁共振成像（functional magnetic resonance imaging，fMRI）技术等一系列新的成像技术，也逐渐运用到神经精神性狼疮的诊断中。

（5）腹部增强 CT：有助于发现肠系膜血管炎，表现为"靶征"或"齿梳征"。

（三）其他检查

（1）脑电图检查：有助于诊断神经精神狼疮。

（2）肌电图（EMG）：SLE 患者可有肌肉酸痛无力，少数患者可有肌酶谱增高，行肌电图检查可鉴别多发性肌炎。

（3）皮肤狼疮带活检。

（4）肾活检：肾活检病理分型对 SLE 患者的治疗指导意义重大。2012年 ACR 提出除非有明确的禁忌证，具有活动性狼疮肾炎临床证据的患者应当在治疗前进行肾活检，明确病理类型，同时可评估肾脏活动性损害和慢性损害指数。

（5）肺穿刺：SLE 患者的肺部可有多种病变，肺穿刺组织学检查可明确肺部病变的病理类型，有助于选择合适的治疗方案及评估患者预后。

【诊断】

目前普遍采用美国风湿病学会 1997 年推荐的 SLE 分类标准（表 2-2）。SLE 分类标准的 11 项中，符合 4 项或 4 项以上者，可诊断 SLE。其敏感性为 86%，特异性为 93%。

表 2-2　美国风湿病学会推荐的 SLE 分类标准（1997 年）

颊部红斑	固定红斑，扁平或隆起，在两颧突出部位
盘状红斑	片状隆起于皮肤的红斑，黏附有角质脱屑和毛囊栓；陈旧病变可发生萎缩性瘢痕
光过敏	对日光有明显反应，引起皮疹，从病史中得知或医生观察到
口腔溃疡	经医生观察到的口腔或鼻咽部溃疡，一般为无痛性
关节炎	非侵蚀性关节炎，累及 2 个或更多的外周关节，有压痛、肿胀或积液
浆膜炎	胸膜炎或心包炎
肾脏疾病	尿蛋白 > 0.5g/24h 或 +++，或管型（红细胞、血红蛋白、颗粒或混合管型）
神经病变	癫痫发作或精神病，除外药物或已知的代谢紊乱
血液学基本	溶血性贫血，或白细胞减少，或淋巴细胞减少，或血小板减少

续表

免疫学异常	抗 dsDNA 抗体阳性，或抗 Sm 抗体阳性，或抗磷脂抗体阳性（后者包括抗心磷脂抗体、狼疮抗凝物阳性、持续至少 6 个月的梅毒血清试验假阳性，三者中具备一项阳性）
抗核抗体	在任何时候和未用药物诱发"药物性狼疮"的情况下，抗核抗体滴度异常

2012 年 SLE 国际合作组（Systemic Lupus International Collaborating Clinics，SLICC）制定的 SLE 分类标准，在临床上诊断 SLE 也同样适用（表 2-3）。其敏感性为 94%，特异性为 92%。

表 2-3　2012 年 SLICC 制定的 SLE 分类标准

Ⅰ.活检确诊肾炎合并抗核抗体或抗 dsDNA 抗体阳性

Ⅱ.或者患者满足以下至少 4 个标准，其中至少包括 1 个临床标准和 1 个免疫学标准：

临床标准	1. 急性狼疮性皮疹（蝶形红斑、大疱性狼疮、中毒性表皮坏死松解症、光敏性皮疹、狼疮性斑丘疹、亚急性皮肤狼疮）
	2. 慢性皮肤狼疮 [盘状红斑、肥厚性（疣状）狼疮、狼疮性脂膜炎、黏膜狼疮、肿胀性狼疮、冻疮样狼疮、盘状红斑／扁平苔藓重叠]
	3. 口腔或鼻腔溃疡
	4. 非瘢痕性脱发
	5. 滑膜炎（大于 2 个关节或大于 2 个关节患炎性关节痛）
	6. 浆膜炎（胸膜炎持续至少 1 天或胸腔积液或胸膜摩擦音。心包疼痛持续至少 1 天或心包积液或心包摩擦音或心电图提示心包炎）
	7. 肾脏疾病（尿蛋白 > 0.5g/24h，或尿中有红细胞管型）
	8. 神经系统疾病（癫痫发作、精神错乱、多发性单神经炎、脊髓炎、周围神经或颅神经病变、急性谵妄）
	9. 溶血性贫血
	10. 淋巴细胞减少（< 1000/mm^3）
	11. 血小板减少（< 100 000/mm^3）

免疫学标准	1. 抗核抗体高于实验室参考值范围
	2. 抗 dsDNA 抗体高于实验室参考值范围（ELISA 方法需大于 2 倍正常高值）
	3. 抗 Sm 抗体阳性
	4. 抗磷脂抗体阳性（狼疮抗凝物或抗 β_2 GP1 抗体阳性；或梅毒试验假阳性；或抗心磷脂抗体中到高滴度阳性）
	5. 血清补体减少
	6. 在没有溶血的情况下直接抗人球蛋白试验阳性

SLE 病情活动和病情轻重程度的评估是治疗方案拟定的先决条件。目前，国际上通用的 SLE 活动性判断标准包括：SLEDAI（Systematic Lupus Erythematosus Disease Activity Index）、BILAG（British Isles Lupus Assessment Group）、SLAM（Systemic Lupus Activity Measure）、OUT（Henk Jan Out score）等，其中以 SLEDAI 最为常用。

SLE 病情轻重的评估：

（1）轻型 SLE：诊断明确或高度怀疑者，但临床无明显内脏损害，SLEDAI 积分＜10 分；

（2）中型 SLE：有明显内脏受累且需要治疗的患者，SLEDAI 积分在 10～14 分；

（3）重型 SLE：具有上述症状，同时伴有一个或数个脏器受累，SLEDAI 积分≥15 分；

（4）狼疮危象：急性的危及生命的重症 SLE，包括急进性狼疮性肾炎、严重的中枢神经系统损害、严重的溶血性贫血、血小板减少性紫癜、粒细胞缺乏症、严重心脏损害、严重狼疮性肺炎、严重狼疮性肝炎、严重的血管炎等。

【鉴别诊断】

（1）其他风湿性疾病：RA、混合性结缔组织病（mixed connective tissue disease，MCTD）及皮肌炎。

①RA：RA 和 SLE 均有关节炎表现，但 SLE 典型的关节炎为非侵蚀性，关节症状持续时间较短，影像学上可以相互鉴别。对于有关节侵蚀的 SLE 和有系统受累的 RA，需考虑特征性皮疹、免疫学检查、肾脏病理等。如同时符合 RA 和 SLE 分类标准，称为 Rhupus 综合征。② MCTD：MCTD 可出现发热、雷诺现象、肌炎、关节炎、血液系统受累等，但双手肿胀、肌炎、食管受累多见，抗 U_1RNP 抗体高滴度阳性，抗 Sm 抗体、抗 dsDNA 抗体阴性。③皮肌炎：SLE 的肌肉受累通常比较轻，肌酸激酶轻度升高。皮肌炎可有特征性的向阳疹、披肩征、Gottron 疹，自身抗体阳性率低。

（2）肿瘤：肿瘤（尤其血液系统肿瘤）患者可有发热、皮疹、多系统受累表现，也可出现抗核抗体等自身抗体阳性、免疫球蛋白升高，需根据影像学、骨髓检测、淋巴结及受累脏器的病理结果来鉴别。

（3）感染：感染可有全身性表现，包括发热、皮疹、关节痛，甚至伴有免疫学指标的异常，而 SLE 患者也常合并感染，需根据患者临床表现、影像学特点、病原学检测鉴别两者，可影响治疗方案的选择。

（4）药物相关性狼疮：服用某些药物，包括肼屈嗪、异烟肼、氯丙嗪、左旋多巴、卡马西平、谷氨酸、可乐定、维拉帕米等可诱发狼疮样症状，需确认药物与临床症状之间的相关性，抗组蛋白抗体是药物性狼疮常见的特异性抗体，一般无需特殊治疗，停药后狼疮症状即可消失，但血清学异常可持续较长时间。

【治疗】

（一）治疗原则

SLE 治疗原则强调早期治疗、个体化方案及联合用药。早期诊断和早期治疗十分重要，可以避免或延缓不可逆的组织脏器病理损害，并改善 SLE 的预后。对明确诊断的 SLE 患者应当进行疾病活动性的评估，准确判断疾病轻重。

（二）一般治疗

（1）患者宣教：正确认识疾病，消除恐惧心理，明白规律用药的意义，学会认识疾病活动的征象，配合治疗，遵从医嘱，定期随诊，懂得长期随访的必要性；避免过多的紫外线暴露，避免感染及过度疲劳。

（2）对症治疗和去除各种影响疾病预后的因素：如重视伴发病包括动脉粥样硬化、高血压、血脂异常、糖尿病、骨质疏松的预防、筛查和治疗，防治各种感染；对严重贫血和血小板减少的患者及时输注血制品；对出现癫痫或精神症状的患者及时应用抗癫痫或精神科药物等。

（三）药物治疗

1. 抗疟药

如羟氯喹 0.2g qd ～ bid，为 SLE 的基础治疗，可用于皮肤、关节受累的 SLE 患者，也可协同激素及免疫抑制剂用于治疗中到重度的 SLE 患者，推荐用于所有 SLE 患者。羟氯喹还可用于妊娠期 SLE，有助于减少病情复发。羟氯喹总体安全性良好，主要不良反应为视网膜毒性。已知对 4-氨基喹啉类化合物过敏的患者，或有眼底黄斑病变者禁用。对于羟氯喹的累积剂量达 1000g，服用羟氯喹超过 7 年，肥胖，严重肝肾疾病或高龄，既往存在视网膜、黄斑病变或白内障的患者，羟氯喹治疗期间应每年接受 1 次眼科检查。非高危患者可在治疗 5 年后每年接受 1 次眼科检查。

2. 糖皮质激素

全身糖皮质激素（口服或静脉）可用于不同严重程度的 SLE。仅皮肤黏膜受累的轻型 SLE 可应用小剂量糖皮质激素 [泼尼松 0.1 ～ 0.2mg ／（kg・d）]。关节肌肉、浆膜炎或较轻内脏受累的中型 SLE 可应用中等剂量糖皮质激素 [泼尼松 0.3 ～ 0.5mg ／（kg・d）]。伴有明显内脏损伤的重型 SLE 需应用大剂量糖皮质激素 [相当于泼尼松 0.7 ～ 2mg ／（kg・d）]，4 ～ 6 周后开始逐渐减量，推荐维持剂量 ≤ 7.5mg ／ d。如出现狼疮危象如神经精神狼疮、急进性肾小球肾炎、狼疮心肌损伤、严重的溶血性贫血或血小板减少、严重血管炎等，可考虑应用静脉甲强龙冲击治疗，用法为 500mg 或 1000mg，共 3 天。局部糖皮质激素也可用于 SLE，如外用糖皮质激素治疗 SLE 皮疹、糖皮质激素滴眼液治疗 SLE 眼部受累等。应用糖皮质激素期间应注意其对下丘脑 - 垂体 - 肾上腺轴有抑制作用，因此应尽可能晨起 7：30 前给药，长期应用应避免突然撤药，应逐渐减量（原则上每 10 天减 10%，剂量越小减量越慢）。同时应注意监测其对血压、血糖等的影响。警惕糖皮质激素对消化道黏膜的刺激，尤其剂量较大或与阿司匹林、非甾体抗炎药联用时，应加用质子泵抑制剂保护胃黏膜。糖皮质激素可导致激素相关骨质疏松，且无安全剂量。应用糖皮质激素期间应注意补钙、补充维生素 D，必要时加用双膦酸盐等抗骨质疏松治疗。

3. 免疫抑制剂

（1）环磷酰胺：可用于重型 SLE、狼疮危象、神经精神性狼疮、Ⅲ型或Ⅳ型狼疮性肾炎的诱导治疗、霉酚酸酯效果不佳的Ⅴ型狼疮性肾炎等。用法：①小冲击：500mg，每 2 周 1 次，静脉滴注，共 6 次；②改良小冲击：400mg，每 2 周 1 次，静脉滴注，共 12 次；③大冲击：800 ～ 1000mg，每 4 周 1 次，静脉滴注，共 6 次；④口服：每天 1 ～ 1.5mg／kg（标准体重）。主要不良反应为性腺抑制、骨髓抑制、感染、肝损伤、胃肠道反应、出血性膀胱炎、肿瘤、致畸等。

（2）霉酚酸酯：可用于Ⅲ型、Ⅳ型、Ⅴ型狼疮肾炎的诱导和维持治疗；其他重型 SLE，环磷酰胺疗效不佳或有禁忌的患者及部分中型 SLE。用法：①足量：2g／d，分 2 次服用；②维持量：1 ～ 1.5g／d。主要不良反应为胃肠道反应、感染、致畸，少数患者可见骨髓抑制等。

（3）环孢素／他克莫司：可用于血液系统受累的 SLE，无小管间质损伤的Ⅲ型、Ⅳ型、Ⅴ型狼疮肾炎的诱导治疗，狼疮相关的间质性肺炎。用法：环孢素 2.5 ～ 4mg／（kg·d），分 2 次服用；他克莫司 0.05 ～ 0.1mg／（kg·d），分 2 次服用。主要不良反应为肾小管间质损伤、感染、肝损伤、神经系统损伤等。环孢素还可出现多毛、齿龈增生、高尿酸血症、血压升高等不良反应。

（4）硫唑嘌呤：可用于重型 SLE 的维持治疗、中型 SLE 及部分难治的轻型 SLE。用法：1 ～ 2mg／（kg·d）。主要不良反应：骨髓抑制、肝损伤、胃肠道反应。注意从小剂量加用，密切监测血常规、肝功能变化。有条件者行巯基嘌呤甲基转移酶（TPMT）基因多态性检测指导用药剂量，避免严重骨髓抑制。

（5）来氟米特：可用于难治性狼疮性肾炎的诱导治疗，或皮肤、关节受累的轻中型 SLE。用法：20 ～ 30mg ／ d。主要不良反应：肝损伤、骨髓抑制、胃肠道反应、致畸等。

（6）甲氨蝶呤：可用于皮肤、关节受累的轻中型 SLE。用法：10 ～ 20mg ／ w。主要不良反应：口腔黏膜糜烂、肝损伤、骨髓抑制、胃肠道反应、肺间质病变、致畸等。

4. 非甾体抗炎药

可用于关节、肌肉疼痛的 SLE 患者。用药过程中注意监测血常规、肝肾功能。与激素、抗凝或抗血小板药物同用时注意其可引起消化道出血的不良反应，可加用质子泵抑制剂保护胃黏膜。

5. 抗凝或抗血小板药

可用于合并磷脂抗体阳性、血栓或妊娠不良事件的 SLE 患者，用药过程中监测血常规、凝血功能及肝肾功能，严重肝肾功能不全时需调整用量。警惕消化道不良反应，与激素或非甾体抗炎药同用应加用质子泵抑制剂。

（四）其他治疗

（1）生物疗法

①贝利尤单抗（B 细胞刺激因子单克隆抗体）：10mg/kg，每月 1 次，静脉滴注。可用于中重型 SLE，但对神经精神性狼疮或重症狼疮性肾炎缺乏临床证据。主要不良反应为感染。

②利妥昔单抗（CD20 单克隆抗体）：375mg ／ m^2，每周 1 次，共 4 周，或 100 ～ 200mg，每周 1 次，共 4 周。可用于难治性Ⅲ型、Ⅳ型、Ⅴ型狼疮性肾炎，难治性血小板减少或溶血性贫血及其他传统治疗无效的重型 SLE。主要不良反应为感染、骨髓抑制、过敏、输液反应、多灶性脑白质病。

（2）重组人白介素 2

100 万单位，隔日 1 次，2 周为 1 疗程，每月 1 疗程，共 3 个月；或 100 万单位，隔日 1 次，连续 3 个月。可用于皮肤、关节、血液系统受累的 SLE，或其他中重型 SLE 联合激素及免疫抑制剂的辅助治疗，可降低 SLE 病情活动度及感染风险。主要不良反应为流感样症状、发热、注射反应。

（3）静脉免疫球蛋白、血浆置换、自体干细胞或间充质干细胞移植，需视患者情况选择应用。

【预后】

随着早期诊断的方法增多和治疗 SLE 水平的提高，SLE 预后已明显改善，目前 10 年存活率已达 90% 以上。急性期死亡原因主要为 SLE 的多脏器严重损害和感染，远期死亡的主要原因为慢性肾功能不全、药物不良反应、冠心病。

【随访】

SLE 患者经常随访是很必要的，随访的频率取决于疾病的严重程度、治疗方式及复发与否，初始治疗的患者一般要求每 2 ～ 4 周返院监测血常规、尿常规、24 小时尿蛋白、肝肾功能等，病情稳定可调整成 3 个月一次门诊就诊，复查免疫相关指标，如补体、免疫球蛋白、抗 dsDNA 等自身抗体及受累脏器情况。每 6 ～ 12 个月酌情对 SLE 患者进行超声心动、肺部影像、腹部 B 超等脏器评估。

SLE 患者有患心血管疾病的风险，因此有必要控制心血管疾病的危险因素，如高血压、高血糖、高血脂、高尿酸血症等。

长期使用糖皮质激素会导致骨质疏松和糖尿病。因此，在用药的早期就应该常监测这两种疾病的发生，常用的监测手段有：骨密度扫描、监测体内维生素 D 水平和监测血糖等。建议积极补钙及维生素 D，对骨质疏松高危患者预防性地服用双膦酸盐类药物。

SLE 患者病情稳定半年，无重要脏器损害，24h 尿蛋白定量 < 0.5g，糖皮质激素用量泼尼松 15mg ／ d，停用环磷酰胺、甲氨蝶呤、雷公藤和霉酚酸酯 6 个月以上可以妊娠。妊娠期间由风湿科和产科医生共同根据专科情况制定随诊计划。风湿科随诊频率在妊娠 28 周前每 4 周 1 次，自第 28 周起每 2 周随诊 1 次。对于临床表现或血清学检查提示有病情复发可能时，应缩短随访间隔。

【预防】

SLE 患者进行规范化的治疗和定期随访可以有效预防和减少 SLE 的

复发及并发症的出现，首先需要避免 SLE 复发的诱因，包括感染、劳累、精神创伤、自行减药或停药等，并且要积极预防 SLE 的并发症，包括：接种流感、肺炎链球菌等疫苗，可有效预防感染，但应用免疫抑制剂或大剂量糖皮质激素的患者禁忌接种减毒活疫苗；控制血压、血脂和血糖；SLE 患者患心血管疾病的风险升高，应严格遵守一般人群的一级预防原则。

（崔　阳　周云杉）

第三章
干燥综合征

【概述】

干燥综合征（sjogren syndrome，SS）是以外分泌腺受累为主的慢性自身免疫性疾病，临床上常见侵犯唾液腺和泪腺，表现为口干、眼干。此外，尚有其他外分泌腺及腺体外器官受累而出现多系统损害的症状。

【临床表现】

（一）病史要点

SS 起病多呈隐袭性和慢性进行性，临床表现多样，症状轻重不一。外分泌腺病变引起的口干、眼干可以是 SS 唯一的首发症状，持续多年，也可以伴发多种系统病变。除累及外分泌腺外，本病还可累及肾脏、肺脏、消化系统等腺体外器官，故而是一组累及多器官、多系统的临床症候群。

（二）症状要点

根据受累部位不同而有不同的临床表现。

1. 局部表现

（1）口干燥症：因唾液腺病变引起下述症状：①口干：70% ～ 80% 患者诉口干，严重者讲话时频繁饮水，进食固体食物需用水送服；②猖獗性龋齿：牙齿逐渐变黑，继而小片脱落，最终只留残根；③腮腺炎：约 50% 患者出现间歇性腮腺肿痛，累及单侧或双侧，10 天左右可自行消退，少数持续性肿大，应警惕恶性淋巴瘤。少数有颌下腺肿大，舌下腺肿大较少见；④舌：表现为舌痛，舌面干燥、裂缝，舌乳头萎缩。

（2）干燥性角结膜炎：因泪腺分泌的黏蛋白减少而出现眼干涩、异物感、少泪等症状，甚至哭时无泪；部分患者有眼睑肿胀和前葡萄膜炎等，严重者可出现角膜溃疡。

（3）其他外分泌腺体受累：如鼻、气管及其分支、消化道黏膜、阴道黏膜等部位的外分泌腺体均可受累，从而出现相应症状。

2.系统表现

全身症状一般为非特异性，可表现为乏力、低热、食欲下降、体重下降等，少数患者表现为高热，甚至高达39℃。

（1）皮肤：约25%患者可出现不同的皮疹，特征表现为紫癜样皮疹，多见于下肢，主要和高球蛋白、冷球蛋白血症相关。其他可表现为雷诺现象、荨麻疹样皮疹、结节性红斑及瘙痒症等。

（2）骨骼肌肉：关节痛常见，10%患者可出现关节肿胀，为非侵蚀性关节炎；部分患者可出现肌炎表现。

（3）呼吸系统：痰少，难以咳出或无痰；可出现气管及支气管炎、肺炎、肺大疱、间质性肺炎，甚至呼吸衰竭。

（4）消化系统：因消化道黏膜外分泌腺体病变出现萎缩性胃炎、胃酸减少、慢性腹泻等非特异性症状。肝脏损害可见于20%的患者，部分患者可并发自身免疫性肝病，以原发性胆汁性胆管炎多见。

（5）泌尿系统：30%～50%患者有肾损害，主要累及远端肾小管，表现为因肾小管性酸中毒引起的周期性低钾性麻痹，严重者出现肾钙化、肾结石、肾性尿崩症及肾性软骨病。近端肾小管损害较少见。部分患者肾小球损害较明显，可能与淀粉样变、免疫复合物沉积、药物不良反应有关。

（6）血液系统：可出现白细胞、血小板减少，淋巴瘤的发生率显著高于正常人群，持续腮腺肿大、紫癜、白细胞减少、冷球蛋白血症及低补体C4水平者易发展为淋巴瘤，应注意监测。

（7）神经系统：周围和中枢神经均可累及，周围神经受损多见。可出现感觉、运动神经异常、轻偏瘫、横断性脊髓病等，亦有无菌性脑膜炎、视神经脊髓炎和多发性硬化的报道。

（8）内分泌系统：常合并甲状腺病变，呈轻度或中度弥漫性肿大或可出现结节，活检示甲状腺内有不同程度的淋巴细胞浸润，类似桥本甲状腺炎，可致甲状腺功能低下。

(9) 心血管系统：系统性血管病变似乎是腺体外疾病的罕见表现。患者可出现无丙型肝炎病毒感染的小血管炎和冷球蛋白血症，以及从多发单神经病变到缺血性肠病为表现的中等血管血管炎。另外，可出现肺动脉高压等。

（三）查体要点

(1) 口腔检查：①腮腺及颌下腺肿大伴压痛；②口腔黏膜干燥，舌面干裂，舌质暗红，舌乳头萎缩。龋齿多，牙冠变黑，牙质呈片状剥落，牙残根多。

(2) 眼部检查：角膜、结膜干燥，欠光泽；球结膜血管扩张、角膜周围充血，有黄白色黏稠丝状分泌物，偶见泪腺肿大。

(3) 皮肤：少数患者有雷诺现象，即双手遇冷后变白变紫，双下肢皮肤紫癜。

(4) 其他脏器受累体征：如甲状腺肿大，关节肿胀压痛、肌肉压痛、肌无力，Velcro 啰音、肺动脉区听诊心音亢进等。

【辅助检查】

（一）实验室检查

1. 血、尿常规及其他常规检查

血常规可表现为贫血、白细胞减少、血小板减少，贫血多为正细胞正色素性；氯化铵负荷试验可诊断肾小管性酸中毒；病情活动可出现 ESR 增快、CRP 升高。

2. 自身抗体

80% 的患者 ANA 滴度升高；抗 SSA、抗 SSB 抗体阳性率分别为 70%、40%，对诊断有意义，前者敏感性高，后者特异性较强。75% ~ 95% 患者类风湿因子阳性，测定抗 α-fodrin 抗体、抗毒蕈碱受体 3（M3）抗体可协助诊断。

3. 高球蛋白血症

以 IgG 水平升高为主，为多克隆性，少数患者出现巨球蛋白血症或单克隆性免疫球蛋白血症、冷球蛋白血症。

（二）辅助检查

1. 泪腺功能检查

（1）Schirmer I 试验：用 35mm×5mm 滤纸条在 5mm 处折成直角，置入下眼睑结膜囊内，5 分钟后测定滤纸被泪液浸湿的长度。正常浸润长度为 15mm/5min 以上，小于 5mm/5min 为阳性。

（2）角膜染色试验：1% 孟加拉红或 2% 荧光素染色，在裂隙灯下检查角膜染色斑点，一侧大于 10 个着色点为不正常。受试者在检查前不能使用滴眼液，且 5 年内未行角膜手术或眼睑整容术。

（3）泪膜破裂试验（BUT）：< 10 秒为阳性。

2. 唾液腺功能检查

（1）唾液流量：未经刺激唾液流量 > 0.5ml/min 为正常，≤ 1.5ml/15min 为阳性。

（2）腮腺造影：腮腺导管不规则、狭窄或扩张，碘液淤积于腺体末端（如葡萄状或雪花状）。

（3）唾液腺放射性扫描：静脉注射 ^{99m} 锝，以连续闪烁摄影技术测定 ^{99m} 锝在主要唾液腺的摄取、浓集和排出。正常涎腺产生一光亮影像，而病变腺体不能适当浓集这种物质。

3. 唇腺活检

下唇腺病理示淋巴细胞灶 ≥ 1 个（指 4mm² 组织内至少有 50 个淋巴细胞聚集于唇腺间质者为一个灶）。尚可见腺体萎缩、导管扩张、其他炎性细胞浸润等非特异性改变。

【诊断】

2002 年 SS 国际分类标准、2012 年 ACR 更新 SS 分类标准、2016 年 SICCA/EULAR 更新的 SS 分类标准分别见表 3-1、表 3-2、表 3-3。

表 3-1 2002 年 SS 国际分类标准

I 口腔症状：3 项中有 1 项或 1 项以上
  1. 每日感口干持续 3 个月以上
  2. 成年后腮腺反复或持续肿大
  3. 吞咽干性食物时需用水帮助

II 眼部症状：3 项中有 1 项或 1 项以上
  1. 每日感到不能忍受的眼干持续 3 个月以上
  2. 有反复的砂子进眼或砂磨感觉
  3. 每日需用人工泪液 3 次或 3 次以上

III 眼部体征：下述检查任 1 项或 1 项以上阳性
  1. Schirmer I 试验（＋）（≤ 5mm/5min）
  2. 角膜染色（＋）（≥ 4 van Bijsterveld 计分法）

IV 组织学检查：下唇腺病理示淋巴细胞灶≥1（指 4mm² 组织内至少有 50 个淋巴细胞聚集于唇腺间质者为一个灶）

V 唾液腺受损：下述检查任 1 项或 1 项以上阳性
  1. 唾液流率（＋）（≤ 1.5ml/15min）
  2. 腮腺造影（＋）
  3. 唾液腺放射性核素检查（＋）

VI 自身抗体：抗 SSA 或抗 SSB（＋）（双扩散法）

上述项目的具体分类
  1. 原发性干燥综合征：无任何潜在疾病的情况下，符合下述任 1 条则可诊断：
    a. 符合上诉 4 条或 4 条以上，但必须含有条目 IV（组织学检查）和（或）条目 VI（自身抗体）
    b. 条目 III、IV、V、VI 4 条中任 3 条阳性
  2. 继发性干燥综合征：患者有潜在的疾病（如任一结缔组织病），而符合上诉中的 I 和 II 中任 1 条，同时符合条目 III、IV、V 中任 2 条
  3. 必须除外：颈头面部放疗史，丙肝病毒感染，艾滋病，淋巴瘤，结节病，移植物抗宿主病，抗乙酰胆碱药的应用（如阿托品、莨菪碱、溴丙胺太林、颠茄等）

表 3-2 2012 年 ACR 更新的 SS 分类标准

具有 SS 相关症状或体征的患者，以下 3 项客观检查满足 2 项或 2 项以上，可诊断为 SS：
(1) 血清抗 SSA 和（或）抗 SSB 抗体阳性，或者类风湿因子阳性同时伴抗核抗体滴度≥1∶320
(2) 唇腺病理活检示淋巴细胞灶≥1 个/4mm²（4mm² 组织内至少有 50 个淋巴细胞聚集）
(3) 干燥性角结膜炎伴 OSS：染色评分≥3 分（患者当前未因青光眼而日常使用滴眼液，且近 5 年内无角膜手术或眼睑整形手术史）
必须除外：颈头面部放疗史，丙型肝炎病毒感染，艾滋病，结节病，淀粉样变，移植物抗宿主病，IgG4 相关性疾病

表 3-3　2016 年 SICCA/EULAR 更新的 SS 分类标准

项目	得分（分）
唇腺灶状淋巴细胞浸润，并且灶性指数 ≥ 1 个 /4mm^2（应由擅长灶性淋巴细胞浸润和灶性指数计数的病理学家依照 Daniels 等的方案进行评分）	3
抗 SSA/Ro 抗体阳性	3
至少单眼 OSS 染色评分 ≥ 5 或 van Bijsterveld 评分 ≥ 4	1
至少单眼 Schirmer 试验 ≤ 5mm/5min	1
未刺激的全唾液流率 ≤ 0.1ml/min（Navazesh 和 Kumar 测定方法）	1

分数 > 4 分可以诊断

常规使用抗胆碱能药物的患者应充分停药后再进行上诉条目 3、4、5 项评估口眼干燥的客观检查入选标准；至少有眼干或口干症状其一的患者，符合下列至少 1 项阳性：①每日感到不能忍受的眼干，持续 3 个月以上；②眼中反复砂砾感；③每日需用人工泪液 3 次或 3 次以上；④每日感到口干，持续 3 个月以上；⑤吞咽干性食物时需频繁饮水帮助。或在 EULAR SS 患者疾病活动度指标（ESSDAI）问卷中至少一个系统阳性的可疑 SS 者

排除标准：下列疾病因为和 SS 有重叠的临床表现或干扰诊断试验结果，应予以排除，并且不可再纳入 SS 的研究或治疗试验：①头颈部放疗史；②活动性丙型肝炎病毒感染（由 PCR 确认）；③艾滋病；④结节病；⑤淀粉样变性；⑥移植物抗宿主病；⑦ IgG4 相关性疾病

【鉴别诊断】

有关原发性干燥综合征与其他疾病的鉴别诊断见表 3-4。

表 3-4　原发性干燥综合征的鉴别诊断

情况	相关临床／影像／病理生理特点	免疫／组织病理特点
干眼（角结膜干燥症）		
水性泪液缺乏（泪腺分泌泪液失败）		
结节病	泪腺和腮腺肿大，颈部和肺门淋巴结肿大，肺间质病变，葡萄膜炎，关节痛或关节炎，结节性红斑	ANA 阴性或低滴度阳性；多器官非干酪性肉芽肿（如淋巴结、肺、脾、肝、皮肤和唾液腺）
慢性丙型肝炎感染	慢性肝炎	血清丙型肝炎病毒抗体，丙型肝炎病毒血症

续表

情况	相关临床／影像／病理生理特点	免疫／组织病理特点
慢性移植物抗宿主病	异基因造血干细胞移植后发生；其他眼部特征包括无菌性结膜炎和瘢痕，伴杯状细胞逐渐缺失和睑板腺功能障碍	泪腺纤维化，伴轻度慢性炎症
感觉阻滞	角膜手术（LASIK手术），配戴隐形眼镜，糖尿病	无
运动阻滞	第Ⅶ颅神经损伤	无
全身用药†	具体见下	
蒸发（眼表面失水过多）		
睑板腺缺陷	眼部发红和灼热；泪膜破裂时间增加，泪液高渗透压；继发于后睑缘炎，红斑痤疮，脂溢性皮炎和药物（如类视黄醇）	无
瘢痕性类天疱疮‡	睑板孔瘢痕，杯状细胞丢失	无
眼睑协调性差或眨眼频率低	眼球突出（眼睑协调性差），帕金森症（眨眼频率低）	无
维生素A缺乏	杯状细胞发育障碍	无
口干（唾液过少）		
淀粉样变	肾病综合征	ANA阴性；单克隆丙种球蛋白病；活检常见淀粉样蛋白沉积
血色病	肝硬化	唇腺活检见导管上皮厚重的含铁血黄素沉积和腺泡丢失
慢性移植物抗宿主病	唾液腺功能障碍较泪腺功能障碍少见；可能与慢性移植物抗宿主病口腔黏膜受累有关	导管周围的炎症、纤维化和腺体萎缩
慢性丙型肝炎感染	慢性肝炎	唇腺活检见类似于原发性干燥综合征的慢性炎症
糖尿病	1型或2型	

续表

情况	相关临床／影像／病理生理特点	免疫／组织病理特点
放疗	头颈部癌放射治疗后的不良反应	功能性腺泡细胞缺乏；导管、血管和神经损坏
焦虑	无	无
全身用药†	具体见下	
腮腺肿大		
结节病	泪腺和腮腺肿大，颈部和肺门淋巴结肿大，肺间质病变，葡萄膜炎，关节痛或关节炎，结节性红斑	同上
IgG4 相关疾病	多器官受累：泪腺和唾液腺肿大，慢性硬化性涎腺炎，自身免疫性胰腺炎，硬化性胆管炎，肺结节，间质性肺炎，主动脉炎，间质性肾炎，前列腺炎，眼眶炎性假瘤，泪腺炎，脑膜炎，垂体炎	血清高 IgG4 水平；淋巴浆细胞浸润和组织丰富的 IgG4+浆细胞
多中心 Castleman 病	泪腺和唾液腺肿大（少见），发热，淋巴结肿大，肝肿大，水肿，腹水（常见），非霍奇金淋巴瘤的发病率增加	血清 IL-6 水平升高，部分患者血清 IgG4 的水平升高；淋巴结活检可见滤泡内浆细胞增多
糖尿病	2 型较 1 型更常见	涎腺病
酗酒		涎腺病
HIV 淋巴上皮病变	双侧受累	丰富淋巴浸润伴反应性生发中心（CD8 > CD4+ T 细胞）
良性肿瘤	腮腺无痛性肿大，通常是单侧的，但有时双侧	多形性腺瘤（通常是单灶性）；Warthin 瘤：常多灶性和双侧；大嗜酸细胞瘤及许多其他类型
恶性肿瘤	腮腺无痛性肿大，面神经麻痹	最常见：黏液上皮样癌，腺泡细胞癌，腺样囊性
原发性 B 细胞淋巴瘤	单侧或双侧腮腺肿胀	边缘区 B 细胞淋巴瘤是最常见亚型（也称为 MALT 型）；滤泡中心和套区淋巴瘤也可在这一区域发生；弥漫大 B 细胞淋巴瘤（罕见）

续表

情况	相关临床/影像/病理生理特点	免疫/组织病理特点
原发性 T 细胞淋巴瘤	罕见，可能表现为腮腺肿块；HTLV-1 相关	间变大细胞或弥漫性多形性（中型和大型细胞）
结石梗阻	痛性唾液腺肿大	管道破裂及阻塞性肉芽肿

注：分别按照眼干、口干和腮腺肿大的临床特点进行临床鉴别。

† 常见损伤药物包括：抗胆碱能药物（如抗组织胺药、三环类抗抑郁药、解痉药）、可乐定、利尿药、异维A酸、雌激素替代疗法、胺碘酮。

‡ 可能破坏泪腺并在病程晚期导致泪腺导管阻塞。

【治疗】

（一）治疗原则

目前尚无根治方法，主要是缓解症状，控制和延缓因免疫反应而引起的组织器官损害及继发感染。治疗主要包括三个层次：①唾液和泪液的替代治疗以改善症状；②增强 SS 外分泌腺的残余功能，刺激唾液和泪液分泌；③系统用药改变 SS 的免疫病理过程，保护患者的外分泌腺体和脏器功能。

（二）药物治疗

1. 改善口干、眼干的药物

减轻口干极为困难，应停止吸烟、饮酒及避免使用引起口干的药物，如利尿剂型降压药等。保持口腔清洁，使用含氟漱口液漱口，减少龋齿和口腔继发感染的可能。各种人工替代品如人工泪液、唾液等可减轻局部症状。毒蕈碱胆碱能受体激动剂匹罗卡品和西维美林可改善症状。此外，甲基纤维素的润滑眼膏可保护角膜、结膜。含有皮质激素的眼药水对眼干疗效不佳且能引起角结膜上皮细胞的变性和穿孔，故不宜长期应用。

2. 系统性治疗

（1）糖皮质激素：对合并腺体外系统受累的患者，包括神经系统受累、肾小球肾炎、肺间质病变、肝脏损害、血细胞减少（尤其是血小板减低）、肌炎等要给予糖皮质激素治疗。激素剂量应根据病情轻重决定。以泼尼松为例，剂量 $0.5 \sim 1\text{mg}/$（$\text{kg} \cdot \text{d}$）。对于出现神经系统受累或血小板减少的情况，可采用大剂量糖皮质激素静脉冲击治疗。

（2）免疫抑制剂：对合并有重要脏器损害者，应在使用糖皮质激素的同时加用免疫抑制剂，常用的免疫抑制剂包括甲氨蝶呤 $0.2 \sim 0.3\text{mg}/$（$\text{kg} \cdot \text{w}$）、硫唑嘌呤 $1 \sim 2\text{mg}/$（$\text{kg} \cdot \text{d}$）、环孢素 $2.5 \sim 5\text{mg}/$（$\text{kg} \cdot \text{d}$）、环磷酰胺 $1 \sim 2\text{mg}/$（$\text{kg} \cdot \text{d}$）或 $0.5 \sim 1\text{g}/$（$\text{m}^2 \cdot \text{4w}$）等。对于合并原发性胆汁性胆管炎的患者应使用熊去氧胆酸治疗。

（3）羟氯喹：羟氯喹可降低免疫球蛋白水平，改善唾液腺功能，当患者除口眼干的症状外，还出现关节肌肉疼痛、乏力及低热等全身症状时，羟氯喹是一个合理的选择。

3. 生物制剂

抗 CD20 和抗 CD22 抗体进行 B 细胞清除可改善 SS 病情。利妥昔单抗（美罗华、抗 CD20 单克隆抗体）对口眼干燥症、严重的关节炎、严重的血细胞减少、周围神经病变及相关的淋巴瘤均有较好的疗效。可予 $375\text{mg}/\text{m}^2$，每周 1 次，4 周为 1 疗程；人源化抗 CD22 单克隆抗体 $360\text{mg}/\text{m}^2$，每 2 周 1 次，共 4 次。

4. 对症治疗

低钾血症以静脉或口服补钾为主；非甾体抗炎药对肌肉、关节疼痛有一定疗效；出现恶性淋巴瘤应积极进行化疗等。

【随访】

建议病情活动期每 $2 \sim 4$ 周随访，病情稳定后每 3 个月到半年复查免疫相关指标。

（何　菁）

第四章
脊柱关节炎

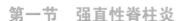

第一节　强直性脊柱炎

【概述】

强直性脊柱炎（ankylosing spondylitis，AS）是一种慢性炎症性疾病，主要侵犯骶髂关节、脊柱骨突、外周关节及关节周围组织，并可伴发眼部、肾脏、肺部、心脏等关节外表现，严重者可发生脊柱畸形和强直，我国患病率初步调查为 0.3% 左右。

【临床表现】

（一）病史要点

本病多数起病隐匿，部分患者起病前可有其他诱因，包括外伤、腹泻、尿道炎和宫颈炎等。典型的临床表现是逐渐出现的腰背部或骶部疼痛和（或）晨僵，夜间疼痛可影响睡眠，重者半夜痛醒，晨起或久坐后起立时腰部晨僵明显，活动后减轻。可有臀部钝痛或骶部及腹股沟区剧痛，偶尔向周边放射。多数患者随病情进展由腰椎向胸、颈部脊椎发展，出现相应部位疼痛、活动受限或脊柱畸形。约半数 AS 患者在病初或病程中出现髋关节和外周关节受累，以下肢单关节多见，如膝和踝关节、肘及手、足小关节偶有受累。还可出现肌腱附着点疼痛，如足跟、足底筋膜等。

（二）症状要点

1. 腰背痛

炎症性腰背痛是 AS 最具特征性的临床表现，2009 年国际 AS 评估工作组（Assessment of Spondylo Arthritis International Society，ASAS）炎性背痛专家推荐诊断炎性背痛标准为：①发病年龄＜40岁；②隐匿起病；③活动后症状好转；④休息时加重；⑤夜间痛（起床后好转）。符合上述5项指标中的4项，可诊断为炎性背痛。

2. 关节炎

下肢大关节的少关节炎为AS外周关节炎区别于类风湿关节炎的特征之一。膝及其他关节的关节炎或关节痛多出现在发病早期，表现为相应受累关节的肿胀及疼痛，但较少或几乎不引起关节破坏和残疾。髋关节受累大多数为双侧，表现为局部疼痛、活动受限、屈曲挛缩及关节强直。

3. 附着点炎

又称肌腱端炎，附着点炎可致足跟、足底筋膜、胸肋连接、脊椎骨突、髂嵴、大转子和坐骨结节等部位疼痛及肿胀。

4. 关节外表现

关节外症状包括前葡萄膜炎、结膜炎、肺上叶纤维化、升主动脉根和主动脉瓣病变、IgA肾病及心传导系统失常等，亦可见神经、肌肉症状，如下肢麻木、感觉异常及肌肉萎缩等。

（三）查体要点

肌肉骨骼系统的检查是判断AS患者病情轻重程度的重要依据。

1. 脊柱检查

（1）一般检查：中晚期AS患者视诊可有不同程度的脊柱侧凸或后凸畸形，脊柱棘突及椎旁肌肉可有压痛。

（2）脊柱活动度测量：

①枕墙试验：正常人在立正姿势双足跟紧贴墙时，后枕部应紧贴墙壁无间隙。颈强直或胸椎段畸形后凸者枕部不能贴壁，为枕墙试验阳性。

②胸廓扩展：在第四肋间隙水平测量深吸气和深呼气时胸廓扩展范围，两者之差的正常值≥2.5cm，而肋骨和脊椎广泛受累者则胸廓扩展减少。

③指地距测量：指地距是指双膝关节伸直站立位，双足并拢，身体尽量做弯腰动作，测量指尖到地面距离，AS 患者因腰椎活动受限患者指地距常大于零。

④ Schober 和改良 Schober 试验：在双髂后上嵴连线中点上方垂直距离 10cm 及下方 5cm 处分别作标记，嘱患者保持双膝直立位弯腰，测量脊柱最大前屈度，此为 Schober 试验。改良 Schober 试验只需在双髂后上嵴连线的中点与其上 10cm 处一点相连做一垂直线，测量前屈时两点的延伸距离。正常移动增加距离在 5cm 以上。

⑤骨盆按压试验：嘱患者侧卧，检查者从另一侧按压骨盆，若引起骶髂关节疼痛则为阳性。

⑥ Patrick 试验：又称下肢"4"字试验，嘱患者仰卧，一侧膝屈曲并将足跟放置到对侧伸直的膝关节上，检查者用一只手下压屈曲的膝关节，另一只手压对侧骨盆，若出现对侧骶髂关节疼痛则为阳性。有膝或髋关节病变者也不能完成该试验。

2. 外周关节检查

AS 的外周关节受累时出现相应关节的肿胀、压痛和活动范围受限等。

【辅助检查】

（一）实验室检查

1. 一般血液学检查

AS 患者可有轻度贫血和免疫球蛋白升高，出现肾脏受累时可出现蛋白尿和镜下血尿。

2. 炎性指标

活动期患者 ESR、CRP 等炎性指标升高，稳定期可在正常范围。RF 一般阴性，但并非排除标准；自身抗体谱阴性。

3. HLA-B27

AS 患者阳性率为 80% ～ 90%，但阳性不是确诊标准；阴性不能排除，如临床及影像学符合也应该诊断。

（二）影像学检查

骶髂关节影像学检查在 AS 诊断中具有决定性意义，X 线能显示骶髂关节软骨下骨缘模糊、骨质糜烂、关节间隙模糊、骨密度增高及关节融合。一般采用骶髂关节俯卧正位照片，根据本病骶髂关节改变的 X 线表现一般分为 5 级。0 级：正常，关节间隙正常，关节面光整，骨纹与软骨下骨小梁结构清楚；Ⅰ级：有可疑异常，关节面欠清晰，可疑的轻微骨质硬化；Ⅱ级：有轻度异常，可见局限性侵蚀、硬化，但关节间隙正常；Ⅲ级：明显异常，为中度或进展性骶髂关节炎改变，伴有侵蚀、硬化，关节间隙增宽或狭窄或部分关节强直；Ⅳ级：严重异常，完全性关节强直。CT 在发现早期骨质侵蚀方面较 X 线敏感；早期无放射线改变的患者可以行 MRI 检查，MRI 可显示骨髓水肿、滑膜炎、脂肪沉积、软骨及骨质破坏、骨质硬化及关节强直等改变，但 MRI 的最大意义是早期发现骶髂关节急性炎症。

脊柱 X 线"方形椎"及"竹节椎"是特征性表现，其他表现包括椎体终板表面的侵蚀、椎间隙变窄、脊柱变直或后突畸形、棘突侵蚀变细变短、肋椎关节及胸锁关节骨性强直、颈椎下段前缘骨质吸收及脊椎半脱位等。MRI 检查则可发现脊柱小关节水肿、椎体的骨炎及腰部肌肉、韧带的水肿。

【诊断】

1. 1984 年修订的 AS 纽约标准

①下腰背痛持续至少 3 个月，疼痛随活动改善，但休息不减轻；②腰椎在前后和侧屈方向活动受限；③胸廓扩展范围小于同年龄和性别的正常值；④双侧骶髂关节炎Ⅱ～Ⅳ级，或单侧骶髂关节炎Ⅲ～Ⅳ级。如患者具备④并附加①～③条中的任何 1 条可确诊为 AS。

2. 2009 年 ASAS 推荐的中轴型脊柱关节炎的分类标准

起病年龄＜45 岁和腰背痛＞3 个月的患者，加上符合下述中 1 种标准：①影像学提示骶髂关节炎加上≥1 项下述的脊柱关节炎特征；② HLA-B27 阳性加上≥2 项下述的其他脊柱关节炎特征。其中影像学提示骶髂关节炎指的是：MRI 提示骶髂关节活动性（急性）炎症，高度提示与脊柱关节炎相关的骶髂关节炎或明确的骶髂关节炎影像学改变（根据 1984 年修订的纽约标准）。脊柱关节炎特征包括：炎性背痛；关节炎；起止点炎（跟腱）；眼葡萄膜炎；指（趾）炎；银屑病；克罗恩病、溃疡性结肠炎；对非甾体抗炎药反应良好；脊柱关节炎家族史；HLA-B27 阳性；CRP 升高。

【鉴别诊断】

（1）以中轴关节症状为主者，需与腰椎间盘突出、弥漫性特发性骨肥厚、致密性髂骨炎、骨质疏松症、代谢性骨病、纤维肌痛症、骶髂关节感染、肿瘤等鉴别，要点是炎症性腰背痛和机械性腰背痛的区别，以及骶髂关节影像学的特征性表现。

（2）以外周关节症状为主者，需要鉴别类风湿关节炎、骨关节炎、银屑病关节炎、肠病性关节炎、赖特综合征、痛风、SAPHO 综合征、掌跖脓疱病关节骨炎、肿瘤相关性骨病等，要点是掌握 AS 外周关节炎的特点，以及关注有无脊柱及骶髂关节受累。

【治疗】

（一）治疗原则

AS 目前无法根治，主要治疗原则包括缓解症状和体征、恢复关节功能、防治关节损伤、提高生活质量及防治脊柱疾病的并发症。近年来提出的 AS 达标治疗策略指出达到肌肉骨骼病变 [关节炎、指（趾）炎、起止点炎、脊柱病变] 的缓解或无疾病活动，同时兼顾关节外受累的改善。

（二）一般治疗

对患者及其家属疾病知识的教育很重要，合理及坚持锻炼可维持脊柱关节的良好位置和增强肌肉力量，保持良好的日常站立、端坐、睡眠姿势可减少畸形体位，适当物理治疗可减轻脊柱及关节症状。AS 患者饮食无特殊要求，但吸烟已明确为预后不良因素，建议戒烟。

（三）药物治疗

1. NSAIDs

可迅速改善患者腰背部疼痛和晨僵，减轻关节肿胀和疼痛及增加活动范围，是 AS 患者治疗的一线用药。不推荐同时使用两种 NSAIDs，长期坚持用药可能减缓关节结构病变进展。主要不良反应是胃肠道损害，对于有胃肠道较高风险的患者，推荐非选择性 NSAIDs ＋胃肠道保护剂或选择性 COX-2 抑制剂（如塞来昔布）。

2. 柳氮磺吡啶

可改善 AS 的关节疼痛、肿胀，适用于伴外周关节炎的 AS 患者。至今，柳氮磺吡啶对 AS 中轴关节病变的治疗作用及改善疾病预后的作用均缺乏证据。治疗用量为 2 ～ 3g/d，一般从小剂量开始，逐渐加至治疗量。不良反应包括消化系统症状、皮疹、血细胞减少、头痛、头晕，以及男性精子减少和形态异常（停药后可恢复）。磺胺过敏者禁用。

3. 生物制剂

目前临床上用于治疗 AS 的生物制剂主要包括肿瘤坏死因子 (TNF) - α拮抗剂和白细胞介素 -17 (IL-17) 拮抗剂，前者国内上市的包括依那西普（etanercept，推荐剂量为 50mg/ 周，皮下注射），英夫利西单抗（infliximab，推荐剂量为 3mg/kg，静脉缓慢滴注，分别于第 0 周、2 周、6 周、12 周使用，此后每隔 6 ～ 8 周 1 次），阿达木单抗（adalimumab，40mg 皮下注射，每 2 周 1 次）和戈利木单抗（golimumab，50mg 皮下注射，每 4 周 1 次）。一般对于疾病活动度较高、合并预后不良因素及 NSAIDs 治疗失效的患者可以使用，一种 TNF-α 拮抗剂疗效不满意或不能耐受的患者可转换为另一种制剂。TNF-α 拮抗剂总体安全性较好，最常见的不良反应为输液反应或注射部位反应，其他不良反应包括感染机会增加，尤其是结核感染风险增加，治疗前需常规筛查结核。IL-17 拮抗剂在临床随机对照试验中发现治疗强直性脊柱炎有效，在最新国际诊疗指南中推荐使用。

4. 糖皮质激素

一般不主张口服或静脉全身应用糖皮质激素治疗 AS，对全身用药效果仍不好的顽固性外周关节炎和肌腱端炎可局部注射糖皮质激素治疗。

5. 沙利度胺

难治性 AS 患者可考虑，初始剂量 50mg/d，每 10～14 天递增 50mg，至 150～200mg/d 维持。本品的不良反应有嗜睡、口干、血细胞下降、肝酶增高、镜下血尿及指端麻刺感等。对长期用药者应定期做神经系统检查，以便及时发现可能出现的外周神经炎。

6. 其他药物

甲氨蝶呤、来氟米特等常用于类风湿关节炎的抗风湿药，以及雷公藤、帕夫林、青藤碱等植物药临床上均有使用，但疗效方面缺乏有力循证医学证据。

（四）外科治疗

髋关节受累引起的关节间隙狭窄、强直和畸形是本病致残的主要原因，人工髋关节置换术是最佳选择，术后绝大多数患者的关节痛得到控制，部分患者的功能恢复正常或接近正常。脊柱明显后凸畸形导致日常活动受限，甚至影响腹腔脏器功能和肺功能者，可施行外科矫形手术。

【随访】

AS 的随访频率应根据患者的症状、疾病严重程度和用药情况来确定，随访内容应包括 AS 的各种临床参数，包括疾病活动度、功能指数、生活质量、炎症指标、影像学等，以及检测药物不良反应。由于个体差异大，因此并无统一意见，一般对于病情变化较明显、用药风险较大者间隔 2～4 周，稳定患者可间隔 3～6 个月，X 线复查间隔一般不少于 2 年。

【预防】

本病无病因预防措施，提倡早期发现及治疗。外伤、感染、受凉、过劳可能导致病情复发，应注意避免。

（廖泽涛）

第二节　银屑病关节炎

【概述】

银屑病关节炎（psoriatic arthritis，PsA）指一种与银屑病相关的炎症性关节病变，具有银屑病皮疹及指甲损害，关节和周围软组织疼痛、肿胀、压痛、僵硬和运动障碍，部分患者可有骶髂关节炎和（或）脊柱炎，病程迁延反复，晚期可出现关节强直、关节残毁等。

【临床表现】

（一）病史要点

本病起病隐袭，约1/3呈急性发作，起病前常无明显诱因。约75%的患者首先出现银屑病皮疹，关节炎和皮疹同时出现的占10%～15%，而首发关节炎随后出现皮疹的约占10%。

（二）症状要点

（1）关节表现：PsA关节症状多种多样，除四肢外周关节病变外，部分可累及脊柱。依据临床特点可分为五种类型：单关节炎或寡关节炎型、远端指间关节型、残毁性关节型、对称性多关节炎型、脊柱关节病型，60%类型间可相互转化，合并存在。

（2）皮肤表现：皮肤银屑病变好发于头皮及四肢伸侧，尤其肘、膝部位，呈散在或泛发分布，要特别注意隐藏部位的皮损，如头发、会阴、臀、脐等。

（3）指（趾）甲表现：约80%PsA患者有指（趾）甲病变，而无关节炎的银屑病患者指甲病变为20%，因此指（趾）甲病变是PsA的特征。

（三）查体要点

（1）皮肤和指甲：注意寻找有无银屑病典型的皮疹和指甲改变。

（2）眼：眼科检查以明确有无结膜炎、虹膜炎、巩膜外层炎和干燥性角结膜炎等情况存在。

（3）肌腱端病：检查有无整个手指（足趾）弥漫性红肿、发亮及明显触痛的腊肠样指（趾）。

（4）外周关节：检查外周关节有无红肿、压痛及关节腔积液，是否存在关节畸形及强直。

（5）中轴关节：检查是否有脊柱棘突及骶髂关节压痛，"4"字试验是否为阳性。

【辅助检查】

（一）实验室检查

本病无特殊的实验室检查，病情活动时可有 ESR、CRP、IgA、IgE 及补体水平增高等；滑液呈非特异性反应，白细胞轻度增加，以中性粒细胞为主；RF 阴性，少数患者可有低滴度 RF 和 ANA。约半数患者 HLA-B27 阳性，且与骶髂关节和脊柱受累显著相关

（二）影像学检查

（1）周围关节炎可进行 X 线、关节超声及 MRI 检查：X 线特征性表现可有虫蚀样、穿凿样骨质破坏；"铅笔帽"或"望远镜"样畸形；关节脱位、间隙变窄、融合等。关节超声检查可见关节积液、滑膜增生及关节内血管增生。MRI 特征性表现为炎症水肿、滑膜增生、关节软骨破坏、肌腱韧带附着点炎症等。

（2）中轴关节炎可进行 X 线、CT 及 MRI 检查：X 线特征性表现为不对称性的骶髂关节间隙模糊、变窄、融合；不对称性韧带骨赘形成、椎旁骨化。CT 特征性表现为关节面模糊毛糙，关节面骨质侵蚀破坏伴增生硬化，关节间隙不规则狭窄、消失乃至骨性强直。MRI 特征性表现为骨髓炎症水肿、骨质破坏等。

【诊断】

PsA 可分为五种常见临床类型：远端指间关节炎型、破坏性（损毁性）关节炎型、对称性多关节炎型、非对称性寡关节炎型、脊柱关节病型。

大多数 PsA 患者表现为多关节炎，所有外周关节均可受累。单独出现

脊柱关节病的只占 2% ～ 4%。PsA 类型并非持续不变，约有 60% 的患者与最初类型不同。可能开始表现为寡关节炎型而后发展为多关节炎型；或者开始为多关节炎型，而最终仅累及少数几个关节。

【鉴别诊断】

（1）类风湿关节炎：二者均有小关节炎。RA 多为对称性小关节炎，以近端指间关节、掌指关节和腕关节受累多见，可有类风湿结节，RF 阳性，影像学改变以关节侵蚀性改变为主。但 PsA 有银屑病皮损和特殊指甲病变、指（趾）炎、附着点炎，常侵犯远端指间关节，RF 阴性，特殊的 X 线表现如笔帽样改变，部分患者有脊柱和骶髂关节病变。

（2）强直性脊柱炎：侵犯脊柱的 PsA 脊柱和骶髂关节病变不对称，可为"跳跃"式病变，发病常见于年龄大的男性，症状较轻，有银屑病皮损和指甲改变。强直性脊柱炎发病年龄较轻，无皮肤、指甲病变，脊柱、骶髂关节病变常呈对称性。

（3）骨关节炎：对于仅有远端指间关节受累的 PsA 需与骨关节炎相鉴别，但骨关节炎无银屑病皮损和指甲病变，可有赫伯登（Heberden）结节、布夏尔（Bouchard）结节，无 PsA 的典型 X 线改变，发病年龄多为 50 岁以上老年人。

（4）赖特综合征：本病主要表现为关节炎、尿道炎和结膜炎三联征，可以有银屑病样皮损或溢脓性皮肤角化症，还可以有肌腱端病、旋涡状龟头炎、眼色素膜炎，发病前多有腹泻或尿道炎史。以关节炎为主要病变者有时难于同 PsA 相鉴别，需长期随访才能进一步确诊。

【治疗】

治疗原则

PsA 治疗原则在于缓解疼痛和延缓关节破坏，应兼顾治疗关节炎和银屑病皮损，个体化治疗方案。2015 年 PsA 研究和评估组（GRAPPA）推荐的 PsA 治疗方案见表 4-1。

表 4-1 2015 年 GRAPPA PsA 治疗推荐

适应证	推荐（强烈）	推荐（弱）	不推荐（强烈）	不推荐（缺乏证据）
未经 DMARDs 治疗的外周关节炎	DMARDs (MTX、SSZ、LEF)、TNFi	NSAIDs、口服 CS、IA CS、*PDE4i*		IL-12/23i、IL-17i
对 DMARDs 反应不佳的外周关节炎	TNFi、优特克单抗、PDE4i	NSAIDs、口服 CS、IA CS、*IL-17i*		
对生物制剂反应不佳的外周关节炎	TNFi	NSAIDs、口服 CS、IA CS、IL-12/23i、*IL-17i*、PDE4i		
从未使用过生物制剂的中轴型 PsA（基于 AS 文献）	NSAIDs、理疗、单纯镇痛、TNFi	*IL-17i*、CS SIJ 注射、双膦酸盐类药物（*IL-12/23i*)	DMARDs、IL-6i、CD20i	
对生物制剂反应不佳的中轴型 PsA（基于 AS 的文献）	NSAIDs、理疗、单纯镇痛	TNFi、*IL-12/23i*、*IL-17i*		
附着点炎	TNFi、IL-12/23i	NSAIDs，理疗，CS 注射（应非常谨慎，因为在负重的附着点部位注射 CS 可导致附着点断裂），*PDE4i*、*IL-17i*		DMARDs
指（趾）炎	TNFi (INF、ADM、GOL、CZP)	CS 注射、DMARDs (MTX、LEF、SSZ)、TNFi (ETN)、IL-12/23i、*IL-17i* (*SEC*)、*PDE4i*		
银屑病（斑块）	局部用药，光疗，DMARDs (MTX、LEF、CyA)、TNFi、IL-12/23i、IL-17i、PDE4i			

适应证	推荐（强烈）	推荐（弱）	不推荐（强烈）	不推荐（缺乏证据）
指甲银屑病	TNFi、IL-12/23i	局部治疗，手术治疗，DMARDs（CyA、LEF、阿维A酸、MTX），IL-17i，*PDE4i*		

注：①斜体字表示有条件推荐但当前未被监管部门批准的药物或推荐仅基于概要数据。

②括号中的斜体字表示仅基于一项小型开放标签概念验证试验的概要数据有条件推荐。

ADM：阿达木单抗，AS：强直性脊柱炎，CD20i：CD20抑制剂，CS：皮质类固醇，CyA：环孢素A，CZP：赛妥珠单抗，DMARDs：缓解疾病抗风湿药，GOL：戈利木单抗，IA：关节内，IL-6i：白细胞介素-6抑制剂，IL-17i：白细胞介素-17抑制剂，IL-12/23i：白细胞介素-12/23抑制剂，INF：英夫利西单抗，LEF：来氟米特，MTX：甲氨蝶呤，NSAIDs：非甾体抗炎药，PDE4i：磷酸二酯酶抑制剂（阿普斯特），SEC：secukinumab，SIJ：骶髂关节注射，SSZ：柳氮磺吡啶，TNFi：肿瘤坏死因子抑制剂。

EULAR对PsA治疗推荐意见（2015年），详见图4-1至图4-4。

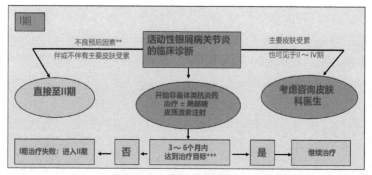

图4-1　Ⅰ期PsA新诊断患者

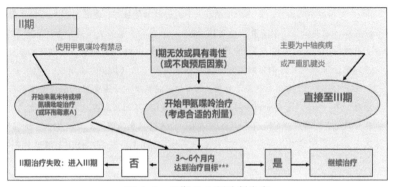

图 4-2 Ⅱ 期 PsA 新诊断患者

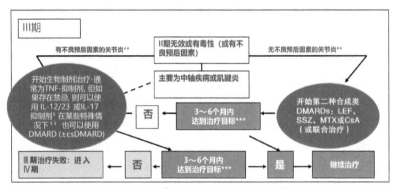

图 4-3 Ⅲ 期 MTX 治疗反应不佳患者

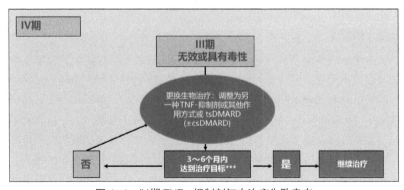

图 4-4 Ⅳ期 TNF- 抑制剂初次治疗失败患者

注：**预后不良因素：≥5个活动性关节炎；放射学损害；急性时相反应物升高；关节外表现，尤其是指（趾）炎。活动性 PsA：一个或多个炎性关节疼痛和（或）肌腱附着点疼痛和（或）趾（指）炎和（或）炎性背部疼痛。***治疗目标：达到临床缓解，或达不到临床缓解则应达到低疾病活动度。临床缓解是指症状和体征消失。§ IL-12/IL-23 抑制剂或 IL-17 抑制剂适用于外周关节炎，且对至少一种传统 DMARD 应答不佳，也不适用 TNF- 抑制剂。对于以中轴脊柱关节受累为主、活动性附着点炎和（或）指（趾）炎的患者，没有一种传统的 csDMARD 可选用，则可选用生物制剂，且以 TNF- 抑制剂为首选。§§ 适用于外周关节炎，且对至少一种 csDMARD 反应不佳，也不适宜采用 bDMARDs 治疗。

【随访】

服药期间定期复查血常规、肝肾功能、ESR、CRP 等。

【预防】

去除各种可能的诱发因素，如感染、避免外伤和精神刺激等，保持健康的饮食习惯，忌食辛辣刺激食物，生活规律，保持心情舒畅，注意卫生，预防皮肤感染。提高对 PsA 的认识，早诊断、早治疗。

（吴　歆）

第三节　肠病性关节炎

【概述】

由于肠病性关节炎（enteropathic arthritis，EA）与脊柱关节炎家族中的其他成员具有许多共同的临床表现，因此属于脊柱关节炎范畴。溃疡性结肠炎（ulcerative colitis，UC）和克罗恩病（Crohn's disease，CD）是炎性肠病（inflammatory bowel disease，IBD）的两种主要类型，二者具有不同的发病机制，除了典型的肠道症状，如反复发作和缓解的腹泻，还可有肠道外表现，其中肌肉骨骼系统症状是最常见的同时也是最重要的表现。虽然 Whipple's 病和乳糜泻属于肠病，但通常并不将二者相关的关节炎纳入 SpA 范畴。一个关于 IBD 患者的 20 年随访调查研究报告发现 30% 的患者有骨骼肌肉表现，而另一项研究中显示 4%～10% 的 IBD 患者可伴发 AS。另一方面，AS 患者中有 5%～10% 可合并 IBD，而对 AS 患者应用回结肠镜检查的研究则显示 25%～49% 的患者有亚临床肠道炎症，此外，50%～60% 的患者肠道黏膜活检显微镜下组织学分析可发现有炎症表现。这种与炎症性肠病相关的关节炎被统称为肠病性关节炎。本病的临床表现除脊柱及外周关节受累外，还可有前葡萄膜炎和皮肤黏膜炎症等表现。与 AS 不同，肠病性关节炎的中轴关节炎并无性别差异。

【临床表现】

（一）病史要点

反复发作的肠道症状是 IBD 的主要临床表现，通常亚急性起病，少数急性起病，病程呈慢性、长短不等的活动期与缓解期交替，有终生复发倾向。IBD 的临床表现多样，关节炎症状可早于肠道表现，外周关节炎随肠道疾病的活动而变化，常在 6 周内缓解。中轴关节炎疾病活动度与肠道疾病无相关性，可以无症状（单独的放射学检测的骶髂关节炎），也可以先于 IBD 发生或在其后出现。

（二）症状要点

1.关节炎表现

可分为外周关节炎和中轴关节炎两种类型。外周关节炎主要为寡关节炎、非对称性关节炎，多表现为下肢负重大关节（如膝关节、踝关节）肿痛，也有少数为对称性多关节炎。关节症状通常与肠道炎症疾病活动度一致。中轴关节炎主要临床表现为腰、背、胸、颈或臀部疼痛，腰和颈部运动受限，胸廓活动度减小，其病程通常与肠道炎症不一致。部分患者出现附着点炎（1%～54%）和指（趾）炎（1%～6%）。

2.肠道表现

典型的 CD 以腹痛、腹泻和体重下降为特点，少数急性起病。低度发热和全身虚弱为常见症状，较晚期可出现瘘和脓肿。反复发作的腹泻、黏液脓血便和腹痛是 UC 的主要临床表现。

3. 关节外表现

多达 25% 的患者出现皮肤病变。结节性红斑可反映肠道疾病活动情况，且常与外周关节炎活动情况一致。坏疽性脓皮病可出现剧痛的皮肤深层溃疡，是一种严重程度更高但是较为少见的皮肤表现。反复的口腔溃疡可反映潜在的 CD 活动情况。眼部表现常并发于炎症性肠病，主要为前葡萄膜炎，相关研究调查显示 11% 的患者患急性前葡萄膜炎，通常为单侧、暂时性眼部炎症。CD 还可伴发肉芽肿性葡萄膜炎。

（三）查体要点

除腹部外，全面详细的查体非常必要，因为本病可累及多个系统。

1. 肌肉骨骼系统

肠病性关节炎的外周关节炎以膝、踝、足等下肢大关节受累多见，具有少关节、非对称性的特点，多数关节不遗留关节畸形，大关节内可见积液。也可见附着点炎和腊肠指（趾）。中轴关节炎类似于原发 AS，脊柱运动受限是其典型特征。

2. 皮肤黏膜

注意有无结节性红斑、皮肤深层溃疡和口腔溃疡等皮肤黏膜病变。

3. 眼部表现

主要为前葡萄膜炎，多单侧，也可为肉芽肿性葡萄膜炎。

（四）临床类型

肠病性关节炎根据受累关节类型可分为外周关节炎和中轴关节炎，分别具有不同的疾病特点。

（1）外周关节炎：肠病性关节炎的典型表现为少关节、非对称性的关节炎，部分患者可表现为游走性关节炎，其中 CD 的出现率较 UC 高。这种关节炎通常为非侵袭性，好发于下肢负重大关节，多在 6 周内缓解。外周关节炎的炎症活动度通常与肠病炎症的活动度一致，尤其是 UC，与肠病发生有较明显的时相联系，在临床实践中，用于治疗 UC 的结肠切除术可使关节炎症状完全消失。在 CD 中，结肠受累增加了外周关节炎的易感性，但是手术切除病变结肠对关节病变几乎没有影响。

（2）中轴关节炎：由于脊柱和骶髂关节受累发病隐袭，真正的患病率难以估计。一项使用 CT 进行的研究发现有背痛表现的 CD 患者中 45% 出现了骶髂关节炎，而没有症状的骶髂关节炎可见于 14% 的 IBD 患者。

肠病性关节炎的中轴关节炎在症状、体征及 X 线表现上均与原发性 AS 相似，很难区分。与外周关节炎不同，IBD 伴发的中轴关节疾病程度与肠道疾病活动度并不一致，而且有可能早于肠道疾病。另外，UC 或者 CD 的手术治疗并不能改善与之相关的中轴关节炎病程。肠病性关节炎的中轴关节炎与 HLA-B27 有关，约 70% 的 IBD 合并 AS 患者 HLA-B27 阳性，而这种相关性并不存在于外周关节。

【辅助检查】

（一）实验室检查

（1）一般检查：在肠病性关节炎中，由于慢性疾病和肠道失血两种因素导致的贫血很常见。急性期可有白细胞升高，部分可见血小板明显下降。疾病活动期时，CRP 和 ESR 升高。肠病活动期可于大便常规中见到红细胞、白细胞，潜血试验可呈阳性。

（2）HLA-B27：50% ～ 70% 患者可出现 HLA-B27 阳性，较原发性 AS（约 90%）低，故在临床上发现 HLA-B27 阴性的 AS 患者，应注意查找其有无 IBD。

（3）抗体检查：在多数患者中，RF 和抗环瓜氨酸多肽抗体检测为阴性。

（4）滑液检查：通常呈轻度炎性，白细胞（5 ～ 7）×10^9/L，以中性粒细胞为主。细菌培养结果阴性。

（二）影像学检查

外周关节放射学检查通常为非侵蚀性改变，但髋关节可出现破坏性改变。X 线通常为最初检查手段，但仅能发现慢性结构改变，故对肠病性关节炎的诊断作用有限。MRI 对急性、慢性炎症都有较高的灵敏度，对于早期诊断有利，故当怀疑有单纯的骶髂关节炎、AS 或者炎性腰背痛时，应对髋关节行 MRI 检查。骶髂关节和脊柱的影像改变通常与原发 AS 相似，也有报道指出，非对称性的骶髂关节炎和椎关节突关节强直在肠病性关节炎中更为常见。另外，关节超声可见关节腔积液、软组织水肿等表现，联合运用灰阶超声和多普勒超声有助于判断关节炎症活动情况。

X 线钡剂造影可显示溃疡、瘘管、黏膜皱襞粗乱等征象，肠道 CT 可显示内外窦道形成、肠道狭窄、肠壁增厚等肠道病变。

（三）其他检查

肠镜：结肠镜、胶囊内镜、推进式小肠镜等是 IBD 诊断及鉴别诊断的重要手段。其中，胶囊内镜适宜于 CD 早期、无肠腔狭窄时，否则会增加胶囊滞留的风险。

【诊断】

当 IBD 患者出现关节疼痛、僵硬或炎性背痛症状时，应怀疑炎症性肠病相关性关节炎。IBD 相关性关节炎并无通用的分类诊断标准，临床诊断依赖于确诊原发病基础上出现特征性关节受累表现，并排除其他可能病因。

【鉴别诊断】

（1）强直性脊柱炎：多为青年男性，以下腰背痛为突出表现，多以下肢负重大关节受累为主，90% 以上 HLA-B27 阳性，部分患者可有肠道表现，如间断的轻微腹泻或者腹痛，但肠镜检查多为较轻的非特异性炎症改变，故可与 IBD 鉴别。另外，有一部分 IBD 患者可出现典型的 AS，并且关节炎症状可早于肠道症状，直到出现肠道表现后行肠镜检查才可被诊断为肠病性关节炎。

（2）反应性关节炎：在肠道或泌尿系统感染后数日或数周出现关节炎，常为下肢非对称性单关节或少关节炎。80% 以上患者 HLA-B27 阳性，可伴有结膜炎、足跟痛或腊肠指（趾）。在关节炎表现突出时，肠道、泌尿道症状多已消失。肠镜检查有助于鉴别诊断。

（3）感染性关节炎：短病程的炎性单关节炎应注意关节腔感染的可

能，淋球菌或非淋菌性细菌感染及真菌、分枝杆菌引起的机会性感染均需考虑在内。IBD 患者新出现的单关节炎也需谨慎对待，此时抽取关节液行细菌培养非常重要。

（4）未分化脊柱关节炎：常有腹泻、腹痛等肠道表现，并可有腰背痛、附着点炎、指炎等其他 SpA 的临床表现，但肠镜检查通常为较轻的非特异性炎症改变。肠病性关节炎患者在 IBD 肠道改变出现之前，因具有脊柱关节炎特点又不能被归为其他类型而常被诊断为未分化脊柱关节炎。

（5）NSAIDs 导致的肠病：SpA 患者长期服用大剂量 NSAIDs 后，可出现出血、蛋白丢失、溃疡等临床表现，应与 IBD 进行鉴别。NSAIDs 药物导致的肠病特点表现为空肠膈肌缩窄，在停用 NSAIDs 后通常可缓解。

【治疗】

（一）治疗原则

肠病性关节炎总的治疗原则是消除肠道症状，维持缓解状态，减少复发，控制关节炎病情，保护关节功能。

（二）一般治疗

患者应充分休息，调节好情绪，避免心理压力过大。急性期应及时纠正水、电解质平衡紊乱，病情严重时应禁食，并予完全胃肠外营养。注意饮食卫生，避免肠道感染。不宜长期饮酒。

（三）药物治疗

关节炎的治疗原则大致与 SpA 一致，但应注意减少药物对已有肠道病变的不良反应。

（1）NSAIDs：是治疗中轴和外周关节炎的一线药物，虽然 NSAIDs 的消化道不良反应可能会加重 IBD（尤其是 UC），但仍为肠病性关节炎的首选药物。采用 NSAIDs 治疗 EA 再次出现肠道疾病时，判断其原因往往很难。如停用 NSAIDs 后肠道症状和镜下黏膜外观得到改善，则考虑其与使用 NSAIDs 有关。环氧合酶 -2 选择性抑制剂与传统 NSAIDs 在治疗 EA

中的差别尚无更多的研究。一项安慰剂对照试验显示塞来昔布并未增加
IBD 的复发率，而依托考昔也在另一项研究中显示出类似结果。为了控制
关节炎病情并减少药物的不良反应，需要风湿专科医生和消化专科医生共
同参与制订 NSAIDs 的使用方案。

（2）柳氮磺吡啶：是治疗 IBD 的关键药物，对控制关节炎症也有一
定作用，可有效用于治疗外周关节炎，但是对中轴关节炎的效果尚缺乏证
据。用于控制肠道炎症的氨基水杨酸盐类（如美沙拉嗪）似乎对滑膜没有
直接抗炎作用。如患者对柳氮磺吡啶治疗无效，可选择尝试甲氨蝶呤、硫
唑嘌呤或 6- 巯基嘌呤等已证实对 IBD 有效的药物。

（3）糖皮质激素：对于中、重度 IBD 可考虑使用全身糖皮质激素。
CD 活动期可使用布地奈德，因其具有肝脏首过效应，故全身不良反应较
少，但是目前没有研究探讨这种激素对肠病性关节炎的疗效。外周单关节
炎急性发作时可行关节腔内注射糖皮质激素。

（4）生物制剂：TNF-α 拮抗剂可有效缓解关节症状，但不同药物治
疗 IBD 的疗效有很大不同。临床研究显示，单抗类药物如英夫利西单抗和
阿达木单抗可以改善肠道炎症，有效控制 IBD（尤其是 CD），但依那西普
对 CD 的结肠炎无效。其中，英夫利西单抗可以很好地控制 CD 和 UC 的
黏膜炎症并有助于维持疾病缓解状态，对于伴发的中轴脊柱关节炎和外周
脊柱关节炎均有显著疗效。

针对白细胞介素 -17A 的单抗司库奇尤单抗已证实对 CD 和中轴型脊
柱关节炎有明确疗效，成为治疗 EA 的新选择。另一种针对 IL-12/23 p40
的乌斯奴单抗对于 CD 有效，其对于关节炎的疗效尚需进一步探索。

（四）手术治疗

手术切除病变的肠道部分仅能缓解 UC 患者的外周关节炎症状，对
CD 患者及中轴关节炎均无效，因此，肠道的外科手术不是治疗 IBD 关节
炎症状的适应证。

（五）其他治疗

关节炎非药物治疗类似 SpA，包括患者教育和物理治疗，同时，体育
锻炼也很重要，尤其针对脊柱、髋关节活动的锻炼，适当加强关节运动度

练习，保持良好姿势。

【随访】

同其他 SpA 一样，该类患者应在医生指导下定期随访，以便根据病情及时调整用药，减少发作次数，维持缓解状态。

【预防】

无特殊预防措施，但 IBD 患者应注意饮食卫生，避免肠道感染加重病情。

（朱　剑）

第四节　反应性关节炎

【概述】

反应性关节炎（reactive arthritis，ReA）是一种关节外某些特定部位（如肠道、泌尿生殖或呼吸道黏膜）感染后出现的关节炎。因其与人类白细胞抗原 HLA-B27 的相关性、关节受累的模式（非对称性寡关节炎，以下肢关节为主），以及可能累及脊柱，因此被归于脊柱关节病的范畴。

随着对本病研究的深入，风湿病学专家广泛认为，反应性关节炎是一种关节外感染期间或感染后出现的无微生物侵入关节的一种关节炎，包括细菌、病毒、衣原体、支原体和螺旋体等在内的绝大多数微生物感染后均可引起反应性关节炎，因此广义的反应性关节炎范围甚广，是临床上常见的关节炎之一。

【临床表现】

（一）病史要点

反应性关节炎是一种与特定部位感染相关的脊柱关节，需注意寻找泌尿生殖道或肠道前驱感染，同时具备脊柱关节病常见的临床表现，如典型的外周关节炎，以下肢为主的非对称性寡关节炎，常有肌腱端炎、眼炎、炎性下腰痛、阳性家族史及 HLA-B27 阳性等。

（二）症状要点

1. 全身症状

全身症状常突出，一般在感染后数周出现发热、体质下降、严重的倦怠无力和大汗。热型为中至高热，每日 1～2 个高峰，多不受退热药物影响。通常持续 10～40 天，可自行缓解。

2. 关节炎

首发症状以急性关节炎多见，典型的关节炎出现在尿道或肠道感染后 1～6 周，呈急性发病，多为单一或少关节炎，非对称性分布。脚趾或手指受累时通常呈弥漫性肿胀，称"腊肠指（趾）"。关节炎一般持续 1～3 个月，个别病例可长达半年以上。当关节炎的病程超过 6 个月即视为发展为慢性病变，可以累及膝、踝等下肢大关节，肩、腕、肘、髋关节及手和足的小关节也可累及。约 50% 的反应性关节炎有下腰痛和臀部疼痛，在卧床休息和不活动时加重，可以出现跟腱附着点炎。

3. 泌尿生殖道炎症

典型患者是在性接触或痢疾后 7～14 天发生无菌性尿道炎。男性患者最典型的症状是轻微排尿困难及尿道口黏液脓性分泌物，可有尿频和尿道烧灼感，也可出现自发缓解的出血性膀胱炎、前列腺炎和（或）附睾炎。旋涡状龟头炎是其特征性病变，表现为阴茎龟头和尿道口无痛的浅表性红斑溃疡。女性患者可表现为无症状或症状轻微的膀胱炎、脓性宫颈炎和（或）阴道炎，有少量阴道分泌物或排尿困难。

4. 皮肤黏膜表现

超过 50% 的患者可出现皮肤黏膜症状。其中溢脓性皮肤角化病是一种鳞状丘疹性皮炎，为皮肤的过度角化，见于 10%～30% 的患者，最常出现于足底和手掌，开始为红斑基底上清亮的小水疱，然后发展成斑疹、丘疹并形成角化小结节，可相互融合成片状。类似于银屑病的指甲角化也可见于约 6%～12% 的患者。5%～15% 的患者可出现一过性浅表无痛性口腔溃疡，溃疡多位于硬腭和软腭、牙龈、舌和颊黏膜。

5.眼部症状

1/3 的反应性关节炎患者可出现结膜炎，单侧或双侧受累，伴有无菌性的分泌物，1～4 周多可自发缓解，但易复发。5% 的患者出现急性前葡萄膜炎（虹膜炎），特征表现为眼睛疼痛、发红、畏光流泪，预后一般较好，如不正规治疗，11% 的患者可出现失明。角膜炎、角膜溃疡、表面巩膜炎、视神经和球后神经炎、前房积血也可见于持续性或慢性患者。

6.心脏表现

包括主动脉病变和传导异常。主动脉环和升主动脉是通常受累的部位，1%～2% 的反应性关节炎患者出现主动脉炎，少数患者发生主动脉瓣关闭不全。5%～14% 的患者可出现心电图的异常，慢性病患者（病程超过 10 年）最常报道的为 I 度房室传导阻滞，可进展为 II 度或完全房室传导阻滞。

7.其他

蛋白尿、镜下血尿或无菌性脓尿可见于大约 50% 的性传播型反应性关节炎，且无症状。肾小球肾炎和 IgA 肾病可见于少数患者，严重的系统性坏死性血管炎、血栓性浅表性静脉炎、紫癜、淀粉样变性、颅神经炎、横贯性脊髓炎和周围神经炎也是慢性病患者少见的并发症。

（三）查体要点

单关节或少关节炎，非对称分布，伴有腊肠样指（趾）。主要累及膝、踝等下肢大关节，肩、腕、肘、髋关节及手和足的小关节也可累及。受累关节可以表现为红、肿、热、痛。膝关节常有明显肿胀及大量积液。某些反复发作患者可出现关节畸形。跟腱附着点炎患者常表现足底、后跟局部肿胀压痛。关节外表现，常表现在皮肤、黏膜、泌尿生殖道及眼部、心脏等。

【辅助检查】

（一）实验室检查

1.病原体检查

诊断反应性关节炎的重要实验室检查，可分离出致病微生物。有尿道炎症状者，可做小便培养和沙眼衣原体的检测；有肠道症状时，大便培养有帮助。另外，微生物感染的间接证据，包括免疫学的抗体检测，核酸的PCR鉴定。目前主要通过检测血清或关节液中病原体的抗体，来确定反应性关节炎的病原体种类。

2. 炎症指标

无特异性。急性期可有白细胞增高，ESR，CRP升高。慢性患者可出现轻度正细胞正色素性贫血。补体水平可以增高。

3. HLA-B27 检测

HLA-B27 对本病的诊断价值不大，但是其阳性与中轴关节病、心肌炎和眼色素膜炎相关。患者通常为类风湿因子阴性和抗核抗体阴性。

4. 关节液检查

无特异性，急性期表现为中性粒细胞增多为主，滑液微生物培养阴性。

（二）影像学检查

病程早期，放射学的表现可以是完全正常或仅显示软组织的肿胀。当关节炎反复发作，约20%的患者可以出现放射学异常。最具特征性的受累部位包括足小关节、跟骨、踝、膝关节，在中轴部位则包括骶髂关节、脊柱、耻骨联合和胸肋关节等，炎症部位非对称的骨化是具有诊断价值的放射学特征。肌腱附着点特别是在跟腱、足底肌腱和筋膜处可见骨膜反应和骨侵蚀。

【诊断】

国外目前多沿用 1996 年 Kingsley 与 Sieper 提出的反应性关节炎的分类标准：

（1）外周关节炎：下肢为主的非对称性寡关节炎；

（2）前驱感染的证据：①如果 4 周前有临床典型的腹泻或尿道炎，则实验室证据可有可无；②如果缺乏感染的临床证据，必须有感染的实验室证据；

（3）排除引起单或寡关节炎的其他原因，如其他脊柱关节炎、感染性关节炎、莱姆病及链球菌反应性关节炎；

(4) HLA-B27 阳性，反应性关节炎的关节外表现（如结膜炎、虹膜炎、皮肤、心脏与神经系统病变等），或典型脊柱关节炎的临床表现（如炎性下腰痛、交替性臀区疼痛、肌腱端炎或虹膜炎）不是反应性关节炎确诊必须具备的条件。

【鉴别诊断】

1. 化脓性关节炎

关节内的化脓性感染多见于儿童，多为单关节炎，急性发病，常伴有高热、乏力等感染中毒症状。关节局部多有较明显的红、肿、热、痛的炎症表现，关节腔内积液在膝部最明显。实验室检查可见滑液为重度炎性改变，滑液培养可发现致病菌。

2. 痛风性关节炎

多发于中老年男性，表现为反复发作的急性关节炎，最常累及足第一跖趾关节和跗骨关节，表现为关节红、肿和剧烈疼痛，多有高嘌呤饮食史，血尿酸水平往往升高，滑液中有尿酸盐结晶。

3. 强直性脊柱炎

本病好发于青年男性。主要侵犯脊柱，但也可以累及外周关节，在病程的某一阶段甚至出现类似反应性关节炎的急性非对称性少关节炎，但患者常同时有典型的炎性下腰痛和影像学证实的骶髂关节炎。

4. 急性风湿热

本病属于广义反应性关节炎的范畴，患者多为医疗条件较差地区的青少年，发病较急，起病前 2～3 周多有链球菌感染史，临床上常有咽痛、发热和四肢大关节为主的游走性关节炎，关节肿痛消退后不遗留骨侵蚀和关节畸形，患者还常同时伴有皮肤环形红斑、心肌炎，检查外周血白细胞增高，抗链球菌溶血素"O"升高。

5. 银屑病关节炎

本病好发于中年人，起病多较缓慢，反应性关节炎主要与非对称性少关节炎类型相鉴别。此型常累及近端指（趾）间关节、掌指关节、跖趾关节及膝和腕关节等四肢大小关节，少数可以遗留关节残毁。银屑病关节炎患者常有特征性的皮肤和指（趾）甲病变，且无尿道炎等前驱感染的证据。

6. 肠病性关节炎

本病除可有类似反应性关节炎的急性非对称性少关节炎外，还伴有明显的胃肠道症状，如反复腹痛、脓血便、里急后重等，纤维肠镜检查可以明确克罗恩病或溃疡性结肠炎的诊断。

7. 白塞病

本病基本病变为血管炎，全身大小动静脉均可受累，有反复口腔、生殖器黏膜溃疡并伴眼炎。约 50% 的白塞病患者可出现关节受累，以疾病活动期多见，典型的关节表现为非对称性非侵蚀性寡关节炎，多数患者可在 1～3 周内缓解。本病有较为特异的皮肤损害，如针刺反应、结节红斑等。可有动脉栓塞和静脉血栓形成。

【治疗】

（一）治疗原则

目前尚无特异性或根治性治疗方法。和其他炎性关节病一样，治疗目的在于控制和缓解疼痛，防止关节破坏，保护关节功能。因大部分反应性关节炎患者可自愈，故治疗主要以 NSAIDs 控制症状为主。

（二）一般治疗

口腔与生殖器黏膜溃疡，多能自发缓解，无需治疗。急性关节炎可卧床休息，避免受累肢体负重运动，但应避免固定关节夹板，以免引起纤维强直和肌肉萎缩。当急性炎症缓解后，应尽早开始关节功能锻炼。

（三）药物治疗

1. NSAIDs

NSAIDs 通常是治疗急性关节炎和脊柱痛的主要有效方法。本类药物种类繁多，但疗效大致相当，具体选用因人而异。NSAIDs 可减轻关节肿胀和疼痛及增加活动范围，是早期或晚期患者症状治疗的首选。具体用法与不良反应，可参考强直性脊柱炎（本章第一节）用药。

2. 抗生素

目前对于抗生素治疗反应性关节炎，仍有争议。所有的急性沙眼衣原体感染者及其配偶，均需接受标准的抗衣原体感染治疗。对于获得性反应性关节炎，急性感染期短期使用抗生素（氧氟沙星或大环内酯类抗生素）治疗并发的尿道感染，可能减少复发的风险。对于肠道型患者，柳氮磺吡啶治疗有益处，但其他抗生素治疗通常是无效的。目前不推荐抗生素治疗慢性患者。

3. 糖皮质激素

对 NSAIDs 不能缓解症状的个别患者，可短期口服糖皮质激素，但糖皮质激素治疗既不能阻止本病的发展，还会因长期治疗带来不良反应。外用糖皮质激素，对溢脓性皮肤角化症有用。关节内注射糖皮质激素，可暂时缓解膝关节和其他关节的肿胀。对足底筋膜或跟腱滑囊引起的疼痛和压痛，可局部注射糖皮质激素治疗，使踝关节早日活动以免跟腱变短和纤维强直，可在超声的精确引导下进行局部注射。

4. DMARDs

当 NSAIDs 不能控制关节炎，关节和（或）肌腱端症状持续 3 个月以上或存在关节破坏的证据时，可加用慢作用抗风湿药，应用最广泛的是柳氮磺吡啶，对于重症不缓解的患者，可试用甲氨蝶呤等 DMARDs。具体用法与不良反应，可参考强直性脊柱炎（本章第一节）用药。

5. 生物制剂

肿瘤坏死因子抑制剂已经成功地用于治疗其他类型的脊柱关节病，如强直性脊柱炎、银屑病关节炎等。但对反应性关节炎，尚缺乏随机对照的研究验证其有效性和安全性。一些小样本的开放研究或病例报道表明其可能有效。目前国内此类药物有 2 种：重组人 II 型肿瘤坏死因子受体 - 抗体融合蛋白和肿瘤坏死因子单克隆抗体，具体用法与不良反应，可参考强直性脊柱炎用药。

【随访】

本病急性期，需要每月规律随访，随访内容包括：症状的改善，炎症指标的下降，以及药物潜在不良反应的观察。尤其是反复发作的患者，仔细查找感染部位及致病微生物更为重要。慢性期的随访，同强直性脊柱炎（本章第一节）。

【预防】

防止感染，饭前洗手，养成良好的饮食卫生习惯，杜绝不洁性生活，从而减少诱发 ReA 的病原微生物感染，是预防该病发生的主要措施。

（李　芬）

第五节　放射学阴性中轴型脊柱关节炎

【概述】

脊柱关节炎（spondyloarthritis，SpA）是一组以脊柱、外周关节和肌腱附着点的炎症为特征的炎性疾病，过去认为 SpA 包括 AS、PsA、ReA、IBD、幼年发病的脊柱关节炎（juvenile-onset spondyloarthropathics，JSpA）和未分化脊柱关节炎（undifferentiated spinal arthritis，uSpA）。强直性脊柱炎为代表性疾病。

近年来随着对疾病认识地不断深入，更加细化了脊柱关节炎的分类，国内外提出了放射学阴性中轴型脊柱关节炎（non-radiographic axial spondyloarthritis，nr-axSpA）这一概念，nr-axSpA 是指无放射学（X 线或 CT）骶髂关节炎改变，未满足 AS 的修订纽约标准，但 MRI 可有急性骶髂关节炎表现的 axSpA（图 4-5）。nr-axSpA 是一种疾病谱的命名，其临床表现多种多样，包括外周关节炎、骶髂关节炎、肌腱附着点炎、指（趾）炎、炎性脊柱痛、结膜炎、虹膜炎等。

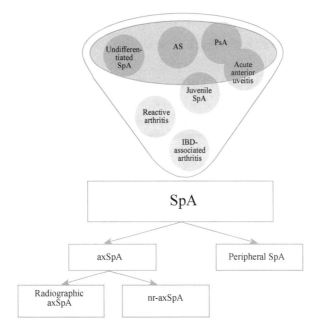

图 4-5 AS、SpA、uSpA 、nr-axSpA 概念的提出及演变

注：脊柱关节炎病谱。AS= 强直性脊柱炎；axSpA= 中轴型脊柱关节炎；IBD= 炎性肠病；nr-axSpA= 放射学阴性中轴型脊柱关节炎；PsA= 银屑病关节炎；SpA= 脊柱关节炎。

    1961 年在罗马举行的国际医学科学组织协会的研讨会上提出了第一套 AS 的分类标准，此后随着人们对疾病的认识，分类标准在不断地修改完善，一直沿用至今的 1984 年修订的纽约标准主要依靠 X 线的骶髂关节炎依据，但 X 线只能识别晚期骶髂关节炎，其观测的是炎症导致的结构损伤而非炎症本身。依据此标准诊断的往往是晚期的 AS，患者已经形成了不可挽回的结构破坏和功能障碍，显然，纽约标准并不适合于 AS 的早期诊断。

    鉴于此，随着人们对疾病的认识，为了早期诊断此类疾病，避免延误治疗，2009 年 ASAS 公布了中轴型 SpA 分类标准，2010 年发表了外周型 SpA 分类标准。中轴型 SpA 既涵盖了有 X 线骶髂关节炎、满足纽约标准的患者，又包括了仅有 MRI 急性骶髂关节炎、但无 X 线骶髂关节炎、不能满足纽约标准的患者。因此，于 2012 年始，有学者提出了放射学中轴型 SpA 的概念（即有 X 线骶髂关节炎、满足纽约标准的中轴型 SpA），以区别放射学阴性中轴型 SpA（即无 X 线骶髂关节炎、不能满足纽约标准的中轴型 SpA），目的是为了更细化 SpA，区分具有不同临床特点的亚群，以利于未来的病因与遗传学研究。一段时间内 nr-axSpA 患者被风湿病医生诊断为未分化脊柱关节炎。

nr-axSpA 是否就是早期 AS？在一段时间存在认识分歧。支持者认为两者炎性腰背痛、关节炎、虹膜炎的发生率和 HLA-B27 阳性率无明显差异，且对 TNF-α 抑制剂的治疗反应相近；不支持者认为两者 HLA-B27 阳性率、男女比例不同，且 2 年放射学进展仅为 11.6%，即使骶髂关节病理阳性者随访 5 ~ 10 年，也只有 55.8% 进展为 AS，2013 年美国食品和药品管理局（FDA）建议不对 nr-axSpA 使用生物制剂。放射学阴性中轴型 SpA 囊括了可进展为 AS 的患者，但也包括了相当比例的非 AS 患者。将放射学阴性中轴型 SpA 作为早期 AS，尽管有利于早期治疗，但可能造成过度诊断和治疗。nr-axSpA 概念的提出更侧重于分类。有研究指出，MRI 显示骶髂关节活动性炎症病变的 nr-axSpA 患者随诊 2 年后 10% ~ 20% 可出现影像学进展，随诊 5 ~ 10 年后有 87% 的 nr-axSpA 患者进展为影像学可见的骶髂关节炎。另一项研究调查了 329 名中轴型 SpA 患者，研究发现，在症状持续时间 < 10 年的患者中有 40%、症状持续时间为 10 ~ 20 年的患者有 70%、症状持续时间 > 20 年的患者中高达 86% 有 X 线骶髂关节炎（符合修订的纽约标准）。很明显，X 线骶髂关节炎的出现和患病时间密切相关。但这些数据也提示，10% ~ 15% 的中轴型 SpA 患者可能永远不出现 X 线下的骶髂关节炎。以上这些来自不同研究的数据均表明，中轴型 SpA 是一种不同表现型的疾病，而放射学阴性中轴型 SpA 是一个有重要意义的患者群体，他们在整个中轴型 SpA 患者中的比例为 20% ~ 80%。

【临床表现】

nr-axSpA 与 AS 患者临床特点的区别也是人们关注的焦点。临床研究提示 nr-axSpA 的发病率为 0.35% ～ 0.9% 不等，与 AS 的发病率相近。nr-axSpA 与 AS 相比男性发病率低，病程短（平均 3.3 年），BASMI 评分低，MRI 显示侵蚀、脂肪沉积、强直发生率低，但骶髂关节骨髓水肿发生率高，BASDAI、ASDAS-CRP 评分高于 AS，HLA-B27 阳性率、家族史、炎性腰背痛无差异。国外的一些研究同样表明了 nr-axSpA 女性发病率高，并且 nr-axSpA 在炎性腰背痛、疾病活动度、葡萄膜炎、HLA-B27 阳性率方面与 AS 无差异，似乎为 nr-axSpA 和 AS 是疾病的不同阶段提供了证据。但关于 CRP 水平及 MRI 骶髂关节炎症的差异情况仍存在争议。

nr-axSpA 的临床表现与 SpA 相比有以下特点：①症状轻，不典型；②无脊柱活动受限；③无银屑病关节炎，无肠病性关节炎；④不一定有骶髂关节炎；⑤ HLA-B27 不一定阳性；⑥女性比例较 AS 患者明显升高。

（一）症状要点

由于本病症状多样且不典型，因此应提高对本病的警惕性，如臀区痛常提示骶髂关节炎，大腿内侧痛和髋区痛提示髋关节受累，还有许多患者主诉足跟、足掌、胸部、膝关节痛，应仔细检查，考虑为附着点炎可能性较大。

（二）查体要点

尽管 nr-axSpA 患者腰痛不显著甚至缺如，但怀疑此病时骶髂关节检查仍然很重要。常用的检查方法除"4"字试验、局部有无压痛外，应采用更多其他方法，如平卧位向下向外压迫两侧髂嵴，侧卧位向下向外压迫一侧髂嵴，观察是否能引出骶髂关节痛（综合而全面的专科查体，有助于诊断疾病）。

【辅助检查】

（一）实验室检查

（1）必做检查：血常规、尿常规、肝功能、肾功能、HLA-B27、ESR、CRP。其中，ESR、CRP、血小板等在急性期可升高，疾病慢性期可降低至正常。HLA-B27 阳性可支持 nr-axSpA 的诊断，但不是确诊的必要条件。

（2）根据情况选择检查：RF、ASO、ANCA、ANA、抗 CCP 抗体、PPD、关节液检查。大多数 uSpA 患者血清 RF、ANA 等阴性，但低度阳性不能作为排除诊断的依据。关节炎的检查对于 nr-axSpA 的诊断及鉴别诊断至关重要，nr-axSpA 患者关节炎多为炎症改变。

（二）影像学检查

目前临床上常用的诊断 SpA 的影像学检查方法有胸腰椎正侧位 X 线、骨盆正位 X 线、骶髂关节 CT、骶髂关节 MRI、关节超声、放射学核素骨显像检查。患者可存在放射学骶髂关节炎（单侧或双侧）而无腰痛或其他脊柱关节病表现。影像学检查的意义不在于提供诊断依据，而在于排除其他骨质破坏（结核性关节炎）或骨质增生为主的关节炎（骨关节炎）。关节超声检查既无创又敏感，已被应用于 SpA 的诊断和治疗，对滑膜炎、肌腱端炎、跖底筋膜炎等具有重要的诊断价值。

X 线仍是诊断 SpA 首选的基本检查方法，能够观察到骨的结构变化，可同时观察多关节或部位整体形态学的改变，有较高的空间分辨力，可对Ⅲ级和Ⅳ级骶髂关节炎做出肯定诊断。但其密度分辨力欠佳，难以显示软组织或软骨病变，对 SpA 早期病变的敏感性低。

CT 有较好的空间分辨力和密度分辨力，可很好地显示骶髂关节间隙、关节软骨下骨板的微小病变，关节周围骨质疏松和骨性强直等，便于测量骶髂关节间隙。但其与 X 线一样，对活动期症症难以做出判断，且有放射性，故同样不利于疾病活动的判定、疗效监测及预后评估。

MRI 是目前唯一可以观察到关节软骨破坏及活动性炎症改变的影像学检查。不仅可以显示骨的结构形态变化，而且可以反映 X 线和 CT 不能显示的软组织和软骨的病变，MRI 可作为早期诊断 SpA 及判断病情活动、进行疗效评估及判断预后的首选方法，2009 年 ASAS 提出的中轴型 SpA 诊断标准就将 MRI 引入其中，提高了 SpA 早期诊断的特异性和敏感性，MRI 作为影像学诊断标准之一可早期发现骶髂关节炎，提高诊断的敏感度。但在临床诊断和治疗中也存在较多争议。一部分学者认为 nr-axSpA 是 AS 的早期阶段。随病程延长会发展为 AS，但也有一些研究证据提示

nr-axSpA 和 AS 的性别、遗传学、人群分布存在差异。把两者视为同一疾病缺乏证据。国外研究提示 nr-axSpA 患者在健康状态、疾病活动度和功能方面造成的疾病负荷与 AS 相似。

超声技术在 SpA 外周关节病变和附着点炎方面，可以发现关节炎、滑膜炎、肌腱端炎、软骨和骨损害，通过超声的灰阶值和能量多普勒定量评价关节炎，已经成为临床诊断和评价疗效的有用手段，但超声无法检测中轴附着点炎，用外周附着点炎代替骶髂关节和脊柱炎症是不可取的。

放射性核素骨显像是一种以脏器内外，或正常组织与病变组织之间某种放射核素（或其化合物）的浓度差来进行显像的方法。放射学核素骨显像应用于 SpA 的早期诊断已有报道。可以早期定量反映骶髂关节骨质代谢的改变，提示活动性炎症的存在。但其诊断 SpA 的敏感性及特异性均比 MRI 低，限制了临床应用。

综上所述，MRI 用于早期诊断 SpA 及判断病情活动、进行疗效评估及判断预后方面优于其他影像学检查。然而，MRI 用于 nr-axSpA 诊断和评估亦存在一些局限性。

（三）其他检查

病理显示骶髂关节炎的 nr-axSpA 只有不到三分之一（29.8%）MRI 显示骨髓水肿，三分之二以上的骶髂关节存在炎症的病例，MRI 未能显示出炎症性变化。骶髂关节病理检查比 MRI 能更早发现早期骶髂关节炎，病理表现可能为：骨髓炎、血管翳；软骨下骨板改变；软骨改变；滑膜炎；附着点炎。不同预后可能与不同病理组织类型有关。CT 引导下骶髂关节穿刺技术相对便利、安全，虽然创伤性检查限制了其临床应用价值，但有助于病因病理及机制研究，为进一步早期诊断奠定基础。

【诊断】

ASAS 中轴型脊柱关节炎的分类标准（2009 年）：

对于发病年龄 45 岁以下，病程在 3 个月以上的不明原因的腰背痛患者，符合以下两个条件之一，可考虑中轴型脊柱关节炎：

①影像学的骶髂关节炎改变，加上至少一条脊柱关节病的特点。

② HLA-B27 阳性，加上至少两条脊柱关节病的特点。

脊柱关节病的特点：炎性背痛，关节炎，附着点炎（跟腱炎），葡萄膜炎，指（趾）炎，银屑病，克隆恩氏病、溃疡性结肠炎，对非甾体抗炎药治疗有效，脊柱关节病家族史，HLA-B27 阳性，CRP 升高（仅当存在炎性背痛的时候才作为特征之一）。

影像学的骶髂关节炎表现：MRI 显示的活动性（急性）炎症，高度提示与脊柱关节病相关的骶髂关节炎；X 线显示符合修订的纽约标准的明确骶髂关节炎；nr-axSpA 诊断符合 2009 ASAS 中轴型脊柱关节炎标准，MRI 表现为活动性炎症信号，而 X 线或 CT 无异常。

新的分类诊断标准主要依靠影像学，存在着一定的局限性。X 线有 97.3% 的特异性，但敏感性仅为 66.2%。在 nr-axSpA 中，骶髂关节 MRI 活动性炎症是影像学的必要条件，因此 MRI 阳性的定义很关键，但仅依靠 MRI 阳性诊断 nr-axSpA 容易引起误诊。研究表明大概 30% 的机械性背痛和健康人的 MRI 可以显示骨髓水肿，且 MRI 显示的轻微骨髓水肿不一定会发展为放射学骶髂关节炎。最常见的误诊原因是影像学及炎性腰背痛的误判。与此同时，ASAS 分类标准仅包括了骶髂关节的 X 线或 MRI 变化，不包括中轴骨的其他部位。根据症状的持续时间，MRI 所显示的脊柱炎症可见于 12% ~ 70% 的中轴型 SpA，造成了一定程度的漏诊。因此，对于 nr-axSpA 的影像学诊断需更加谨慎。

【鉴别诊断】

目前 nr-axSpA 误诊较多，临床医生还普遍存在对骶髂关节 MRI 阅片经验不足，MRI 显示骶髂关节骨髓水肿对预测骶髂关节炎的特异性不高，致使 ASAS 中轴型 SpA 分类标准还存在较多误用、误判。应提高临床医生的阅片水平，严格掌握中轴型 SpA 的分类标准，降低误诊率。nr-axSpA 需与其他脊柱关节病鉴别，如：①强直性脊柱炎：炎性腰背痛、弯腰扩胸受限及 X 线肯定的骶髂关节炎；②反应性关节炎：关节炎发作前有泌尿道甚至呼吸道感染证据；③银屑病关节炎：有典型银屑病皮疹；④肠病性关节炎：有溃疡性结肠炎或克罗恩病的证据。此外，nr-axSpA 还需与其他疾病相鉴别，如类风湿关节炎、感染性关节炎、痛风性关节炎、弥漫性特发性骨肥厚、代谢性骨病等。

【治疗】

（一）治疗原则

根据 2015 年 ACR 发表的 nr-axSpA 治疗建议，nr-axSpA 概念提出较短，目前相关治疗研究相对较少。除 TNF-αi 外，其他治疗参照 axSpA 治疗指南建议。治疗目标是尽早、最大程度地控制炎症、改善功能、减少畸形，争取达到临床缓解。

由于 nr-axSpA 和 AS 有相似的疾病活动度，并且高水平 CRP 和 MRI 的活动性炎症可加快 nr-axSpA 患者的影像学进展，因此多数人认为处于疾病活动期的 nr-axSpA 患者需要进行治疗。

（二）一般治疗

康复锻炼、理疗、定期监测病情活动及患者教育这些非药物治疗措施均是 nr-axSpA 患者很重要的辅助治疗手段。

（三）药物治疗

目前治疗 nr-axSpA 的药物主要是非甾体抗炎药、改善病情抗风湿药和 TNF-α 抑制剂。

NSAIDs：NSAIDs 为 nr-axSpA 的一线用药，活动期患者推荐连续给药，稳定期患者更推荐按需给药，这主要是考虑长期给药可能带来的不良反应，但同时指出对于早期 AS、无更多合并症的患者，以及更有可能出现脊柱强直的患者（如男性、吸烟、持续 CRP 增高、已有脊柱骨赘形成）仍建议持续给药。由此 NSAIDs 仍然保持着在 SpA 治疗中的基础地位。NSAIDs 除了有明确的控制症状、抑制炎症的作用外，少数的研究提示连续给药可能抑制 AS 的影像学进展，这也是本推荐中建议某些情况连续给药的重要因素之一。INFAST 研究给 nr-axSpA 患者萘普生治疗 28 周后发现 ASASPR > 35%，证明萘普生治疗 nr-axSpA 有效，且仅有 3/51 患者出现不良反应。虽然 NSAIDs 能够快速缓解患者的临床症状，但对于其是否参与延缓疾病的发展尚存有争议。

TNF 抑制剂：为活动性 AS 患者的二线药，强烈推荐如果患者 1 个月内对至少 2 种 NSAIDs 无反应或者 2 个月内对至少 2 种 NSAIDs 无完全的反应时则应该使用 TNF-αi。而对于 nr-axSpA，2015 ACR 指南推荐有条件的使用 TNF-αi。即对 NSAIDs 治疗无效可有条件推荐使用 TNF-αi，但同时建议限于核磁共振显示骶髂关节炎或 CRP 升高的患者。短病程、高 CRP 水平、骶髂关节 BME 和骨赘形成等是促进 nr-axSpA 进展为 As 的危险因素，TNF-αi 对高疾病活动、高 CRP 水平、病程短的年轻患者反应好，因此早诊断、早治疗对于控制中轴型 SpA 患者的临床症状、减缓影像学进展、改善预后有着十分重要的意义。但并非所有的 nr-axSpA 都将发展为 AS，且 TNF-αi 价格昂贵，长期使用 TNF-αi 给多数患者带来巨大的经济负担，严格筛查应用 TNF-αi 适应证将提高生物制剂治疗的风险／获益比。

慢作用抗风湿药：由于目前尚缺乏支持慢作用抗风湿药对于 SpA 确切疗效的循证医学证据，仅推荐柳氮磺吡啶可用于 nr-axSpA 患者外周关节炎的治疗。

糖皮质激素：反对全身使用糖皮质激素治疗活动性 AS。而对于 nr-axSpA 合并肌腱附着点炎及外周关节炎则可谨慎推荐局部使用糖皮质激素。

（四）手术治疗

部分存在髋关节病变患者及脊柱畸形患者需要外科治疗矫正畸形及改善关节功能。

【随访】

随着时间的推移，约 10%～20% 的 nr-axSpA 患者可能会进展成为可以确定的疾病，如 AS 等。因此，对于 nr-axSpA 的随访至关重要，既可以观察疾病的进展，又可以调整治疗方案。服药期间，要定期复查血常规、肝功能、肾功能、ESR、CRP 等。

【预防】

避免劳累，预防感染。

（贾俊峰）

第五章
骨关节炎

【概述】

骨关节炎（osteoarthritis，OA）是一种最常见的关节疾病。是以关节软骨的变性、破坏、关节边缘软骨下骨板病变及骨质增生为特征，导致关节症状和体征的一组异质性疾病。本病的发生与衰老、肥胖、炎症、创伤、关节过度使用、代谢障碍及遗传等因素有关。OA 在中年以后多发，女性多于男性。本病在 40 岁人群的患病率为 10% ～ 17%，60 岁以上为 50%，而在 75 岁以上人群则高达 80%。

【临床表现】

（一）病史要点

本病多为老年缓慢起病，好发于膝、髋、手（远端指间关节、第一腕掌关节）、足（第一跖趾关节、足跟）、脊柱（颈椎及腰椎）等负重或活动较多的关节。

（二）症状要点

1. 一般症状

（1）关节疼痛：本病最常见的表现是关节局部的疼痛和压痛。负重关节及双手最易受累。一般早期为轻度或中度间断性隐痛。休息时好转，活动后加重，随病情进展可出现持续性疼痛，或导致活动受限。关节局部可有压痛，在伴有关节肿胀时尤为明显。疼痛在阴冷、潮湿和雨天会加重。

（2）关节膨大：早期为关节周围的局限性肿胀，随病情进展可有关节弥漫性膨大、滑囊增厚或伴关节积液。后期可在关节部位触及骨赘。

（3）晨僵：患者可在晨起或关节静止一段时间后出现僵硬感，活动后可缓解。本病的晨僵时间一般数分钟至十几分钟，很少超过 0.5 小时。

（4）关节活动受限：由于关节肿痛，活动减少，肌肉萎缩，软组织挛缩等引起关节无力，活动受限。缓慢发生，早期表现关节活动不灵，以后关节活动范围减小。还可因关节内的游离体或软骨碎片出现活动时的"绞锁"现象。

2. 常见受累关节及其临床特点

（1）手：以远端指间关节受累最为常见，表现为关节伸侧面的两侧骨性膨大，称赫伯登（Heberden）结节。而近端指间关节伸侧出现者则称为布夏尔（Bouchard）结节。可伴有结节局部的轻度红肿、疼痛和压痛。第一腕掌关节受累后，其基底部的骨质增生可出现方形手畸形，而手指关节增生及侧向半脱位可致蛇样畸形。

（2）膝：膝关节受累在临床上最为常见。主要表现为膝关节疼痛，活动后加重，下楼梯更明显，休息后缓解。严重者可出现膝内翻或膝外翻畸形。关节局部有肿胀、压痛、屈伸运动受限，多数有骨摩擦音。

（3）髋：男性髋关节受累多于女性，单侧多于双侧。多表现为局部间断性钝痛，随病情发展可呈持续性疼痛。部分患者的疼痛可以放射到腹股沟、大腿内侧及臀部。髋关节运动障碍多在内旋和外展位，随后可出现内收、外旋和伸展受限。可出现步态异常。

（4）足：跖趾关节常受累，可出现局部疼痛、压痛和骨性肥大，还可以出现外翻等畸形。足底可出现骨刺，导致行走困难。

（5）脊柱：颈椎受累比较常见，腰椎第三、第四椎体为多发部位。可有椎体和后突关节的增生和骨赘，引起局部的疼痛和僵硬感，压迫局部血管和神经时可出现相应的放射痛和神经症状。颈椎受累压迫椎 - 基底动脉可引起脑供血不足的症状。腰椎骨质增生导致椎管狭窄时可出现间歇性跛行及马尾综合征。

（三）查体要点

1. 关节肿胀

因局部骨性肥大或渗出性滑膜炎引起，可伴局部温度增高、积液和滑膜肥厚，严重者可见关节畸形、半脱位等。

2.压痛和被动痛

受累关节局部可有压痛，伴滑膜渗出时更加明显。有时虽无压痛，但被动运动时可发生疼痛。

3.关节活动弹响（骨摩擦音／感）

以膝关节多见。检查方法：患者坐位，检查者一手活动膝关节，另一手按在所查关节上，关节活动时可感到"咔哒"声。可能为软骨缺失和关节面欠光整所致。

4.活动受限

由于骨赘、软骨丧失、关节周围肌肉痉挛及关节破坏所致。

【辅助检查】

（一）实验室检查

RF 和自身抗体阴性，伴有滑膜炎的患者可出现 CRP 和 ESR 轻度升高。血清 COMP 及尿 CTX-Ⅱ与 X 线表现相关，其升高可反映关节软骨损失的增加与疾病的严重程度。继发性 OA 患者可出现原发病的实验室检查异常。出现滑膜炎者可有关节积液，一般关节液透明、淡黄色、黏稠度正常或略降低，但黏蛋白凝固良好。可显示轻度白细胞增多，以单个核细胞为主。滑液分析有助于排除其他关节疾病。

（二）影像学检查

影像学检查不仅可以帮助确诊 OA，而且有助于评估关节损伤的严重程度，评价疾病进展性和治疗反应，及早发现疾病或相关的并发症。

（1）X 线是常规检查，放射学的特征性表现为：软骨下骨质硬化、软骨下囊性变及骨赘形成、关节间隙变窄等。严重时关节变形及半脱位。放射学表现的严重程度与临床症状的严重程度和功能状态并没有严格的相关性。关节间隙变窄不仅是由于关节软骨含量减少，半月板损伤和软骨被挤压也是重要原因。CT 用于椎间盘病的诊断明显优于 X 线。

（2）磁共振检查有助于发现关节相关组织的病变，如软骨损伤、关节滑液渗出、软骨下骨髓水肿、滑膜炎和半月板或韧带损伤；还可用于排除肿瘤和缺血性骨坏死等。

（3）超声有助于检测关节滑液少量渗出、滑膜增殖、骨赘、腘窝囊肿、炎症反应，也有助于鉴别手的侵蚀性和非侵蚀性 OA。

【鉴别诊断】

外周关节 OA 应与类风湿关节炎、银屑病关节炎、痛风等鉴别；髋关节 OA 应与髋关节结核、股骨头无菌性坏死鉴别；中轴关节 OA 应与脊柱关节病鉴别。

（1）类风湿关节炎：多为对称性小关节炎，以近端指间关节和掌指关节及腕关节受累为主，晨僵明显。可有皮下结节，类风湿因子阳性，X 线以关节侵蚀性改变为主。

（2）强直性脊柱炎：本病好发于青年男性，主要侵犯骶髂关节和脊柱。也可以累及膝、踝、髋关节，常伴有肌腱端炎，晨僵明显，患者常同时有炎性下腰痛，放射学检查提示骶髂关节炎，常有人类白细胞抗原 HLA-B27（＋）。

（3）银屑病关节炎：本病好发于中年人，起病较缓慢，以远端指（趾）间关节、掌指关节、跖关节及膝和腕关节等四肢关节受累为主，关节病变常不对称，可有关节畸形。病程中可出现银屑病的皮肤和指（趾）甲改变。

（4）痛风性关节炎：本病多发于中年以上男性，常表现为反复发作的急性单关节炎，最常累及第一跖趾关节和跗骨关节，也可侵犯膝、踝、肘、腕及手关节，表现为关节红、肿、热和剧烈疼痛，血尿酸水平多升高，滑液中可查到尿酸盐结晶。慢性者可出现肾脏损害，在关节周围和耳廓等部位可出现痛风石。

【治疗】

（一）治疗原则

以非药物治疗联合药物治疗为主，必要时手术治疗。

（二）一般治疗

（1）合理的生活方式：强烈建议进行有氧运动、游泳等，减轻体质量；

保护受累的关节，避免长久站立、跪位和蹲位、爬楼梯、不良姿势等。

（2）营养：健康饮食，多晒太阳，补充钙。

（3）患者教育：消除其思想负担；在医生指导下规范用药，了解所用药品的用法和不良反应，取得家庭和社会的支持与帮助。

（三）药物治疗

1. 控制症状的药物按给药途径分为口服、注射和局部外用药

（1）口服药：①对乙酰氨基酚：轻症可短期使用一般镇痛剂作为首选药物，如对乙酰氨基酚，每次 0.3～0.6 g，每日 2～3 次口服，每日剂量不超过 4 g。主要不良反应有胃肠道症状和肝毒性。② NSAIDs：NSAIDs既有止痛作用又有抗炎作用，是最常用的一类控制 OA 症状的药物。主要通过抑制环氧合酶活性，减少前列腺素合成，发挥减轻关节炎症所致的疼痛及肿胀、改善关节活动的作用。其主要不良反应有胃肠道症状、肾或肝功能损害、影响血小板功能、可增加心血管不良事件发生的风险。NSAIDs 应使用最低有效剂量、短疗程；有胃肠道危险因素者应用选择性环氧合酶（COX-2）抑制剂或非选择性 NSAIDs ＋米索前列醇或质子泵抑制剂。如患者有发生心血管不良事件的危险则应慎用 NSAIDs。总之，药物种类及剂量的选择应个体化，充分考虑患者个人的基础情况，对老年患者应注意心血管和胃肠道的双重风险。③阿片类药物：对于急性疼痛发作的患者，当对乙酰氨基酚及 NSAIDs 不能充分缓解疼痛或有用药禁忌时，可考虑用弱阿片类药物，这类药物耐受性较好而成瘾性小。如口服可待因或曲马多等，由于曲马多不抑制前列腺素合成，因此对胃黏膜无明显不良影响。该类制剂应从低剂量开始，每隔数日缓慢增加剂量，可减少不良反应。

（2）注射药：①糖皮质激素：关节腔注射长效糖皮质激素可缓解疼痛、减少渗出。疗效持续数周至数月，但在同一关节不应反复注射，注射间隔时间不应短于 4～6 个月。② NSAIDs：肌内注射起效快，胃肠道反应不明显。

（3）局部外用药：① NSAIDs：局部外用 NSAIDs 制剂，可减轻关节疼痛。不良反应小。②辣椒碱：辣椒碱乳剂可消耗局部感觉神经末梢的 P

物质，可减轻关节疼痛和压痛。

2. 骨关节炎慢作用药（DMOAD）及软骨保护剂

此类药物一般起效较慢，需治疗数周才见效，故称骨关节炎慢作用药。具有降低基质金属蛋白酶、胶原酶等活性的作用，既可抗炎、止痛，又可保护关节软骨，有延缓 OA 发展的作用。但目前尚未有公认的理想的药物，常用药物氨基葡萄糖、双醋瑞因、硫酸软骨素等可能有一定的作用。

（1）氨基葡萄糖：氨基葡萄糖为天然的氨基单糖，是人体关节软骨基质中合成蛋白聚糖所必需的重要成分。可改善关节软骨的代谢，提高关节软骨的修复能力，保护损伤的关节软骨，同时缓解 OA 的疼痛症状，改善关节功能，延缓 OA 的病理过程和疾病进程。因而兼具症状调控和结构调控效应。氨基葡萄糖主要有硫酸氨基葡萄糖和盐酸氨基葡萄糖，两者氨基葡萄糖含量有所差异，但生物学作用相似。常用剂量不应 < 1500 mg/d，否则疗效欠佳。分 2 ～ 3 次服用，持续 8 周以上显效，使用 1 年以上疗效更稳定，可联合 NSAIDs 使用。

（2）硫酸软骨素：通过竞争性抑制降解酶的活性。减少软骨基质和关节滑液成分的破坏；通过减少纤维蛋白血栓的形成。改善滑膜和软骨下骨的血液循环。能有效减轻 OA 的症状，减轻疼痛，改善关节功能，减少 NSAIDs 或其他止痛药的用量。成人每日 1200mg 口服。氨基葡萄糖与硫酸软骨素联用起协同作用。氨基葡萄糖能刺激软骨基质的合成，硫酸软骨素则抑制其降解，两者联用可增加软骨基质含量，能更有效地保护关节软骨、逆转损坏及促进损伤修复，因此延缓 OA 的发展并减轻症状。

（3）双醋瑞因：双醋瑞因是白细胞介素 -1（IL-1）抑制剂。可抑制软骨降解、促进软骨合成并抑制滑膜炎症。它不仅能有效地改善骨关节炎的症状，减轻疼痛，改善关节功能；且具有后续效应，连续治疗 3 个月以后停药，疗效至少可持续 1 个月；它还可延缓 OA 病程的进展，具有结构调节作用。该药不抑制前列腺素的合成。成人用量：每日 2 次，每次 50mg，餐后服用，一般服用时间不少于 3 个月。

（4）多西环素：具有抑制基质金属蛋白酶的作用，可发挥抗炎效应，抑制一氧化氮的产生，减少骨的重吸收作用。可使 OA 的软骨破坏减轻。每次 100 mg，每日 1 ～ 2 次口服。

（5）双膦酸盐：在 OA 治疗中的主要作用机制是抑制破骨细胞溶解矿物质，同时防止矿物质外流。还可抑制胶原酶和前列腺素 E，从而减少骨赘形成。

（6）维生素 A、维生素 C、维生素 E、维生素 D：OA 的软骨损伤可能与氧自由基的作用有关，近年来的研究发现，维生素 A、维生素 C、维生素 E 可能主要通过其抗氧化机制而有益于 OA 的治疗。维生素 D 则通过对骨的矿化和细胞分化的影响在 OA 治疗中发挥作用。

（四）手术治疗

对于经内科治疗无明显疗效，病变严重及关节功能明显障碍的患者可以考虑外科治疗，以校正畸形和改善关节功能。外科治疗的主要途径是通过关节镜手术和开放手术。

（1）关节镜手术：经内科规范治疗仍无效者，可予关节内灌洗来清除纤维素、软骨残渣及其他杂质，此为关节清创术；或通过关节镜去除软骨碎片，以减轻症状，此为游离体摘除术。

（2）外科治疗：①截骨术：可改善关节力线平衡，有效缓解患者的髋或膝关节疼痛。②人工关节置换术：对 60 岁以上、正规药物治疗反应不佳的进展性 OA 患者可予以关节置换，由此可显著减轻疼痛症状，改善关节功能。③关节融合术。

（五）其他治疗

1. 运动及生活指导

①合理的关节肌肉锻炼：关节在非负重状态下进行活动，以保持关节活动度；进行有关肌肉或肌群的锻炼以增强肌肉的力量和增加关节的稳定性。②对不同受累关节进行不同的锻炼，如手关节可做抓、握锻炼，膝关节在非负重情况下做屈伸活动，颈椎和腰椎关节进行轻柔的不同方向活动。③有氧运动：步行、游泳、骑自行车等有助于保持关节功能。④肥胖者应减轻体质量：超重会增加关节负担，应保持标准体质量。⑤减轻受累

关节的负荷：可使用手杖、助步器等协助活动。⑥保护关节：可戴保护关节的弹性套，如护膝等；对髌骨关节腔室 OA 采用髌骨内侧贴扎治疗可显著减轻疼痛；避免穿高跟鞋，穿柔软、有弹性的"运动鞋"，用适合的鞋垫，对膝关节内侧室 OA 可用楔形鞋垫辅助治疗。

2. 物理治疗

急性期物理治疗的主要目的是止痛、消肿和改善关节功能；慢性期物理治疗的目的是以增强局部血液循环和改善关节功能为主。物理治疗可以减轻疼痛症状和缓解关节僵直，包括针灸、按摩、推拿、热疗、水疗等。

【随访】

骨关节炎患者可每年进行一次关节 X 线或磁共振的拍摄以了解关节破坏进展程度，每年一次骨密度检测以了解全身骨质疏松情况及肌肉和脂肪含量。

【预防】

骨关节炎的危险因素仍在研究中，目前可从以下方面进行预防，包括减重，以减低脂肪含量为主；轻中度的体育活动，以增加肌肉含量，加强肢体力量；停止吸烟；晒太阳，补充维生素 D，预防骨质疏松等。

（徐胜前）

第六章
多发性肌炎和皮肌炎

第一节 多发性肌炎 / 皮肌炎

【概述】

多发性肌炎 / 皮肌炎（polymyositis/dermatomyositis，PM/DM）是一组病因未明，以骨骼肌炎症浸润为特征的异质性系统性自身免疫性疾病。临床表型为对称性近端肌无力，典型皮疹，常累及内脏，可合并肿瘤或与其他结缔组织病伴发。我国 PM/DM 发病率不详。国外报道发病率在（1 ～ 20）/10 万，女性多于男性。PM 多见于成年人，平均发病年龄为30 ～ 60 岁。DM 发病呈双峰，5 ～ 15 岁和 45 ～ 65 岁是发病高峰。

【临床表现】

（一）病史要点

成人 PM/DM 常呈慢性或亚急性起病。PM 隐匿起病多见，而少数DM 可急性起病。常伴有全身症状，如不规则发热、乏力、体重下降等。

（二）症状要点

1. 骨骼肌

最突出症状是四肢对称性肌无力，常累及四肢近端肌群。可伴有肌痛或肌压痛。上肢近端肌肉受累时出现抬臂困难、不能梳头和穿衣，下肢近端肌无力表现为上台阶、下蹲或从座椅上站起困难，颈屈肌无力可致抬头困难。

2. 皮肤

DM 有特征性皮疹，包括 Gottron 疹和向阳性皮疹。Gottron 疹为出现在关节伸面，尤其是掌指关节和指间关节伸面的暗红色或紫红色斑丘疹，这种皮疹也可出现在肘和膝关节伸面。向阳性皮疹为上眼睑或眶周的水肿性紫红色皮疹，称为 heliotrope 疹。还可以合并头面部及颈部光敏感性皮疹，颈部和前胸（"V"型疹）、肩部（披肩征）和臀部外侧皮疹（"枪套"征）。手指掌面和侧面皮肤过度角化、裂纹及粗糙，类似于长期从事手工作业的技术工人的手，故名"技工手"。其他非特异性皮疹还包括甲周红斑、甲褶毛细血管扩张、皮肤过度角化、脱发等也较常见。其他少见病变包括脂膜炎、网状青斑。钙质沉积主要见于幼年型皮肌炎（juvenile dermatomyositis，JDM）和年轻的成人皮肌炎患者（图 6-1）。

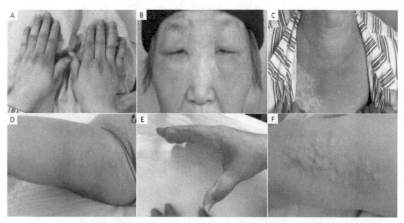

图 6-1　皮肌炎典型皮疹（见彩插 1）

注：A.Gottron 疹；B.heliotrope 疹；C."V"型疹；D."枪套"征；E."技工手"；F. 皮下钙质沉积。

3. 骨骼肌皮肤外表现

（1）肺部受累：间质性肺病（interstitial lung disease，ILD）是 PM/DM 最常见的肺部并发症，在抗合酶综合征中更常见。可在病程中任何时候出现，表现为干咳、呼吸困难和发绀，是影响 PM/DM 预后的重要因素之一。少数患者可有胸膜炎、肺动脉高压。罕见的呼吸肌受累出现呼吸表浅和吸入性肺炎。

（2）消化道受累：吞咽困难是由于舌肌、咽肌和食管上端肌肉无力造成，严重者会导致营养障碍和吸入性肺炎。食管括约肌受累引起胃食管反流病。胃肠动力障碍可引起便秘、腹泻和腹痛。

（3）心脏受累：PM/DM 的心脏受累常是亚临床症状，最常见的表现是窦性心动过速或心律失常，严重急性充血性心力衰竭和心包填塞十分罕见，但是患者死亡的重要原因之一。

（4）肾脏受累：少数 PM/DM 可伴发轻度系膜增殖性肾小球肾炎，表现为蛋白尿、血尿和管型尿。罕见的暴发型 PM/DM 可表现为横纹肌溶解、肌红蛋白尿和大量肌红蛋白堵塞肾小管所致的急性肾功能衰竭。

（5）关节受累：PM/DM 患者可出现关节痛和关节炎，其中手的对称性多关节炎最为常见，多为非侵蚀性关节。常见于抗合成酶抗体阳性患者。

（6）合并恶性肿瘤：PM/DM 与恶性肿瘤的发生存在相关性，尤其是50 岁以上的患者合并肿瘤的发生率高，肿瘤通常发生在肌炎确诊的最初3年内，也可同时或先于肌炎发生。肿瘤的类型包括各种实体瘤如肺癌、卵巢癌、乳腺癌、结肠癌、胸腺癌和血液系统肿瘤如淋巴瘤等。

（7）合并其他结缔组织病：PM/DM 可与其他结缔组织病伴发，如伴发系统性硬化、干燥综合征、系统性红斑狼疮、类风湿关节炎等，称为重叠综合征。

（三）查体要点

肌力检查：徒手肌力测定（MMT8）是指 8 组肌群用 0 ～ 10 分来评估肌力。0 分是无肌肉收缩，5 分不对抗任何阻力情况下保持姿势，10 分时可保持姿势且能对抗允分阻力。8 组肌群分别是颈屈肌、三角肌、肱二头肌、腕伸肌、股四头肌、臀大肌、臀中肌和足背屈肌。分值 0 ～ 80 分。

【辅助检查】

（一）实验室检查

1. 一般检查

轻度贫血、白细胞增多。ESR 和 CRP 可以升高，免疫球蛋白可增高，补体 C3、C4 可减少。急性起病者血中肌红蛋白含量增加，当有急性广泛的肌肉损害时，患者可出现肌红蛋白尿，还可出现血尿、蛋白尿、管型尿。

2. 肌酶谱检查

疾病活动期血清肌酶明显增高，包括肌酸磷酸激酶（CK）、谷草转氨酶（ALT）、谷丙转氨酶（AST）和乳酸脱氢酶（LDH）等，升高的程度与肌肉损伤的程度平行。少数患者活动期肌酶水平可正常或仅轻度升高，这种情况在 DM 更常见。

3. 自身抗体

PM/DM 患者体内可检出多种自身抗体，分为肌炎特异性自身抗体（MSAs）和肌炎相关性自身抗体（MAAs）。

（1）肌炎特异性自身抗体（MSAs）：①抗氨基酰 tRNA 合成酶抗体：是一组抗体，靶抗原包括组氨酰 tRNA 合成酶（Jo-1）、苏氨酰 tRNA 合成酶（PL-7）、丙氨酰 tRNA 合成酶（PL-12）、甘氨酰 tRNA 合成酶（EJ）、异亮氨酰 tRNA 合成酶（OJ）、天冬氨酰 tRNA 合成酶（KS）、苯丙氨酰 tRNA 合成酶（Zo）和酪氨酰 tRNA 合成酶（Ha）。阳性率约 20%，可见于 PM 和 DM。抗合成酶抗体阳性患者常合并肺间质病变，还可出现发热、关节炎、"技工手"和雷诺现象，出现的这一组症候群称为抗合成酶综合征。②抗 Mi-2 抗体：阳性率约 5%，常见于 DM，PM 少见，是 DM 特异性抗体，与 DM 的典型皮疹相关，抗体阳性者也可合并 ILD 和肿瘤。③抗信号识别颗粒（SRP）抗体：阳性率约 6%，与免疫介导性坏死性肌病（IMNM）相关，也可见于 DM，抗 SRP 抗体阳性者常表现严重的肌无力，肌酶明显升高，也可伴发吞咽困难、心脏损害和间质性肺病等内脏受累，对免疫调节治疗反应差。④抗黑色素瘤分化相关基因（MDA）5 抗体：DM 中阳性率约 16%，更常见于无肌病皮肌炎（ADM），抗体阳性与合并快速进展的间质性肺病相关，抗体滴度的变化与患者的治疗反应和预后相关。⑤抗转录中介因子（TIF）1-γ 抗体：阳性率约 15%，多见于 DM 与无肌病性皮肌炎，与 DM 出现典型皮疹相关。此外，该抗体与 PM/DM 合并恶性肿瘤高度相关，抗体阳性对 DM 合并肿瘤有预测价值。⑥抗小泛素样修饰物活化酶（SAE）抗体：阳性率较低，约 3%，主要见于 DM，与 DM 的严重皮疹相关，也可并发间质性肺病和肿瘤。⑦抗 3- 羟基 -3- 甲基 -

辅酶 A 还原酶（HMGCR）抗体：阳性率约 5%，最早报道该抗体阳性与他汀类药物暴露有关，现在发现无他汀类药物暴露史的患者也可出现该抗体阳性，病理特征表现为免疫介导性坏死性肌病（IMNM），患者可出现严重肌无力和肌酶显著升高。⑧抗核基质蛋白 2（NXP2）抗体：在成人特发性炎性肌病（IIM）中阳性率约 5%，在 JDM 中阳性率 25%，是 JDM 最常见的 MSAs 之一，该抗体阳性与成人和幼年型 DM 合并皮下钙化有关。

（2）肌炎相关性自身抗体（MAAs）：更常见于合并 PM/DM 的重叠综合征患者，也可见于无 PM/DM 的其他结缔组织病患者。抗 Scl-70 抗体和抗 PM-Scl 抗体常见于伴发系统性硬化的肌炎患者中。抗 SSA 和 SSB 抗体见于合并干燥综合征和系统性红斑狼疮患者。

（二）影像学检查

（1）骨骼肌超声：超声检查可以探测异常血管生成，彩色多普勒还可以检测血流。超声安全、无创、便携，但深部肌肉成像困难，肌肉超声判读主观性较强。

（2）肌肉 MRI：MRI 可以发现受累肌肉的异常信号，明确炎症、脂肪浸润及钙化。肌肉炎性水肿在 T_1WI 上呈等信号，T_2WI 和 STIR 上呈高信号。肌筋膜炎表现为肌筋膜增厚，T_1WI 上呈等信号，T_2WI 和 STIR 上肌间隙呈线状异常高信号。肌肉萎缩伴脂肪浸润表现为肌束变细、肌间隙增宽，病变肌肉及肌间隙内可见短 T_1、长 T_2 脂肪信号。

（三）其他检查

1.肌电图

90% 的活动期 PM/DM 患者可出现肌电图异常，表现为肌源性损害，但无特异性。主要异常包括异常电激惹（包括插入活动增加、成串正弦波和纤颤电位增加），运动单位动作电位的平均持续时间缩短或多相电位增多，以及与活动相关的运动单位动作电位快速颤动。晚期可合并出现神经源性损害。

2.组织病理学检查

病理学的特点包括肌细胞肥大或萎缩、坏死、再生和单个核细胞浸润，包括淋巴细胞、浆细胞、巨噬细胞和树突状细胞浸润在肌内膜、肌束膜或血管周围等区域。严重或慢性病程可见肌细胞被纤维组织和脂肪替代、肌细胞间结缔组织和纤维的增生。免疫组织化学染色可见肌细胞表面表达主要组织相容性复合物（MHC）-I 分子上调，单个核细胞包绕或浸入未坏死肌细胞，这是 PM 特征性的病理改变。DM 表现为毛细血管床减少，炎症细胞主要分布在血管和肌束周围，肌细胞表达 MHC-I 分子也明显上调，但以束周区域多见。肌纤维萎缩、坏死通常发生在肌束周围而出现束周萎缩，这是 DM 特征性的组织学表现（图 6-2）。

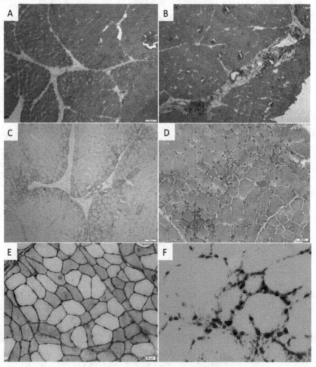

图 6-2　PM 和 DM 骨骼肌组织病理特征（见彩插 2）

注：A. DM 束周萎缩（H&E 染色）；B. DM 肌束膜血管周围炎性细胞浸润（H&E 染色）；C. DM 束周肌细胞膜 MHC-I 分子表达上调（免疫组织化学 MHC-I 染色）；D. PM 肌细胞变性、坏死和再生（H&E 染色）；E. PM 肌细胞膜 MHC-I 分子表达上调（免疫组织化学 MHC-I 染色）；F. PM 单个核细胞浸入未坏死肌细胞（免疫组织化学 CD8 染色）。

【诊断】

PM/DM 的诊断一直沿用 1975 年 Bohan 和 Peter 提出的分类诊断标准（B/P 标准）：①对称性近端肌无力：肢带肌和颈屈肌无力，持续数周至数月，伴或不伴食道或呼吸道肌肉受累；②肌肉活检异常：肌纤维变性、坏死，细胞吞噬、再生、嗜碱变性，核变大，核仁明显，伴炎性渗出；③血清肌酶升高，如 CK、醛缩酶、ALT、AST 和 LDH；④肌电图呈肌源性损害：三联征改变即时限短、小型的多相运动电位，纤颤电位，正弦波；插入性激惹和异常的高频放电；⑤典型的皮肤损害：a. 眶周皮疹：眼睑呈淡紫色，眶周水肿；b. Gottron 征：掌指及近端指间关节背面的红斑性鳞屑疹；c. 膝关节、肘关节、踝关节、面部、颈部和上半身出现的红斑皮疹。应符合所有 1～4 条标准可确诊 PM；拟诊 PM 应符合 1～4 条中的任何 3 条标准；可疑 PM 符合 1～4 条中的任何 2 条标准。确诊 DM 应符合第 5 条加 1～4 条中的任何 3 条；拟诊 DM 应符合第 5 条及 1～4 条中的任何 2 条；可疑 DM 应符合第 5 条及 1～4 条中的任何 1 条标准。

但 B/P 诊断标准不能区分 PM 和包涵体肌炎（IBM），也不能将 PM 与肌营养不良、代谢性肌病、药物性肌病、内分泌性肌病和先天性肌病等疾病有效区分，对 PM 存在过度诊断。Dalakas 在 1991 年提出将 IIM 分为三类：DM、PM 和 IBM。① DM：儿童比成人更常见，但成人 DM 较儿童 DM 合并肿瘤的可能性更大。肌肉病理特征是束周萎缩和束周毛细血管上膜攻击复合物（MAC）的沉积。有典型的皮疹可帮助明确诊断，对没有皮疹（无皮疹的 DM）或是有皮疹但无典型肌病（无肌病性 DM）的患者，如果有典型的病理学表现也可诊断 DM。② PM：主要见于成人，特点是慢性进展的对称性近端肌无力。肌肉病理特征是 CD8$^+$ T 细胞包绕在未坏死的肌细胞周围。未坏死肌细胞膜表达 MHC-I 类分子。③ IBM：发病多见于老年人（年龄＞50 岁），慢性病程，男性患病多于女性。发病特点是四肢远端和近端的肌无力，且远端更明显，肌无力常不对称，可伴有吞咽困难。肌肉病理特征为肌细胞含有淀粉样物的空泡变性，但有时一次肌活检并不能发现此特点，需要重复肌活检。此后，基于 B/P 诊断标准的修缮标准被相继提出，包括 1995 年 Tanimoto 标准、2003 年修订的 Dalakas 标准、1997 年 Targoff 标准，以及 2004 年欧洲神经肌肉疾病中心（ENMC）

标准（表6-1）。目前被临床较为接受和使用的是1991年Dalakas标准和2004年ENMC标准。

表6-1　2004年ENMC标准

类型	临床特点	CK	EMG	辅助检查	病理学特点
多发性肌炎 确诊：具有所有临床特点，CK升高，EMG异常，与之相符的肌活检特点。 拟诊：所有临床特点CK升高，EMG异常或1项辅助检查（MRI或MSAs）异常，与之相符的肌活检特点	发病年龄＞18岁 肌无力：进展性，近端＞远端，呈对称性	升高	呈肌原性改变	MRI MSAs	确诊：非坏死肌纤维及其周围的CD8$^+$T细胞浸润，肌细胞膜MHC-I阳性表达 拟诊：CD8$^+$T细胞包绕在非坏死肌纤维周围，但未浸润到非坏死肌纤维内，肌细胞膜MHC-I阳性表达
皮肌炎 确诊：所有临床特点，与之相符的肌活检表现 拟诊：所有临床特点，CK升高，EMG异常，辅助检查异常，与之相符的肌活检表现 无肌病性DM：所有临床特点但没有肌无力，CK、EMG、辅助检查和肌活检正常 无皮疹的DM：所有临床特点但没有皮疹，CK升高，EMG异常，与之相符的肌活检特点	发病年龄：双峰（儿童和成人） 肌无力：进展的，近端＞远端，对称性的 皮疹：披肩征，眶周水肿，Gottron疹或Gottron征	升高或正常	呈肌原性改变	MSAs	确诊：束周萎缩 拟诊：MAC沉积在小血管壁上，血管或束周炎细胞浸润，无束周萎缩 无肌病性DM：正常 无皮疹的DM：束周萎缩，或MAC沉积在小血管壁上或束周炎性细胞浸润
包涵体肌炎 确诊：所有临床特点，CK升高，EMG异常，与之相符的肌活检表现 疑诊：所有临床特点，CK升高，EMG异常，与之相符的肌活检表现	发病年龄＞30岁 肌无力：进展的，远端和近端，非对称性的	升高或正常	呈肌原性改变		确诊：非坏死肌纤维内有炎性细胞浸润，有镶边空泡和淀粉样物沉积 疑诊：非坏死肌纤维内有炎性细胞浸润，无镶边空泡或淀粉样物沉积

续表

类型	临床特点	CK	EMG	辅助检查	病理学特点
非特异性肌炎 确诊：所有临床特点，CK 升高，与之相符的肌活检特点	发病年龄：老年 肌无力：近端，对称的，进展的	升高			确诊：血管周围，肌束周围炎性细胞浸润或散在的 CD8$^+$ 淋巴细胞
免疫介导性坏死性肌病 确诊：所有临床特点，CK 升高，EMG 异常，与之相符的肌活检特点	发病年龄：成人 肌无力：进展的，对称性的，近端	升高	呈肌原性改变		确诊：大量坏死性肌纤维，极少的炎性细胞浸润或无炎性细胞

注：CK，肌酸磷酸肌酶；EMG，肌电图；MAC，膜攻击复合物；MRI，核磁共振成像；MSAs，肌炎特异性抗体。

2017 年 10 月 ACR 和 EULAR 提出了新的 IIM 分类诊断标准和流程（表 6-2 和图 6-3）。该诊断标准包含了临床特征、免疫学特征和肌肉病理特征等多个条目，不同的条目权重值不同，该诊断标准分为两个评分标准，分别是有肌活检和无肌活检的评分标准，有肌活检组评分大于等于 6.7 分可诊断 IIM，无肌活检组织组评分大于等于 5.5 分可诊断 IIM。但该诊断标准需要在更大样本的人群中进一步验证其诊断的敏感性和特异性。

表 6-2　2017 年 ACR/EULAR 关于特发性炎性肌病的分类诊断标准

条目	分值		定义
	无肌活检	有肌活检	
发病年龄			
首次出现症状的年龄 ≥ 18 岁和 < 40 岁	1.3	1.5	首次出现症状年龄 ≤ 18 岁可以认为是 < 40 岁
首次出现症状的年龄 ≥ 40 岁	2.1	2.2	首次出现症状的年龄 ≥ 40 岁

续表

条目	分值		定义
	无肌活检	有肌活检	
肌无力			
上肢近端对称性肌无力，逐渐进展	0.7	0.7	徒手肌力测定或其他客观的肌力测定存在上肢近端肌无力，并随时间逐渐进展
下肢近端对称性肌无力，逐渐进展	0.8	0.5	徒手肌力测定或其他客观的肌力测定存在下肢近端肌无力，并随时间逐渐进展
颈屈肌肌力较颈伸肌肌力差	1.9	1.6	徒手肌力测定或其他客观的肌力测定存在颈屈肌肌力较颈伸肌肌力差
腿近端的肌力较远端的肌力差	0.9	1.2	徒手肌力测定或其他客观的肌力测定存在腿近端的肌力较远端的肌力差
皮肤症状			
向阳征	3.1	3.2	分布于眼睑或眶周的紫色、淡紫色或红斑，常伴眶周水肿
Cottron 疹	2.1	2.7	手指、肘、膝、踝和足趾关节伸面的红色到紫红色斑丘疹
Cottron 征	3.3	3.7	手指、肘、膝、踝和足趾关节伸面的红色到紫红色斑疹（可能触及不到）
其他症状			
吞咽困难或食道运动功能障碍	0.7	0.6	吞咽困难或客观证据证实食道运动功能异常
实验室指标			
抗 Jo-1（组氨酰 tRNA 合成酶）抗体阳性	3.9	3.8	标准化或经验证的实验证实血清抗体阳性
血清 CK 或 LDH 或 AST 或 ALT 升高	1.3	1.4	病程中这些酶的指标高于正常值的上限
存在如下肌活检特征			
肌内膜单个核细胞的浸润，单个核细胞包绕（但不是浸入）肌纤维		1.7	肌活检显示单个核细胞浸润正常的未坏死的肌细胞，但未浸入肌细胞

续表

条目	分值		定义
	无肌活检	有肌活检	
肌束膜和（或）血管周围单个核细胞的浸润		1.2	单个核细胞浸润肌束膜和（或）血管周围（肌束膜或肌内膜的血管）
束周萎缩		1.9	肌活检显示细胞大小变异，直径较小的肌细胞主要分布在束周而非肌束中间区域
镶边空泡		3.1	H&E 染色下蓝色和 MGT 染色下红色的镶边空泡

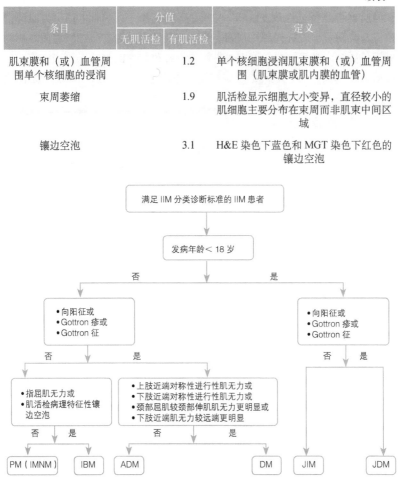

图 6-3　2017 年 ACR/EULAR 关于 IIM 亚型的诊断流程

【鉴别诊断】

1. 包涵体肌炎

男性多见，50 岁以后隐袭起病，出现下肢渐进性无痛性肌无力和肌萎缩，然后上肢也出现，远端肌无力常不如近端严重，通常双侧不对称，拇长伸肌损害是特征性改变。CK 水平可正常或者升高，肌电图可为肌源性损害，晚期可出现神经源性损害。病理特征性表现为在肌细胞胞质或核内可见包涵体。光镜下肌纤维内可见刚果红染色阳性的淀粉样镶边空泡，免疫组化技术发现变性肌纤维胞浆和胞核中镶边空泡形成，β - 淀粉蛋白浸染呈阳性反应。

2. 感染相关性肌病

多种细菌、真菌、寄生虫和病毒均能诱发肌病，病毒感染最常见。HIV 感染可出现与 PM 相同的肌痛、肌无力、CK 增高等表现。肌电图也可为肌源性损害。肌肉病理也可表现出 MHC-I 分子表达上调，肌细胞变性坏死，淋巴细胞浸润。但有大量巨噬细胞浸润可与 PM 鉴别，一部分肌肉病理可出现破碎红纤维。

3. 肌营养不良

一组以进行性加重的肌无力和支配运动的肌肉变性为特征的遗传性疾病群。可分为假肥大型、面肩 - 肱型、肢带型、眼肌型及远端型，每种类型肌营养不良都有各自的临床特点。可以通过其临床表现、肌肉病理和基因检测帮助鉴别。

4. 代谢性肌病

包括有脂质沉积肌病、线粒体肌病、糖原累积病。

（1）脂质沉积病：是脂肪酸代谢障碍导致脂质沉积在肌纤维中引起的肌肉疾病。多为青少年时期发病，病程缓慢进展，以四肢近端对称性无力为主，也可累及面肌、咀嚼肌及吞咽肌。肌电图呈肌源性损害，血清 CK 检测大多显著升高。肌活检组织的酶组化染色（HE 及 ATP 酶染色），可见Ⅰ型肌纤维内大量空泡，油红 O 染色呈阳性；电镜观察可见肌原纤维间有大量脂滴，可诊断。

（2）糖原累积症：是糖原分解酶和代谢酶缺陷所致糖原代谢障碍，糖原沉积在组织中，是常染色体隐性遗传病。临床分 10 余种类型，其中Ⅱ型、Ⅵ型和Ⅶ型以肌肉病变为主。肌肉病理糖原染色可发现糖原堆积在肌细胞中。

（3）线粒体肌病：是由核或线粒体 DNA 缺陷导致线粒体功能和结构障碍、ATP 合成不足造成的。可表现为活动后肌无力，休息后缓解。肌活检和基因检测可帮助鉴别。

5. 重症肌无力

神经肌肉接头处病变引起的肌病，临床主要表现为部分或全身骨骼肌无力和易疲劳，活动后症状加重，经休息后症状减轻。可通过血清乙酰胆碱受体抗体测定、新斯的明试验、重复高频电刺激试验与 PM 鉴别。

6. 运动神经元病

一组病因未明的选择性侵犯脊髓前角细胞、脑干运动神经元、皮层锥体细胞及锥体束的慢性进行性神经变性疾病。包括数种不同临床类型。可通过肌电图和肌活检与 PM 鉴别。

7. 离子代谢紊乱、甲状腺功能亢进或减低、药物诱发等

均能引起肌病，需要与 PM 鉴别。

【治疗】

（一）治疗原则

治疗方案应遵循个体化原则。治疗前对患者临床表现进行全面评估。

（二）一般治疗

急性期需卧床休息，但应进行早期被动运动和功能训练。随病情恢复，应逐渐增加运动量，促进肌力恢复。DM 患者应注意避光。

（三）药物治疗

1. 糖皮质激素

糖皮质激素是治疗首选药物。一般初始剂量为泼尼松 0.75 ～ 1.5mg/kg，常在用药 4 ～ 8 周左右肌酶下降和肌力改善后开始逐渐减量。严重肌病伴有吞咽困难、心肌受累及快速进展间质性肺炎，可给予甲强龙 500 ～ 1000mg/d，共 3 天的冲击治疗。

2. 免疫抑制剂

（1）甲氨蝶呤：是治疗 PM/DM 最常用药物。能帮助控制肌肉炎症，对于皮损也有帮助。常用剂量 7.5 ～ 20mg/ 周口服。

（2）硫唑嘌呤：起效较慢，一般在 6 个月后判断对 PM/DM 是否有效。常用剂量为 1 ～ 2mg/（kg·d）口服。

（3）环孢素 A 和他克莫司：主要用于 MTX 或 AZA 治疗无效的难治性病例，环孢素 A 一般用量 3 ～ 5 mg/（kg·d）口服，用药期间监测血药浓度。他克莫司用量 1 ～ 3mg/d，治疗 3 ～ 12 个月后患者病情有改善。

（4）环磷酰胺：主要用于合并严重肺间质病变的患者。一般用量在 2 ～ 2.5mg/（kg·d）口服，或者 0.5 ～ 1.0g/m² 静脉点滴。

3. 静脉注射免疫球蛋白

对于难治性病例，严重吞咽困难，难治皮疹和对于激素、免疫抑制剂治疗效果差的病例有效。用量为 0.4 ～ 2g/kg，分 3 ～ 5 天用完，每月 1 次，连续用 3 ～ 12 个月。

4. 生物制剂

随机对照的临床研究证实 CD20 单克隆抗体对抗 Jo-1 抗体和抗 Mi-2 抗体阳性的难治性 PM/DM 和 JDM 有效。肿瘤坏死因子拮抗剂对成人 PM/DM 的疗效尚有争议。

5. 关于 PM/DM 治疗的共识和指南

成人 PM/DM 诊断和治疗目前尚无共识和（或）指南可依据，治疗缺乏循证医学的证据，多数是经验性治疗，数据多来自于个案报道、回顾性研究、描述性非对照研究和探索性小样本前瞻性对照研究。2016 年欧洲儿童风湿病协作组对幼年型皮肌炎提出了基于专家共识的治疗建议（表6-3），该建议对成人 IIM 的治疗可提供参考。

表6-3　幼年型皮肌炎治疗推荐

推荐建议	证据等级	推荐强度	一致性（%）
JDM 患儿应防晒，包括阳光暴露部位的皮肤日常涂抹防晒霜	4	D	100

续表

推荐建议	证据等级	推荐强度	一致性（%）
JDM 的治疗尤其重要的是应包括理疗师、专科护士在内的多学科人员参与	4	D	100
JDM 的治疗应包括在理疗师指导下的安全和适当的物理治疗	4	D	100
新发 JDM 的初始治疗为大剂量糖皮质激素（口服或静脉）联合甲氨蝶呤	1B	A	100
中到重度的 JDM，糖皮质激素应口服或静脉全身给药	2A	B	100
如果患儿存在吸收障碍，大剂量糖皮质激素应静脉给药	3	C	100
当临床症状有改善时，糖皮质激素应减量	4	D	100
联合甲氨蝶呤或环孢素 A 较单用糖皮质激素能更好地控制病情；糖皮质激素联合甲氨蝶呤相对更安全	1B	A	100
甲氨蝶呤应从 $15 \sim 20mg/m^2$ 每周开始给药（最大绝对剂量 40mg 每周），早期皮下给药更佳	4	D	100
如果新诊断的患儿对治疗反应不充分，应考虑在治疗的前 12 周向专家咨询给予加强治疗	4	D	100
静脉注射免疫球蛋白对难治性的患儿有效，尤其是以皮疹为主要表现者	2B ~ 4	C	100
吗替麦考酚酯对皮肤和肌肉病变均有效（包括钙化）	3	C	100
持续的皮肤病变常反映全身性疾病，需要加用免疫抑制剂；他克莫司软膏（0.1%）或激素软膏可用于局部的皮肤病变，尤其是有症状的皮肤发红和瘙痒	4	D	100
对甲氨蝶呤不耐受的患儿，应换用另一种 DMARD 包括环孢素 A 或吗替麦考酚酯	3	C	100
重症患儿（如重要脏器受累、广泛的溃疡性皮肤病），应考虑静脉使用环磷酰胺	3	C	100
对难治性病例，去 B 细胞治疗（利妥昔单抗）可作为辅助方案，临床医生应注意利妥昔单抗可使用长达 26 周	1B	D	100

推荐建议	证据等级	推荐强度	一致性（%）
抗 TNF 治疗可用于难治性病例，英夫利西或阿达木单抗优于依那西普	3	D	92
如存在新发的或陈旧的钙化，应考虑加用免疫抑制剂	3	C	100
没有好的证据证实何时可以停药；然而，如果患儿已经停用糖皮质激素，并维持甲氨蝶呤（或其他 DMARD）治疗达到临床缓解至少 1 年，此时可考虑停止治疗	4	D	100

注：1A，随机对照试验的荟萃分析；1B，随机对照试验；2A，非随机的对照研究；2B，准试验研究；3，描述性研究；4，专家意见；A，基于 1 级证据等级；B，基于 2 级证据或从 1 级证据的推断；C，基于 3 级证据或从 1 或 2 级证据的推断；D，基于 4 级证据或从 3 或 4 级证据的推断；DMRAD，改善病情抗风湿药；JDM，幼年型皮肌炎；TNF，肿瘤坏死因子。

（四）手术治疗

严重的皮下钙化尤其是发生在关节部位，导致关节活动受限或关节挛缩，可考虑外科手术切除。

（五）其他治疗

在康复科医生的指导下进行肌肉功能锻炼。

（卢　昕）

第二节　无肌病性皮肌炎

【概述】

无肌病性皮肌炎（amyopathic dermatomyositis，ADM）是炎性肌病的一种特殊亚型，有典型的皮肌炎皮疹而缺少肌肉受累或肌肉受累轻微，又称临床无肌病性皮肌炎（CADM）。

【临床表现】

（一）病史要点

慢性或亚急性起病，有典型 DM 的皮肤损害而肌肉受累缺如或轻微。

（二）症状要点

1. ADM 特异性皮肤表现

（1）分布在双侧上眼睑和眶周的水肿性紫红色斑（又称"向阳疹"）。

（2）掌指关节或指间关节，或腕、肘或膝关节的伸面出现的略隆起的紫红色丘疹，称为 Gottron 疹，是 ADM 特征性的皮肤损害。与 Gottron 疹分布相同的斑疹称为 Gottron 征。

（3）肩背部、颈部、前胸领口"V"字区弥漫性红斑，分别称为披肩征和"V"型疹。

（4）手指皮肤的过度角化、脱屑、粗裂，特别是示指桡侧出现的皮肤病变，称为"技工手"。

（5）其他常出现在手指的皮肤病变，包括甲周红斑、甲褶毛细血管扩张和皮肤过度角化。

（6）皮肤溃疡，皮下钙化等。

2. 肌肉表现

ADM 无明显肌力减退或肌萎缩，但可有肌痛或轻度乏力。

3. 肺部病变

肺间质病变（intersitial lung disease，ILD）是 ADM 比较常见（13% ～ 57%）且严重的临床表现，也是 ADM 的主要死亡原因。表现为乏力、干咳、进行性加重的劳力性呼吸困难。根据临床进展模式可分为快速进展型、慢性进展型和无症状型 3 种。快速进展型肺间质病变（RPILD）多起病急骤，进展迅速，预后最差，可在起病后 3 ～ 6 个月内发展至呼吸衰竭，肺活检病理类型表现为弥漫性肺泡损伤（DAD）。对大剂量激素和免疫抑制剂治疗反应差，死亡率高，6 个月内死亡率为 41% ～ 60%。与抗 CADM-140 ／ MDA5 抗体相关。血清铁蛋白水平＞ 1500ng/ml 提示预后不良。此型易合并纵隔和皮下气肿，一旦发生，死亡率相当高。慢性进展型 ILD 呈慢性迁延，进展缓慢，合并肺部感染会出现急性加重。HRCT 显示为胸膜下线、弥漫性网格状影或局限性下肺蜂窝样改变。此型病理多为寻常型间质肺炎（UIP）非特异性间质性肺炎（NSIP），机化性肺炎（OP）。无症状型 ILD 临床表现轻微，仅在肺部 HRCT 显现轻微的局灶性胸膜下线状影或无 ILD 的影像学特征。长期保持稳定状态而无明显进展，预后好。

（三）查体要点

查体可见 ADM 特异性皮疹，如合并肺部病变查体双肺底可及散在 Velcro 音。

【辅助检查】

（一）实验室检查

（1）ADM 的实验室改变有血沉增快，有时有轻度贫血和白细胞升高，γ 球蛋白和免疫球蛋白的增高等。

（2）自身抗体：抗核抗体（ANA）阳性最为常见。肌炎特异性自身抗体（MSAs）对肌炎特异性好，但对 ADM 诊断敏感性不足，其阳性率约为：抗 Jo-1 抗体 8%，抗 EJ 抗体 18%，anti-PL-7 抗体 7%，抗 PL-12 抗体 28%，抗 KS 抗体 8%。在一项日本 ADM 研究中，发现抗 CADM-140 具有较高特异性，并与快速进展的肺间质病变相关。随后研究发现其抗原为人黑色素瘤分化相关基因 -5（MDA5），抗 CADM-140/ MDA5 抗体敏感性为 65% ~ 80%。此外，抗转录中介因子 1-γ（TIF1-γ）在 10%ADM 患者中阳性。

（3）血清肌酶正常或轻度增高。

（4）皮肤活检病理多显示为表皮角化过度、基底细胞液化变性，真皮浅层水肿、真皮深层尤其毛细血管周围和皮肤附属器周围有轻度淋巴细胞浸润。

（二）影像学检查

合并肺间质病变者肺部 HRCT 表现见本病症状要点。

（三）其他检查

肺功能检查是客观评价呼吸系统受累的重要方法，与胸部 CT 结合用以估计疾病的严重性和治疗反应。典型表现为限制性通气障碍，包括肺总量、功能残气量、残气量、1 秒用力呼气量及用力肺活量均减少，FEV_1/FVC 比值正常或升高，一氧化碳弥散下降。

【诊断】

ADM 的诊断依赖于特征性的皮肌炎样皮疹和肌电图、血清肌酶谱及肌活检检查除外皮肌炎。Sontheimert 于 1991 年提出 ADM 的诊断标准后，2002 年再次对 ADM 的临床表现和诊断时限给予修正：①肌活检无肌源性损害；②出现 DM 典型皮疹 ≥ 6 个月；③无近端肌无力的临床证据且肌酶水平（肌酸激酶、醛缩酶）正常 ≥ 6 个月；④肌电图及其他检查均在正常范围。排除标准包括：①出现皮肤病变后最初 6 个月内有连续 2 个月以上的系统性免疫抑制剂治疗史；②出现皮肤病变时正使用羟基脲、他汀降脂药等可导致 DM 样皮肤表现的药物。

【鉴别诊断】

（1）系统性红斑狼疮（SLE）：该病可以出现面部蝶形红斑、盘状红斑、手指甲周红斑、甲褶毛细血管扩张和皮肤过度角化，血清学检查方面也可见 ANA 阳性，器官受累亦可出现间质性肺炎，故需与不典型 ADM 鉴别。但 SLE 往往有其特异性抗体，如抗 dsDNA、抗 Sm 抗体等。除肺部受累外，尚可出现中枢神经系统、血液系统、肾脏、胃肠道等多个脏器受累。

（2）系统性硬化病：该病可出现皮肤硬化、皮下脂肪组织中钙质沉着，组织学可见结缔组织肿胀、硬化，且可合并间质性肌炎，需与 ADM 鉴别。但系统性硬化病初期往往有雷诺现象，颜面和四肢末端肿胀、硬化后萎缩，血清学中有抗 Scl-70 抗体等。

【治疗】

（一）治疗原则

根据有无并发 ILD 选择不同的治疗方案，无肌病性皮肌炎无并发症的治疗以针对皮疹治疗为主，而合并 ILD 的 ADM 则需要大剂量糖皮质激素联合免疫抑制剂治疗。

（二）一般治疗

给予日光保护指数（SPF）≥ 30 的防晒霜预防光敏感。支持疗法、对症处理等，维持水、电解质及酸碱平衡，预防肺部感染等。

（三）药物治疗

1. 皮疹的治疗

（1）外用药：局部外用皮质类固醇制剂如糠酸莫米松霜（艾洛松）或丁酸氢化可的松霜（尤卓尔）；0.1% 他克莫司也有一定效果。

（2）抗疟药：口服抗疟药有良好的抗光敏效果，羟氯喹治疗剂量200 ～ 400mg/d。

（3）抗组胺药：皮肤瘙痒者可予抗组胺药。

（4）糖皮质激素：对于抗疟药无效时可使用激素治疗，起始剂量泼尼松 0.5 ～ 0.75mg/（kg·d），病情得到控制后逐渐减量，减量速度不宜过快，部分需长期维持。

2. 免疫抑制剂

包括甲氨蝶呤、硫唑嘌呤、环磷酰胺、环孢素 A、吗替麦考酚酯等。

3. 大剂量静脉丙种球蛋白

皮疹快速扩展、合并全身症状及反复发作者应早期、积极加用激素和免疫抑制剂治疗。

4. ADM 合并快速进展型间质性肺炎的治疗

应根据 ADM 合并 ILD 的临床表型、病理类型和影像学特点来选择相应的治疗。

轻症或无症状型，可予以小剂量激素联合羟氯喹治疗。

NSIP 或 OP 患者，HRCT 常见的表现是实变影、磨玻璃影、活动性浸润影，牵拉性支气管扩张时，应早期使用大剂量糖皮质激素及免疫抑制剂（钙调磷酸酶抑制剂、环磷酰胺、吗替麦考酚酯、硫唑嘌呤等），联合使用丙种球蛋白，部分患者的病情能够得到明显控制。严重者可用甲泼尼龙静脉冲击。

间质性肺炎急性加重（ILD-AE）或 RPILD，目前并没有确切的治疗方案，应积极排查加重诱因如感染等，并及时予以处理。大剂量糖皮质激素包括冲击疗法联合免疫抑制剂，部分患者效果欠佳。有报道大剂量丙种球蛋白 2g/（kg·d）使用 5 天、生物制剂及血浆置换有一定疗效，但仍需大样本观察证实。

【随访】

加用糖皮质激素及免疫抑制剂后，应每个月复查血常规、肝肾功能。每 3 ～ 6 个月复查血清学指标。合并间质性肺炎者应每 6 ～ 12 个月复查肺功能及胸部 CT。

【预防】

避免感染、劳累。

（李玉慧）

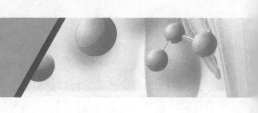

第七章
系统性硬化病

【概述】

系统性硬化病（systemic sclerosis，SSc）是一种病因不明、以皮肤增厚和变硬为主要特征的弥漫性结缔组织病。可引起吞咽困难、肺间质纤维化及肾功能不全等临床表现。

【临床表现】

（一）病史要点

SSc 起病常隐匿，女性多见，发病年龄 30 ～ 50 岁。问病史过程中注意雷诺现象、皮肤紧绷感、张口受限等表现，此外 SSc 还可以累及肺、消化道、心脏、肾脏等，要注意有无咳嗽、胸闷、气短，有无吞咽困难、反酸、烧心等多系统的临床症候群。

（二）症状要点

1. 雷诺现象

雷诺现象常常是 SSc 的首发表现，可先于皮肤病变几个月甚至几年出现。表现为肢端 [手指和（或）足趾末端] 遇冷、情绪激动（紧张）后出现变白变紫再变红，有时伴有麻木、疼痛。发病早期主要是由于局部小动脉痉挛引起，随着病情进展，血管内皮细胞肿胀甚至血管闭塞使组织缺血加重而并发指端溃疡、瘢痕，末节指骨坏死、吸收、变短。

2. 皮肤改变

皮肤硬化是本病的标志性症状。主要表现为 3 个阶段，即水肿期、硬化期和萎缩期，病变多为对称性、缓慢进展。水肿期：水肿期是 SSc 的早期改变，手指呈腊肠样，手背肿胀明显，皮纹消失，有时可发生于前臂皮肤。硬化期：皮肤厚而硬，失去弹性，紧贴于皮下组织，不能提起。除手指、手背、四肢、躯干出现上述皮肤损伤外，面部皮肤病变可出现"面具脸"，皮纹减少，口唇变薄、鼻端变尖、张口困难。萎缩期：大约经过 5～10 年皮肤病变进入萎缩期，这时皮肤发紧已不明显，可有不同程度的变薄变软，外表光滑，可伴有色素沉着或减退，有时并发皮下软组织钙化。

3. 关节、肌肉病变

（1）多数患者出现关节疼痛、肿胀，常表现为对称性多关节炎，关节周围肌腱、筋膜及皮肤纤维化改变严重者可造成关节变形，呈屈曲挛缩状。关节 X 线可以出现关节间隙狭窄和关节面骨硬化。关节周围皮肤可伴发慢性溃疡，主要发生于指间关节，大关节也可偶有发生。

（2）约 1/3 患者出现肌炎表现，肌无力、废用性肌萎缩，可伴有肌痛。肌酶谱增高，肌电图可显示肌源性损害，肌活检可显示间质纤维变性，伴有或不伴有炎细胞的浸润。

4. 消化道病变

多数患者出现消化道症状或检查发现消化道异常，仅次于雷诺现象和皮肤损害。全消化道均可受累，其中以食道受累最常见。

约 60% 的患者出现吞咽干食困难，可伴有胸骨后烧灼感、反酸，食道造影提示食管蠕动和排空减慢，尤其是食管的中、下段明显，同时管壁张力减低而呈扩张状或僵硬状。十二指肠、结肠均可受累。约 20% 患者小肠蠕动减慢和扩张，导致食物在局部滞留和细菌过度繁殖，引起消化不良、腹泻、吸收不良等一系列症状，结肠受累则出现憩室、腹胀、便秘和腹泻交替。原发性胆汁性肝硬化常与局限性皮肤型 SSc 有关，胰腺外分泌机能不全可引起吸收不良和腹泻。

5. 肺部病变

肺脏受累普遍存在，病程越长，肺部受累越多，病变呈进行性发展，对治疗反应不佳。早期的常见症状为活动后气短，活动耐受量下降，后期出现干咳。在弥漫性皮肤型 SSc 伴抗 Scl-70 抗体阳性的患者中，肺间质纤维化常常较重；在 CREST 综合征中，肺动脉高压（pulmonary hypertension）常较为明显。肺功能的检测中以弥散功能异常和限制性通气功能障碍为最多见。X 线中常见的病变是非特异性的、对称性肺间质纤维化，其他改变有胸膜炎、胸腔积液。超声心动检查可发现早期肺动脉高压，右心漂浮导管检查是诊断肺动脉高压的金标准。

6. 心脏病变

临床常表现为缓慢发展的无症状性心包积液、心肌病变及心脏传导异常。病理检查发现心肌片状纤维化。肺动脉高压可加重右心室的负荷，引起肺源性心脏病，表现为呼吸困难、心悸、胸闷胸痛、双下肢水肿。约15% 的患者出现心律失常等。

7. 肾脏病变

肾脏受累临床表现不一。15% ～ 20% 的患者肾损害出现于发病早期，表现为蛋白尿、镜下血尿、高血压、肌酐清除率下降、氮质血症等。有些患者在病程中突然出现恶性高血压、严重头痛、恶心、呕吐、视力下降、抽搐和（或）急进性肾功能衰竭、少尿或无尿，这种情况称为硬皮病肾危象（renal crisis）。如不及时处理，常于数周内死于心力衰竭及尿毒症，是 SSc 的主要死亡原因之一。

8. 其他脏器的损害

约 1/3 的 SSc 患者合并口干、眼干的表现。神经系统受累可表现为三叉神经痛、腕管综合征、周围神经病变等。甲状腺受累表现为甲状腺炎，出现甲状腺功能低下。

（三）查体要点

皮肤可以出现皮肤增厚、变紧变硬，不易捏起。比较公认的皮肤损害半定量评分方法为改良 Rodnan 皮肤评分法，检查者捏起以下 17 个部位的皮肤：面、前胸、腹、左／右手指、左／右手、左／右前臂、左／右上臂、左／右足、左／右小腿、左／右大腿，对第一部位的皮肤厚度进行评分，从轻到重每一处范围为 0 ～ 3 分，最后将这 17 个部位的评分累加，总分为 51 分。此外，雷诺现象、指硬化、指端肉垫凹陷及溃疡、骨吸收；"面具样"面容、表情纹消失、鼻端变尖、口唇变薄、唇周放射状沟纹；牙龈萎缩、皮肤色素脱失和沉着；关节肿胀及压痛，关节挛缩和功能受限，皮下钙质沉积。累及肺部、心脏等脏器出现肺部间质纤维化时双肺可闻及 Velcro 啰音，严重时可有肺下界上移；心脏受累时听诊可闻及 P2 亢进、室性奔马律、窦性心动过速等。

【辅助检查】

（一）实验室检查

1. 常规检查

局限性皮肤型 SSc 血沉多为正常；弥漫性皮肤型 SSc 大多数血沉轻至中度增高，约 50% 伴有高丙种球蛋白血症。

2. 自身抗体

抗核抗体阳性率 70% 左右，其中抗 Scl-70 抗体见于 50%～60% 的弥漫性皮肤型 SSc，具有很强的特异性，而抗着丝点抗体（ACA）常见于（40%～70%）局限性皮肤型 SSc，60% 患者类风湿因子阳性。二者均可出现抗核抗体阳性，可以有抗 RNP、抗 PM-1 抗体，抗 Scl-70 和抗 SSA 抗体也可以出现，但抗双链 DNA 抗体较少见。抗 SSA 和抗 SSB 抗体的出现常提示有合并干燥综合征的可能。

3. 甲襞毛细血管镜检查

SSc 时毛细血管环微动脉、微静脉血管支明显扩张迂曲，毛细血管床结构紊乱破坏，血管襻环丢失，血流速度减慢，可见逐个缓慢通过的红细胞，部分可见血管破裂、出血。

4. 组织病理

水肿期：真皮间质水肿，小血管周围轻度淋巴细胞浸润。硬化期：真皮及皮下组织胶原纤维增生，肿胀，血管内膜增生，血管壁水肿、增厚，管腔狭窄。萎缩期：表皮及附属器官萎缩，真皮深层及皮下组织钙盐沉积。

（二）影像学及内脏功能检查

（1）关节损害：关节 X 线显示关节间隙狭窄和关节面骨硬化、末端指骨吸收溶解，皮下钙化。

（2）消化道病变：食管钡餐见食管蠕动减弱、消失，甚至整个食管扩张或僵硬。

（3）肺部病变：胸部 CT 发现肺间质纤维化；肺功能检测提示换气功能异常往往体现在早期出现弥散功能明显下降；通气功能障碍则以限制性通气障碍为主，肺活量和肺总量降低。

（4）心脏损害：超声心动图是早期发现肺动脉高压的首选检查；右心漂浮导管是诊断肺动脉高压的金标准；心脏核磁共振有助于发现心肌纤维化等病变。

【诊断】

1. 1980 年 ACR 制定了 SSc 的分类标准

主要标准：近端皮肤硬化，对称性的手指及掌指关节或跖趾关节以上任何部位的皮肤增厚、变紧变硬、不易提起。

次要标准：①指端硬化：局限于手指皮肤的硬化；②指端出现凹陷性瘢痕或指垫萎缩变薄，这是由于远端的缺血、指端有下陷区、指垫组织丧失所致；③肺底部纤维化、X 线上可见双肺下部的网状或蜂窝状改变，而无原发性肺部疾病的病史。

具备上述标准之中的 1 个主要标准或 ≥ 2 个次要标准者，即可诊断为SSc。

2. 2009 年"早期硬皮病"的概念及诊断标准

1980 年 ACR 分类标准的敏感性较低，无法对早期的硬皮病作出诊断。2009 年欧洲硬皮病临床试验和研究协作组（EULAR Scleroderma Trial and Research Group，EUSTAR）提出了"早期硬皮病"的概念及诊断标准，即如果存在：①雷诺现象；②手指肿胀；③抗核抗体阳性。应高度怀疑早期硬皮病的可能，应进行进一步的检查。如果存在下列 2 项中的任何 1 项就可以确诊为早期硬皮病：①甲襞毛细血管镜检查异常，或②硬皮病特异性抗体，如抗着丝点抗体阳性或抗 Scl-70 抗体阳性。但早期硬皮病可能与未分化结缔组织病、混合性结缔组织病不易鉴别。

3. 2013 年 ACR/EULAR 关于 SSc 的分类标准（表 7-1）

表 7-1　2013 年 ACR/EULAR 关于 SSc 的分类标准

主要指标	内容	得分（分）
双手掌指关节远端皮肤增厚		9
手指皮肤增厚（只计数得分高的项目）	手指肿胀	2
	指端硬化（未达到掌指关节但是达到近端指间关节）	4
指端损害	指端溃疡	2
	指端凹陷性疤痕	3
毛细血管扩张		2
甲襞毛细血管镜检查异常		2
肺动脉高压和（或）间质性肺病（最高得 2 分）	肺动脉高压	2
	间质性肺病	2
雷诺现象		3
自身抗体阳性（最高得 3 分）	抗着丝点抗体 抗 Scl-70 抗体 抗 RNA 聚合酶Ⅲ抗体	3

注：总分≥9 分考虑诊断 SSc。

4. CREST 综合征

以皮肤和皮下组织钙化和毛细血管扩张为突出表现，包括皮肤软组织钙化（calcinosis）、雷诺现象、食管功能低下（esophagus hypomotility）、手指硬化（sclerodactyly）和毛细血管扩张（telangiectasia）。

【鉴别诊断】

1. 局部型硬皮病（localized scleroderma）

局部型硬皮病其皮肤受损的特点是边界清楚，可呈条索状或斑片状分布，皮肤硬化较局限，无血清学改变，亦无内脏受累及的表现。

2. 嗜酸性筋膜炎（eosinophilic fascittis）

嗜酸性筋膜炎多发于青年，剧烈活动可诱发，表现为四肢皮肤的肿胀，发紧，并伴肌肉的压痛，肌无力，但不伴有雷诺现象，不侵犯内脏，抗核抗体阴性，血嗜酸性粒细胞可以增加，皮肤活检约有 50% 伴有嗜酸性粒细胞浸润。

3. 混合性结缔组织病

混合性结缔组织病（mixed connective tissue disease，MCTD）是指一组具有系统性红斑狼疮、SSc、多发性肌炎、类风湿关节炎的一些临床表现和实验室检查的指标，而又不能诊断为这些病中的一种，同时血清中伴有高滴度 RNP 抗体的疾病。

【治疗】

（一）治疗原则

SSc 目前尚无有效的根治方法，大多为对症治疗，对有内脏损害者积极治疗，使其预后有所改进。药物治疗包括免疫抑制治疗、血管病变的治疗及抗纤维化治疗。

（二）一般治疗

戒烟，改变不良的生活方式；避免情绪激动；手足和全身均应保暖以预防因受寒刺激而引起的反射性效应；雷诺现象严重的患者应减少因寒冷诱发血管痉挛发作的频率和严重性，预防指端缺血性溃疡的发生；注重皮肤护理，应用富含水分的乳剂，对感染性溃疡及时治疗；注重对患者病情的教育，给予患者积极的心理支持和鼓励。

（三）药物治疗

1. 免疫抑制治疗

（1）糖皮质激素：糖皮质激素对本症效果不显著。作为综合治疗的一部分通常对于皮肤病变的早期（水肿期）、关节痛、肌肉病变、浆膜炎及间质性肺病的炎症期有一定疗效，推荐剂量不一。鉴于前期研究发现泼尼松日剂量大于 15mg 是硬皮病肾危象的危险因素，且日剂量大于 30mg 血压正常的硬皮病肾危象风险升高（较血压升高的肾危象类型预后更加不好），在应用激素的患者要密切监测血压、肾功能等指标，调整激素的用量，逐渐减量甚至停用。

（2）免疫抑制剂：常用的有环磷酰胺、霉酚酸酯、环孢素 A、硫唑嘌呤、甲氨蝶呤等。有报道对皮肤、关节或肾脏病变可能有效，与糖皮质激素合用，常可提高疗效和减少糖皮质激素用量。甲氨蝶呤能改善早期皮肤硬化。

（3）生物制剂：抗 CD20 单克隆抗体（利妥昔单抗）、TNF-α 制剂及 IL-6 受体拮抗剂（托珠单抗）均有应用于 SSc 的报道，尚有待大规模临床研究的确证。2016 年 EULAR 关于 SSc 治疗意见更新中考虑到制定推荐意见之时，免疫抑制剂及新型生物制剂的疗效证据不够充分，未将上述药物纳入推荐意见更新。

2. SSc 相关的肢端血管病变 [雷诺现象（SSc-RP）和肢端溃疡]

应戒烟，手足避冷保暖。推荐使用二氢吡啶类钙通道拮抗剂为 SSc-RP 的一线治疗，对于严重或者钙离子拮抗剂疗效欠佳的患者可以选用磷酸二酯酶 -5 抑制剂。静脉注射伊洛前列素 $[0.5 \sim 2ng/(kg \cdot min)$ 持续静点 3 ～ 5 日或者口服 5 ～ 150μg，每日两次] 可用于严重的雷诺现象和局部缺血。再应用上述药物后仍存在多发肢端溃疡者可考虑应用波生坦。

3. SSc 相关的肺损害

（1）肺动脉高压

①氧疗：对低氧血症患者应给予吸氧。

②肺动脉血管扩张剂：目前临床上应用的血管扩张剂有内皮 -1 受体拮抗剂、磷酸二酯酶 -5 抑制剂及前列环素及其类似物等。a. 内皮素 -1 受体拮抗剂：波生坦（62.5 mg 口服每日两次连续 4 周，然后 125 ～ 250 mg 每天两次）可改善肺动脉高压患者的临床症状和血流动力学指标。提高运动耐量，改善生活质量和生存率。b. 磷酸二酯酶 -5 抑制剂：西地那非是一种强效、高选择性的磷酸二酯酶 -5 抑制剂。西地那非在欧洲被推荐用于治疗 SSc 相关的肺动脉高压，推荐初始剂量 20mg，每日 3 次。c. 前列环

素类药物：目前国内只有吸入性伊洛前列素上市。该药可选择性作用于肺血管。对于大部分肺动脉高压患者，该药可以较明显降低肺血管阻力，提高心排血量，作为难治性肺动脉高压的备选治疗。

③抗凝治疗：可以延缓疾病的进程，从而改善患者的预后。华法令为首选抗凝药。

（2）间质性肺炎和肺纤维化

环磷酰胺被推荐用于治疗 SSc 的间质性肺病，环磷酰胺 [1 ～ 2mg/（kg·d）或者静脉冲击] 治疗对控制活动性肺泡炎有效。近期的非对照性实验显示抗胸腺细胞抗体和霉酚酸酯对早期弥漫性病变包括间质性肺病可能有一定疗效。另外，口服乙酰半胱氨酸对肺间质病变可能有一定的辅助治疗作用。

4. 硬皮病肾危象

肾危象是 SSc 的重症，应使用血管紧张素转换酶抑制剂（ACEI）控制高血压，即使肾功能不全透析的患者，仍应继续使用 ACEI。激素与 SSc 肾危象风险增加相关，使用激素的患者应密切监测血压和肾功能。

5. 消化道受累很常见

质子泵抑制剂对胃食管反流性疾病、食管溃疡和食管狭窄有效。平滑肌萎缩可导致胃轻瘫和小肠运动减弱，促动力药物如甲氧氯普胺和多潘立酮可用于治疗 SSc 相关的功能性消化道动力失调，如吞咽困难、胃食管反流性疾病、饱腹感等。胃胀气和腹泻提示小肠细菌过度生长，治疗可使用抗生素，但需经常变换抗生素种类，以避免耐药。

6. 皮肤损害的治疗

有研究显示甲氨蝶呤可改善早期弥漫性皮肤型 SSc 的皮肤硬化，而对其他脏器受累无效。因此，甲氨蝶呤 10 ～ 15mg 每周一次被推荐用于治疗弥漫性皮肤型 SSc 的早期皮肤症状。其他药物如环孢素 A、他克莫司、松弛素、低剂量青霉胺和静脉丙种球蛋白（IVIG）对皮肤硬化可能也有一定改善作用，但缺乏高效度的临床研究。

【随访】

SSc 无法治愈，病情缓慢进展，要求患者长期随访，每 3 个月到半年完善免疫学指标的监测，每年系统检查了解脏器损害及其进展情况。

（安 媛）

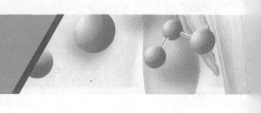

第八章
血管炎

第一节　大动脉炎

【概述】

大动脉炎（takayasu arteritis，TA）是一种以大血管受累为主要表现的慢性、非特异性炎症性疾病，主要病理特点为主动脉及其主要分支、肺动脉和冠状动脉等大动脉出现不同程度的狭窄，甚至闭塞，部分患者因中层动脉壁遭受炎症破坏，可出现动脉扩张或动脉瘤。该病好发于 10 ～ 40 岁青年女性，90% 的患者在 30 岁前发病，男女比例 1 ∶ 10。该病在全世界范围内均可见，最常见于日本、中国、印度和东南亚地区。日本的发病率大约为每年 150/ 百万人，北美和欧洲发病率仅 0.2 ～ 2.6/ 百万人。*HLA-Bw52* 和 *HLA-B39.2* 可能是该病的易感基因。

【临床表现】

（一）病史要点

在 TA 早期局部症状或体征出现前，约 50% 的患者会出现全身系统症状，包括周身不适、疲劳、低热、纳差、多汗、消瘦、肌痛、关节炎、结节性红斑等。当局部症状或体征出现后，全身症状则逐渐减轻或消失。临床上根据受累血管的不同，相应器官缺血的症状与体征亦有差异。

（二）症状要点

临床上根据病变部位可分为 4 种类型：头臂动脉型（主动脉弓综合征），胸、腹主动脉型，广泛型和肺动脉型。

1. 头臂动脉型（主动脉弓综合征）

受累的血管主要包括左锁骨下动脉、左颈总动脉、无名动脉起始部及椎动脉。这些血管的狭窄和闭塞可引起相应供血区不同程度的缺血表现，如头晕、眩晕、头痛、记忆力减退、单侧或双侧视物有黑点、视力减退、视野缩小甚至失明。严重者可出现晕厥、抽搐、失语、偏瘫或昏迷。颌面支供血不足可出现咀嚼肌无力和咀嚼疼痛，严重者可鼻中隔穿孔、上腭及耳廓溃疡、牙齿脱落和面肌萎缩。锁骨下动脉或无名动脉狭窄、闭塞可导致单侧或双侧上肢缺血，出现患侧肢体无力、发凉、酸痛、麻木，甚至肌肉萎缩。部分患者单侧锁骨下动脉或无名动脉狭窄 50% 以上时，同侧椎动脉压力下降 10mmHg 以上，从而引起对侧椎动脉的血液逆流入患侧。当患侧上肢活动时，血流量增加，狭窄部位的远端可引起虹吸现象，加重脑部缺血，发生一过性头晕或晕厥，即锁骨下动脉窃血综合征。

2. 胸、腹主动脉型

受累的血管包括胸降主动脉和（或）腹主动脉及其主要分支。由于缺血，下肢出现无力、酸痛、皮肤发凉和间歇性跛行等症状，髂动脉受累时症状最明显。胸降主动脉严重狭窄时，心排出的血液大部分流向头颈部和上肢，导致节段性高血压。肾动脉受累时可出现肾血管性高血压。胸降主动脉严重狭窄，使心排出血液大部分流向上肢，可引起上肢血压升高。若病变累及升主动脉，可导致主动脉根部扩张并累及瓣环，导致主动脉瓣关闭不全，而出现收缩期高血压。

3. 广泛型

具有上述 2 种类型的特征，属多发性病变，多数患者病情较重。

4. 肺动脉型

主要累及单侧或双侧肺叶动脉或肺段动脉，约 50% 的 TA 患者合并有肺动脉病变，病变呈多发性改变，单纯肺动脉受累者罕见。肺动脉高压为一种晚期并发症，多为轻度或中度。临床症状大多轻微，患者表现为心悸、胸闷、气短，部分患者大动脉炎波及冠状动脉开口处时，可引起心绞痛或心肌梗死，重者出现心功能衰竭。

（三）查体要点

体征因受累血管和严重程度而异。

（1）头臂动脉型（主动脉弓综合征）：体检时可发现颈动脉、桡动脉和肱动脉搏动减弱或消失，双侧上肢收缩压差大于 10mmHg。约半数的患者在颈动脉行经区或锁骨上部可听到 Ⅱ 级以上收缩期血管杂音，少数伴有震颤，但杂音响度与狭窄程度之间并非完全成比例。TA 患者应测量四肢血压，单纯肾血管性高血压中，其下肢收缩压较上肢高 20 ～ 40mmHg，而单纯降主动脉狭窄则上肢血压高，下肢血压低或测不出；若上述病变同时存在时，则上、下肢血压水平相差更大。双侧锁骨下动脉受累，上肢血压无法测量时，可以选择未受累下肢腘动脉或踝动脉血压测定（正常同侧下肢的血压比上肢高 20 ～ 40mmHg）。若四肢血管均受累，则需选择狭窄血管近心端行有创直接测压或彩色多普勒血流速估测法，以及视网膜血压估测法进行血压测定。

（2）胸、腹主动脉型：体格检查时可发现，主动脉、腘动脉和足背动脉搏动减弱，而上肢动脉搏动洪大有力。胸主动脉狭窄者于背部脊柱两侧或胸骨旁可听到收缩期血管杂音，严重者胸壁可见表浅动脉搏动。肾动脉受累时，上腹部可闻到 Ⅱ 级以上高调收缩期血管杂音。部分胸腹主动脉严重狭窄的患者，当侧支循环建立时，可出现连续性血管杂音。合并主动脉瓣关闭不全者，在主动脉瓣听诊区可闻及舒张期吹风样杂音。此外，还可见高血压引起的左心室肥厚、扩大乃至心功能衰竭的体征。

（3）肺动脉型：肺动脉瓣听诊区可闻及收缩期杂音和肺动脉瓣第二心音亢进。如合并严重肺动脉高压则可出现充血性右心功能衰竭的症状和体征。

【辅助检查】

（一）实验室检查

TA 没有特异性血清学检验指标。活动期患者可有急性炎症指标 ESR、CRP 增高。尽管急性炎症指标有助于疾病活动度的判断，但仅有 60% ～ 70% 的 TA 患者在诊断时出现急性炎症指标的升高，而且很多患者急性炎症指标与全身症状或影像学疾病活动度并无相关性。急性炎症指标正常并不能提示疾病缓解。在临床表现稳定和 ESR 正常的 TA 患者中仍有 50% 的患者存在影像学新发或活动性病灶，44% 的患者在搭桥手术病理活检中可见组织学上活动性血管炎。

血清蛋白电泳可见白蛋白下降，α_2 球蛋白增高及白细胞增多，正细胞正色素性贫血提示为慢性病程。穿透素 3（Pentraxin-3，PTX3）是参与炎症急性期和免疫应答反应过程的保守蛋白，在炎性刺激下由树突状细胞和内皮细胞产生。研究表明 PTX3 较 ESR 和 CRP 能够更敏感地反映 TA 的疾病活动性。

71% 左右的患者血清抗主动脉抗体阳性，具有一定的诊断价值。抗核抗体、抗中性粒细胞抗体和抗磷脂抗体等则均阴性。

（二）影像学检查

1. 彩色多普勒超声

可通过探测血流信号等判断血管狭窄程度，并能测量血管壁厚度，血管内膜光滑和增生情况及管腔内血栓形成情况（图 8-1）。TA 造成动脉管壁改变在超声检查中呈现向心性均匀增厚，这有助于与动脉粥样硬化所造成的斑块样改变鉴别。主要用于探查升主动脉、主动脉弓及其主要分支（颈动脉、锁骨下动脉、肾动脉等）的病变，而经食道超声对胸腹主动脉和机体较深部位的血管探查则有优势。

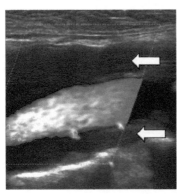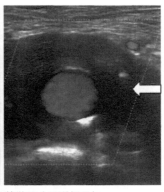

图 8-1　TA 患者彩色多普勒图（见彩插 3）

注：腹主动脉轴位和横切位成像，箭头所指示管壁水肿。

2. 选择性动脉导管造影

选择性动脉导管造影是诊断大动脉炎的重要手段，可以清晰而准确地显示受累血管的管径大小、管壁是否光滑及受累血管的范围，但为有创检查，且不能反映管壁厚度等信息。早期患者可见主动脉管壁有多发局限性不规则改变，晚期可见管腔狭窄或闭塞，少数呈动脉扩张，主动脉分支病变常见于开口处，呈节段性，见图 8-2。疑有冠状动脉、肺动脉、肠系膜上动脉和肾动脉受累者，也可行相应的选择性动脉造影。动脉造影是一种创伤性血管检查，有一定并发症，应严格掌握适应证。

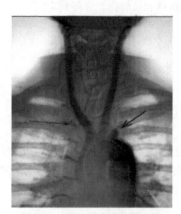

图 8-2　选择性动脉导管造影

注：双侧锁骨下动脉起始端狭窄。

3. 数字减影血管造影（DSA）

应用计算机减影技术，探测注射造影剂前后所得影像差别，消除与血管无关的影响，单独显示血管图像。其优点为无需动脉插管，造影剂用量少，对肾功能影响小。对头颅部动脉、颈动脉、胸腹主动脉、肾动脉、四肢动脉、肺动脉等均可进行此检查（图 8-3），但 DSA 显像不如常规动脉造影清晰，且无立体感，对脏器内小动脉，如肾内小动脉分支显示不清，有时仍需再进行选择性动脉造影。

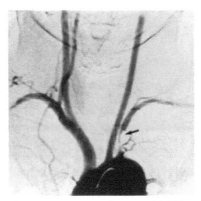

图 8-3 数字减影造影（DSA）显示左侧锁骨下动脉狭窄

4. 多层螺旋 CT 血管成像（CTA）和磁共振血管成像技术（MRA）

可以观察动脉管壁增厚、管腔扩张及血栓形成，更能显示主动脉及其分支血管管腔的狭窄、闭塞、扩张及血管壁增厚和钙化情况（图 8-4、图 8-5）。MRA 还可以显示受累动脉血管壁的炎性病变，对早期诊断和判断病变活动度有一定的价值。但这种增强 MRA 下的炎性改变对预测动脉壁解剖学改变的价值尚无定论，因为血管重建和修复时也会有相同的影像学改变。有研究通过随访和手术病理证实 MRA 下血管壁水肿信号并不一定提示血管活动性炎症。由于受到心脏搏动及血流方向的影响，MRA 往往无法满意地显示胸主动脉、主动脉弓及其分支和侧支血管情况。

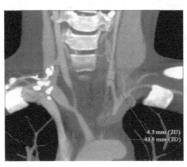

图 8-4 CTA 提示左侧颈总动脉有 43.8mm 长重度狭窄（见彩插 4）

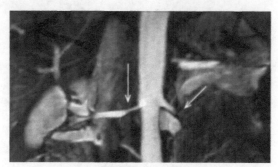

图 8-5　MRA 显示左肾动脉闭塞、右肾动脉狭窄（见彩插 5）

5. ^{18}F 标记的氟脱氧葡萄糖正电子发射断层显像 /CT 技术（^{18}F-FDG PET/CT）

炎性细胞代谢活性升高，对正电子核素 ^{18}F 标记的氟脱氧葡萄糖（18-FDG）的摄取升高，见图 8-6。^{18}F-FDG PET/CT 对 TA 疾病病情活动的判断敏感性和特异性分别为 70.1% 和 77.2%。阳性和阴性似然比（PLR 和 NLR）分别为 2.313 和 0.341。

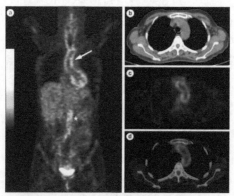

图 8-6　^{18}F-FDG PET/CT 成像（见彩插 6）

注：a 显示主动脉弓（箭头）一直延续到腹主动脉、动脉分叉（＊）均呈现线性高摄取信号。b～d 分别是主动脉弓同一解剖位置的 CT 冠状位成像、^{18}F-FDG PET 成像和融合成像。

（三）其他检查

眼底检查：头臂动脉型患者中可出现较特异的眼底改变，共分为三期。第一期（血管扩张期）：视盘发红、动静脉扩张、毛细血管新生，可见小出血点和小血管瘤形成，虹膜、玻璃体正常；第二期（吻合期）：瞳孔散大、虹膜萎缩、视盘苍白、视神经萎缩、视网膜动静脉吻合形成、周边血管消失；第三期（并发症期）：表现为白内障、视网膜出血和剥离等。在有肾动脉受累的患者中可见高血压眼底改变。

【诊断】

TA 临床表现典型者诊断并不困难，凡 40 岁以下尤其女性具有下列一项以上表现者，应怀疑本病。①不明原因的急性炎症指标 [ESR 和（或）CRP] 增高；②颈动脉疼痛；③近期出现的高血压或顽固性高血压，伴有上腹部二级以上高调血管杂音；④双上肢脉压差 ≥ 10mmHg；⑤动脉搏动减弱或消失，血压降低或测不出；⑥单侧或双侧肢体出现缺血症状；⑦动脉血管杂音；⑧心绞痛。TA 的诊断依赖于典型的临床表现和体征、急性炎症指标、血清标记物和血管影像学检查的综合判断。诊断标准目前多采用 1990 年 ACR 制定的大动脉炎分类标准见表 8-1，凡 6 项中有 3 项或 3 项以上符合者可诊断本病。该标准诊断大动脉炎的敏感性和特感性分别为 90.5% 和 97.8%，但 ACR 分类诊断标准不适用于早期诊断。1995 年 Sharma 在 Ishikawa 标准基础上提出的修正标准见表 8-2，更强调了血管影像学检查在诊断中重要地位。日本血管炎研究委员会提出了另一个更简化易行的诊断标准：①血管影像学证据（血管造影、CTA 或 MRA）证实主动脉及主要分支或上下肢的主要大血管狭窄或阻塞；②炎症标记物增高；③除外动脉粥样硬化、炎症性腹主动脉瘤、血管白塞、梅毒性主动脉炎、巨细胞性动脉炎、先天性血管畸形和肌性动脉瘤。若将 ^{18}F-FDG PET 也纳入影像学证据，可以更有利早期诊断和早期治疗，防止严重的血管并发症。2010 年 EULAR 发布了儿童 TA 的分类诊断标准见表 8-3。2015 年国内学者基于我国 TA 的临床特征制定了 TA 的积分诊断标准见表 8-4，累积总分 ≥ 8 分诊断 TA，灵敏度为 91.9%，特异度为 93.9%。

表 8-1　1990 年 ACR 的大动脉炎分类标准

诊断标准	说明
发病年龄 ≤ 40 岁	出现症状或体征时年龄 < 40 岁
肢体间歇性运动障碍	活动时一个或更多肢体出现乏力、不适或症状加重，尤以上肢明显
肱动脉搏动减弱	一侧或双侧肱动脉搏动减弱
血压差 > 10mmHg	双侧上肢收缩压差 > 10mmHg
锁骨下动脉或主动脉杂音	一侧或双侧锁骨下动脉或腹主动脉闻及杂音
动脉造影异常	主动脉一级分支或上下肢近端的大动脉狭窄或闭塞，病变常为局灶或节段性，且不是由动脉硬化、纤维肌发育不良或类似原因引起

表 8-2　修订的 Ishikawa TA 诊断标准

主要诊断标准	定义
左锁骨下动脉中部病变	血管造影显示左锁骨下动脉中部距椎动脉起始近端 1cm 到远端 3cm 血管狭窄或闭塞最为严重
右锁骨下动脉中部病变	血管造影显示右锁骨下动脉中部距右椎动脉起始近端 1cm 到远端 3cm 血管狭窄或闭塞最为严重
典型症状与体征（持续至少 1 个月）	肢体跛行，无脉或肢体两侧脉搏不一致，测不到血压或肢体两侧收缩压差 > 10mmHg，发热，颈痛，短暂黑矇，视力模糊，晕厥，心悸，呼吸困难
次要诊断标准	定义
ESR 增快	ESR 持续大于 20mm/h 无法用其他原因解释
颈动脉压痛	单侧或双侧颈动脉压痛（不包括颈肌压痛）
高血压	肱动脉压持续 > 140/90mmHg，或腘动脉压持续 > 160/90mmHg
主动脉瓣反流或扩张	听诊、多普勒超声或血管造影提示主动脉瓣反流或扩张
肺动脉受累	肺小叶动脉或肺段动脉阻塞；肺动脉干、单侧或双侧肺动脉狭窄，动脉瘤，管腔不规则
左颈总动脉中部病变	从左颈总动脉起始端远端 2cm 处开始约 5cm 长的距离内出现严重狭窄或闭塞

续表

次要诊断标准	定义
头臂干远端病变	头臂干远端出现严重狭窄或闭塞
胸主动脉病变	血管狭窄、血管扩张、动脉瘤，管腔不规则，单独或合并出现（单纯动脉扭转不包括在内）
腹主动脉病变	血管狭窄，血管扩张，动脉瘤，管腔不规则，单独或同时出现
冠状动脉病变	年龄＜30岁，没有高脂血症或糖尿病等危险因素

注：2条主要标准或1条主要标准＋2条次要标准或4条次要标准诊断 TA。敏感性96%，特异性96%。

表8-3　EULAR/PRINTO/PRES 关于儿童大动脉炎的分类标准

标准	定义
血管影像学异常（必要条件）	血管影像学（血管造影、CTA 或 MRA）显示主动脉或其主要分支、肺动脉有动脉瘤或血管扩张、狭窄、闭塞或动脉壁增厚，病变多为局灶性或节段性。并除外纤维肌性发育不良或其他病因所造成的相应改变
无脉或跛行	无脉：外周动脉搏动双侧不对称、减弱或消失；跛行：运动时局部肌肉疼痛
血压不等	四肢收缩压差 10mmHg 以上
血管杂音	大动脉处可闻及杂音或可触及震颤
高血压	收缩压或舒张压超过正常高限值的95%
急性时相反应物	ESR＞20mm/h 或 CRP 高于正常值（参照当地的实验室）

注：满足必要条件加任意一条其他标准即可诊断 TA。

表 8-4 2015 年基于中国 TA 临床特征的积分诊断标准

	得分（分）
一般情况	
女性	3
年龄（＜ 40 岁）	4
症状	
胸痛或胸闷	2
黑朦	3
体征	
血管杂音	2
脉搏减弱或消失	5
影像学	
主动脉弓或其主要分支	4
腹主动脉或其主要分支	3

【鉴别诊断】

1. 纤维肌发育不良

纤维肌发育不良（fibromuscular dysplasia，FMD）是一种非炎症、非动脉硬化性的多灶性、节段性血管病。主要累及中等大小血管，可导致动脉狭窄、闭塞、动脉瘤和动脉夹层。与 TA 相似，均以女性多见，主要累及主动脉分支，尤其是颈外动脉、椎动脉和肾动脉。90% 为多灶性病变。不同点：FMD 无全身炎症活动表现和急性炎症指标增高。动脉病理检查为血管管壁中层发育不良，而非炎症改变。动脉造影呈现典型"串珠样"扩张，罕见血管完全闭塞。肾动脉受累者病变主要累及远端 2/3 及分支（图 8-7），而 TA 的肾动脉病变位于开口处及近端。

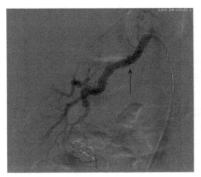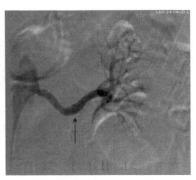

图 8-7　FMD 患者血管造影检查提示肾动脉"串珠样"狭窄（见彩插 7）

2. 巨细胞性动脉炎

　　巨细胞性动脉炎与大动脉炎均是大血管受累的肉芽肿性血管炎，激素治疗均敏感。鉴别要点见表 8-5。

表 8-5　TA 与 GCA 的鉴别诊断要点

	巨细胞性动脉炎	大动脉炎
男女比例	2：3	1：7
发病年龄	> 50 岁	< 40 岁
人种分布	欧洲	亚洲
组织病理	肉芽肿性炎	肉芽肿性炎
主要受累血管	颈外动脉分支	主动脉及其分支
肾血管性高血压	少见	常见
HLA 相关性	HLA-DR4	HLA-Bw52
病程	自限性	慢性
对糖皮质激素的反应	效果佳	效果佳
是否需要手术干预	较少	较多

3. 先天性主动脉病变

包括马凡综合征、Ⅳ型埃勒斯 - 当洛二氏综合征（Ehlers-Danlos syndrome）、Loeys-Dietz 综合征和其他先天性主动脉结缔组织病，均可以表现为主动脉疾病和主动脉瓣关闭不全，但不会出现大血管狭窄或闭塞，无急性炎症指标增高或全身炎症表现。先天性主动脉狭窄累及胸降主动脉导致高血压时易与 TA 混淆。但先天性主动脉狭窄多见于男性，狭窄部位常位于动脉导管韧带附近且呈环状，血管杂音往往局限于心前区及背部，无其他动脉受累表现，往往不伴有系统症状。

4. 动脉粥样硬化

可引起肢体动脉狭窄或闭塞，并可累及肾动脉开口处及近端 1/3 段。但多见于老年人，常伴有动脉硬化的其他临床表现，存在高血压、高血脂、糖尿病、肥胖等动脉粥样硬化危险因素。血管造影显示血管斑片状狭窄而非均匀狭窄，有助于与大动脉炎相鉴别。

5. 感染性主动脉炎

如梅毒、分枝杆菌、真菌等引起的主动脉炎，可形成主动脉瘤，但罕见狭窄。

6. 血栓闭塞性脉管炎

血栓闭塞性脉管炎（Buerger 病）好发于有吸烟史的年轻男性。病理改变为慢性血管闭塞性炎症，主要累及下肢中小动脉和静脉。临床表现为肢体缺血、间歇性跛行、剧痛，足背动脉搏动减弱或消失，严重者可形成肢端坏疽，与大动脉炎的鉴别一般不困难。

7. 胸廓出口综合征

胸廓出口解剖结构异常，压迫锁骨下动脉、静脉及臂丛神经，从而导致患侧上肢皮温降低，肢体无力，桡动脉搏动减弱，臂丛神经的受压可引起颈部和上肢静脉怒张。X 线显示颈肋骨畸形。

8. 其他血管炎

如 Cogan 综合征、白塞病、系统性红斑狼疮、结节病和脊柱关节炎等引起的血管炎，也可累及主动脉及主要分支，但通过其典型的特异临床表现和血清学标记，与大动脉炎的鉴别并不困难。

【治疗】

（一）治疗原则

治疗应包括两部分：诱导和维持病情缓解，预防和治疗血管并发症。治疗方法包括药物、介入和外科治疗。根据患者的病情活动情况，受累血管部位、范围和严重程度来制定适宜的治疗方案。早期诊断和积极的免疫抑制治疗对预防严重血管并发症、改善预后尤为重要。对于病变处于活动期的患者，应尽早采取激素和免疫抑制剂治疗，以抑制病变进展，防止组织和器官的进一步损伤。诱导缓解后，以小剂量药物长期维持病情缓解并趋向于稳定。对于晚期已出现明显血管狭窄或闭塞，并严重影响供血区组织和器官功能的 TA，可选择外科手术或介入治疗。

（二）一般治疗

因大多数患者需要糖皮质激素治疗，为减少代谢并发症，建议患者低盐饮食，注意补充钙剂和维生素 D 及健康锻炼，监测血压。

去除诱因和病因治疗。发病早期有上呼吸道、肺部或其他脏器感染因素存在时，应有效地控制感染，高度怀疑有结核菌感染者，应同时抗结核治疗。去除诱因和病因的治疗对防止病情进展有一定的意义。

（三）药物治疗

治疗药物包括糖皮质激素、免疫抑制剂和生物学制剂三大类。

1. 诱导缓解的药物治疗

（1）糖皮质激素：是诱导 TA 病情缓解的主要药物，约 60% 左右患者病情可以获得缓解。起始用量一般口服泼尼松 1mg/（kg·d），当病情控制（全身症状消失、血沉正常）后逐渐减量，建议每周减量速度不要超过上一剂量的 10%。在 30mg/d 以上时可每周减 5mg，30mg/d 时则每 2～4 周减 5mg，减量至 5～10mg/d 维持。激素减量期间应密切观察病情变化，包括全身症状，定期复查 ESR 和 CRP 及影像学评价（CTA、MRA

和 ^{18}F-FDG PET/CT)。若出现病情反复，激素应暂缓减量或加量。当激素减量至 20mg/d 时，患者病情容易出现反复，约 46% ～ 84% 的患者需要联合免疫抑制剂来诱导和维持缓解。尤其是 HLA-A24、HLA-B52、HLA-DR2 等位基因阳性患者，疾病往往进展迅速，且对激素治疗不敏感。

（2）免疫抑制剂：甲氨蝶呤（MTX）与激素联用，诱导缓解率可达 81%，50% 患者可维持缓解，平均需 18 个月，但 44% 患者在激素减停时易复发。对于病情高度活动或有重要脏器受累的 TA，环磷酰胺（CTX）是有效的诱导缓解药物，1 ～ 2mg/kg，隔日或每日给药。因长疗程的 CTX 治疗会出现卵巢早衰等药物不良反应，在 3 ～ 6 个月诱导缓解后可改用 MTX 或硫唑嘌呤（AZA）维持缓解。对于激素和上述免疫抑制剂无效的 TA 患者，来氟米特（20 mg/d）可降低约 80% 患者的疾病活动性和炎症指标。也有小样本病例研究显示，吗替麦考酚酯、钙调磷酸酶抑制剂 FK-506 和环孢素 A、米诺环素对 TA 有效。对于常规激素和免疫抑制剂治疗仍不能诱导疾病缓解或仍复发，或仍有新的炎性病灶出现的患者被定义为顽固性 TA。土耳其 TA 工作组对顽固性 TA 的定义更为细化：经常规治疗后仍出现影像学进展或病情进展，或满足以下之一：①泼尼松剂量＞ 7.5mg/d 并联合免疫抑制剂治疗 6 个月以上仍不能缓解；②因持续病变活动需手术治疗；③病情频繁反复（≥ 3 次／年）；④疾病活动危及生命。对顽固性 TA，可以尝试使用生物制剂治疗。

（3）生物制剂：英夫利西单抗（IFX）5mg/kg 治疗顽固性 TA，60% 患者缓解并停用了激素。同一研究组后续 7 年（中位时间 28 个月）的随访观察中，60% 患者维持无激素缓解，28% 患者激素维持剂量＜ 10mg/d，50% 患者停用免疫抑制剂。荟萃分析发现 IFX 治疗顽固性 TA 完全缓解率为 37%，部分缓解率为 53.5%。40% 患者可停用激素并维持缓解。但仍有 10% 患者无效，20% 患者出现了感染和高血压等不良反应。使用依那西普或阿达木单抗治疗 TA 的病例报告极少，因此不能将 IFX 的治疗经验扩展至所有肿瘤坏死因子拮抗剂。也有使用 IL-6 受体单抗（TCZ）8mg/kg 每 4 周 1 次成功诱导顽固性 TA 缓解的个例或小样本病例报告，一项荟萃分析报告显示缓解率为 75%，在肿瘤坏死因子拮抗剂治疗失败患者中临床缓解率 69%，71% 实验室检查有改善。2016 年日本的一项对 12 周内复发的顽固 TA 患者进行的随机、双盲、对照研究显示，泼尼松 ≥ 0.2mg/（kg·d）治疗 12 周后，18 例在接受每周 162mg TCZ 皮下注射治疗 6 个月后，随访时无复发率为 50.6%，而对照组同样为 18 例患者，6 个月后无复发率为 22.9%。TCZ 复发风险 *HR* 值为 0.34，*P*=0.0345（95.41% *CI*，0.11 ～ 1.00）。14/18 例（77.8%）TCZ 组和 11/18 例（61.1%）对照组患者中报告了不良反应，感染是最常见的不良事件，对于 IFX 治疗失败的 TA 也有效。CD20 单抗（利妥昔单抗）对于顽固性 TA 及 IFX 治疗失败的 TA 也有效，但仅见个例报告，且随访时间较短（≤ 14 个月），有待进一步证实。

目前暂无哪种免疫抑制剂优选的循证医学证据。临床实践中，如果活动性 TA 危及生命或有重要脏器受累，可经验性选择 CTX，3 ～ 6 个月诱导缓解后换用其他免疫抑制剂。对于非严重病例可起始联合激素和口服 MTX，如果口服不能耐受或无效，可换用注射 MTX 或硫唑嘌呤。如仍无效，可转换为来氟米特、吗替麦考酯或 2 种免疫抑制剂联合。传统免疫抑制剂无效或不能耐受者转换为生物制剂。

2. 维持缓解的药物治疗

诱导缓解后多数患者仍需以小剂量激素（泼尼松 5 ～ 10g/d）长期维持，对小剂量激素维持不能控制病情者可联合用免疫抑制剂，如甲氨蝶呤 10mg/ 周、硫唑嘌呤 2mg/（kg·d）、吗替麦考酯 1.0 ～ 1.5g/d 或者来氟米特 10 ～ 15mg/d 等。

3. 并发症的治疗

（1）动脉粥样硬化持续性炎症状态：是早发动脉粥样硬化的危险因素，既往研究已发现 TA 患者存在颈动脉内膜增厚并动脉壁僵硬。在造影检查未见颈动脉异常的 TA 患者，病情活动期也可以发现内膜增厚。此外，狭窄或扩张的血管腔恰恰又是易形成湍流之所在，也是动脉粥样硬化斑块的易发处。因此，在 TA 患者中早期进行生活方式管理、I 级预防和处理动脉粥样硬化高危因素对于减少血管并发症和改善远期预后非常重要。改善局部组织供血，一般采用血管扩张剂，如硝苯地平 10 ～ 20mg 每日 3 次口服，烟酸 100mg 每日 3 次口服等。抑制继发动脉血栓形成可选择抗血小板药物如阿司匹林 100mg/d，中成药如复方丹参片等。

（2）高血压：及早发现和治疗高血压对 TA 患者尤为重要。TA 可能会出现血压测量困难，假性高血压或假性血压正常或低血压的情况。及时、准确地评价患者血压并处理对于改善远期预后尤为重要。应根据患者具体血管受累情况选择正确血压测量方法。控制血压治疗的目标应该权衡受累血管供血区的灌注情况和全身血压间的关系，必要时应选择手术或介入治疗。对肾动脉狭窄引起的肾素依赖性高血压，若轻症或存在介入治疗或外科血管成形术治疗禁忌证或不愿接受的患者，可采用降压药物治疗。单侧狭窄可选用血管紧张素转换酶抑制剂，但应警惕此类药物可降低狭窄侧肾血流量，加重肾损害，治疗过程中应密切监测肾灌注和肾功能变化。双侧肾动脉狭窄所致的高血压，可选择钙拮抗剂和（或）β 受体阻滞药，禁用血管转化酶抑制剂。

（3）肺动脉高压：在激素和免疫抑制剂治疗基础上，中重度肺动脉高压患者可加用肺血管扩张治疗。但只有急性血管反应试验阳性的肺动脉高压患者才可能从钙通道阻滞剂（CCBs）治疗中获益。靶向治疗包括内皮素受体拮抗剂（波生坦、安立生坦）、前列腺环素类似物（伊洛前列腺素、曲前列尼尔）和 5 型磷酸二酯酶抑制剂（西地那非）等。

（4）大动脉炎所产生的血管严重狭窄或闭塞：当大动脉炎所产生的血管严重狭窄或闭塞，引起所供血区重要组织和器官缺血，造成严重的血流动力学异常和低灌注功能障碍时，在控制血管炎症活动的基础上，应选择介入手术和外科治疗。介入治疗包括经皮血管腔内成形术（PTA）和狭窄段支架置入术。PTA 的手术适应证为：①血管狭窄大于 70%，尤其是临床合并有顽固高血压的肾动脉狭窄和主动脉狭窄；②合并有明显血流动力学意义的血管狭窄性病变（主动脉跨狭窄病变的最大收缩期压差 ≥ 50mmHg）；③非活动期 TA 患者跨狭窄病变的压差 ≥ 20mmHg；④ TA 旁路术后吻合口狭窄或移植血管狭窄等。血管内支架置入术的主要适应证为：① PTA 后残余狭窄大于 30%；②血管狭窄或阻塞经 PTA 术后瘤样扩张及旋切或激光再通术后内膜撕裂或夹层瘤形成等；③血管狭窄性病变较局限且可避免重要血管分支因支架置入而闭塞者，狭窄长度小于 7cm 者疗效较佳。PTA 初次成功率 89%，但随访（平均 43 个月）中初次成功再通的患者中 77.3% 会发生再狭窄。对于严重肾动脉狭窄引发顽固高血压，肢体跛行，动脉瘤增大有形成夹层或破裂可能，脑血管缺血症状严重或有≥ 3 支脑供血血管受累，中重度主动脉瓣反流或狭窄者可选择手术重建和（或）搭桥术。血管搭桥术长期随访（5 ～ 20 年）再狭窄率为 30%。血管重建术／搭桥术术后血管长期再通率要高于 PTA（再狭窄率分别为 36% 和 78%），效果也好于 PTA 和支架植入术。手术干预减少了 TA 的合并症，并延长了患者的生存时间。冠脉受累 TA 手术干预后 5 年生存率可达 86.5%，10 年生存率为 81.4%。

对于合并主动脉瓣关闭不全患者，根据瓣膜受损情况和心功能分级可选择瓣膜置换术或修复术，但因为瓣膜炎症和瓣膜脆性高，手术难度大，术后复发率高。一项随访研究发现，瓣膜置换术或修复术后院内死亡率为 5.5%，15 年生存率为 76%。术后瓣膜脱落率为 8.9%，升主动脉残端晚发扩张（> 50mm）发生率为 8.9%。

血管重建手术的最佳时机是药物治疗诱导病情缓解后。一项 79 例 TA 患者接受血管重建手术的回顾性研究发现手术时炎症活动与术后 5 年血管并发症间存在密切相关性（*OR*=7.48）。术前诱导病情缓解和术后继续使用免疫抑制剂治疗有助改善长期预后，但并未增加手术并发症。

（四）手术治疗

近年来 TA 的预后已显著改善，早期诊断和药物治疗显著降低了 TA 患者手术率。对于症状性狭窄或动脉瘤病变，腔内治疗和开放手术均是血运重建的重要方式。

1. 血运重建手术

包括开放手术（旁路手术、人工血管置换）和腔内手术（经皮球囊扩张和支架植入）。当不可逆动脉狭窄已引发显著缺血症状时，如肾动脉狭窄导致严重高血压且药物疗效欠佳，引起生活方式受限的严重肢体缺血，狭窄程度超过 70% 的症状性脑血管狭窄，症状性冠状动脉狭窄，中度以上主动脉反流，重度主动脉缩窄，以及进行性增大的动脉瘤及夹层动脉瘤等，均应考虑经皮腔内动脉成形术或旁路移植术。但当受累动脉的长度较长或严重瘢痕狭窄时，经皮腔内成形术往往难以成功。无论患者是否行过支架植入，手术后再狭窄在旁路移植手术后较少见。但无论选择何种手术方式，术前术后必须同时有强有力的抗炎治疗。

2. 主动脉瓣手术

进展性主动脉瓣反流多需要通过瓣膜置换或瓣膜修复手术治疗。因瓣膜组织脆弱和持续炎症的存在，手术风险和难度较高。一项关于 90 例 TA 患者的队列研究中，分别有 63 例接受主动脉瓣置换术，27 例接受复合移植物修复，其院内死亡率为 5.5%，15 年生存率为 76%。瓣膜或移植物的脱落发生率为 8.9%。

（五）其他治疗

有个案报道自体造血干细胞移植和异体间充质干细胞成功治疗顽固性、重症TA，但将该方法用于顽固性TA治疗，仍需大量临床研究去证实。

【随访】

随访包括急性炎症指标、疾病活动性评价、受累内脏器官功能、药物安全性和影像学评价 5 个方面。影像学评价内容应包括血管壁炎症、有无新发病灶和严重合并症。6 个月至 1 年应进行一次影像学评价。

【预防】

本病无预防措施，但积极控制炎症活动和动脉粥样硬化 I 级预防措施，可以预防 TA 严重并发症的发生。

（李鸿斌）

第二节　风湿性多肌痛

【概述】

风湿性多肌痛（polymyalgia rheumatica，PMR）是一种以四肢近端和躯干疼痛为特征的综合征。由于无特异的诊断性试验和病理学改变，PMR

是根据其临床特征定义的，包括：①在肩胛带、骨盆带和颈部肌肉出现疼痛，伴晨僵持续半小时或更长；②症状持续 1 个月或更长时间；③年龄大于 50 岁；④系统性炎症的实验室证据，如 ESR 升高等。有些定义还包括对小剂量糖皮质激素治疗反应迅速有效。如存在巨细胞动脉炎以外的其他疾病，如类风湿关节炎、慢性感染、多发性肌炎或恶性肿瘤等，则排除 PMR 的诊断。

【临床表现】

（一）病史要点

PMR 患者在发病之前都看似身体健康，可突然起病，亦可隐袭起病，历时数周或数月。

（二）症状要点

（1）全身症状：半数以上的患者有全身表现，包括疲倦、低热和体重下降，并可能为首发表现。

（2）典型症状：颈肌、肩胛带肌及髋部肌肉疼痛和僵硬是 PMR 的主要特点。大多数患者最早出现症状的区域是在肩胛带，其余患者中首发症状的区域在髋关节和颈部。僵痛可以先从一侧肩或髋部开始，但通常在数周内累及双侧。症状主要集中在肩、上臂、颈、髋和大腿的肌肉和肌腱附着点。晨僵和静止后的"胶着"感常为突出表现，严重者不能起床，上肢抬举受限，下肢不能抬举，不能下蹲，上下楼梯困难等，部分患者疼痛较剧以至不能翻身和深呼吸。与多发性肌炎不同，活动困难并非真正的肌肉无力，而是肌肉酸痛所致。如长期得不到诊治，晚期可发展为肌肉萎缩，关节主动和被动运动困难。

（3）一些病例可出现远端关节疼痛和肿胀，包括四肢远端弥漫性凹陷性水肿。另外，许多医生认为 PMR 患者存在滑囊炎。

（三）查体要点

PMR 患者通常四肢肌力正常，关节被动活动不受限；晚期可发展为肌肉萎缩、关节运动受限。

【辅助检查】

（一）实验室检查

1. 血常规、尿常规

疾病活动期通常可有轻至中度正细胞正色素性贫血，可有血小板增多，白细胞和分类计数一般正常。尿常规通常正常。

2. 肝功能、肾功能、肌酶谱

肝酶可轻度升高，肾功能通常正常，但反映横纹肌炎症的血清肌酸激酶多在正常范围内。疾病活动期可有低白蛋白血症及 α_2 球蛋白增高。

3. ESR、CRP、血清白细胞介素 –6（IL–6）

ESR 显著增快和 CRP 水平显著增高是 PMR 的主要血清学特征，且与病情活动性相平行。血清 IL-6 水平升高，并与炎症活动程度高度平行。

4. RF、抗 CCP 抗体、抗 ANA 谱、抗 ANCA

上述自身抗体通常为阴性。

（二）影像学检查

超声、MRI 检查可以发现肩、膝或髋关节滑囊炎。^{18}F-FDG PET／CT 可用于诊断和鉴别诊断。

（三）其他检查

肌电图通常正常，肌活检病理表现为正常组织学特征或仅有轻度废用性肌萎缩。

【诊断】

风湿性多肌痛的诊断标准见表 8-6 至表 8-8。

表 8-6　Chuang 及其同事提出的诊断标准（1982）

年龄 ≥ 50 岁

对称性疼痛和僵硬至少 1 个月，累及至少 2 个部位：颈部或躯干，肩或上肢近侧，臀部或大腿近端

ESR > 40mm/h

排除巨细胞动脉炎以外的其他疾病

表 8-7　Healey 的诊断标准（1984）

疼痛持续至少 1 个月并累及下列至少 2 个部位：颈部、肩胛带、骨盆带

晨僵持续 > 1 小时

对泼尼松治疗反应迅速（≤ 20mg/d）

排除其他能引起骨骼肌肉系统症状的疾病

年龄 > 50 岁

ESR > 40mm/h

表 8-8　EULAR/ACR 诊断标准（2012）

年龄 ≥ 50 岁，双侧肩关节疼痛，以及 ESR 和（或）CRP 异常

	不包括超声检查的积分（0 ～ 6）	包括超声的积分（0 ～ 8）
晨僵持续 > 45min	2	2
臀部疼痛或活动幅度受限	1	1
类风湿因子或抗环瓜氨酸多肽抗体检测阴性	2	2
没有其他关节受累	1	1
至少一侧肩关节有三角肌下滑囊炎和（或）肱二头肌腱鞘炎和（或）盂肱关节滑囊炎（后部或腋窝），以及至少一侧髋关节滑膜炎和（或）转子滑囊炎	不适用	1
两侧肩关节有三角肌下滑囊炎、肱二头肌腱鞘炎或盂肱关节滑囊炎	不适用	1

注：在没有超声检查结果时，≥ 4 分即可以定义为风湿性多肌痛；在有超声检查结果时，需 ≥ 5 分方可定义为风湿性多肌痛。

【鉴别诊断】

PMR 的诊断是临床性的，多种疾病可以与 PMR 表现相似。

1. 巨细胞动脉炎

70% 的巨细胞动脉炎合并 PMR，两者合并时鉴别较困难。在出现头痛、视觉异常、颞动脉怒张、搏动增强或减弱并伴有触痛、小剂量糖皮质激素治疗反应不佳等，均需进一步做颞动脉超声、活检等。

2. 类风湿关节炎

主要是与晚发型早期类风湿关节炎相鉴别，RA 以对称性小关节滑膜炎为主要表现，常有 RF 和抗 CCP 抗体阳性。而 PMR 虽可有关节肿胀，但无持续性小关节滑膜炎，无关节破坏性病变和类风湿结节，RF 与抗 CCP 抗体常阴性。

3. 多发性肌炎

以进行性近端肌无力为主要表现，有血清肌酶升高、肌电图异常，肌肉活检示淋巴细胞浸润、肌纤维萎缩，而 PMR 患者肌酶、肌电图和肌活检正常，肌痛较肌无力明显。

4. 纤维肌痛综合征

纤维肌痛综合征患者没有典型的晨僵，有固定对称的压痛点。肌力和关节正常，有睡眠障碍、乏力、认知功能下降、焦虑、抑郁等，ESR 和 CRP 一般正常，对糖皮质激素治疗无效。

还需要排除其他疾病，如感染（感染性心内膜炎）、肿瘤、其他风湿性疾病。

【治疗】

（一）治疗原则

（1）消除患者的顾虑至关重要，密切关注疗效和不良反应。
（2）遵循医嘱，合理用药，防止病情复发。

（二）一般治疗

进行适当的锻炼，防止肌肉萎缩。

（三）药物治疗

1. 糖皮质激素

小剂量糖皮质激素为首选用药，一般泼尼松 10 ～ 20mg，每日 1 次口服。1 周内症状迅速改善，CRP 可短期恢复正常，ESR 逐渐下降，2 ～ 4 周后泼尼松缓慢减量。每 2 ～ 4 周减 2.5mg，维持量 5 ～ 10mg/d，随着病情稳定时间的延长，部分患者的维持量可减为 3 ～ 5mg/d。对病情较重、发热、肌痛、活动明显受限者，可予泼尼松 20 ～ 30mg qd，随着症状好转，ESR 接近正常，然后逐渐减量维持，维持用药一般 1 ～ 2 年。减量过早、过快或停药过早，是导致病情复发的主要原因，多数患者在 2 年内可停用糖皮质激素。但停药后仍需随访观察，一般 5 年不复发可认为病情完全缓解。

应该强调，对老年人长期使用糖皮质激素应特别注意其不良反应及并发症（如高血压、糖尿病、白内障、骨质疏松等），应及时给予相应的治疗。

2. 非甾体抗炎药

对初发或较轻病例可试用非甾体抗炎药，如双氯芬酸、美洛昔康、塞来昔布等。10% ～ 20% 风湿性多肌痛患者单用非甾体抗炎药可以控制症状，但应注意预防非甾类抗炎药的并发症。非甾类抗炎药总体治疗效果不满意。

3. 免疫抑制剂

对使用糖皮质激素有禁忌证，或效果不佳、减量困难、不良反应严重者，可联合使用免疫抑制剂甲氨蝶呤 7.5 ～ 15mg/ 周。其他免疫抑制剂如硫唑嘌呤，使用疗效不确定。PMR 如合并巨细胞动脉炎时糖皮质激素起始剂量应较单纯 PMR 大，可以联合免疫抑制剂如环磷酰胺治疗等，病情缓解后逐渐减量。

4. 生物制剂

依那西普治疗 PMR 不能减少糖皮质激素的用量和减少复发率。

【随访】

PMR 患者需要密切随访，合理用药，减少疾病复发。少数 PMR 患者在 1 年内完全停药，大多数需要小剂量泼尼松治疗至少 2 年。

【预防】

目前无特殊的预防措施。

（吴庆军）

第三节　巨细胞动脉炎

【概述】

巨细胞动脉炎（giant cell arteritis，GCA）是一种原因不明的系统性血管炎，主要累及 50 岁以上患者颈动脉的颅外分支。GCA 最严重的并发症是不可逆的视觉丧失。GCA 在不同人群中发病率差异较大，在 50 岁以上人群中发病率从不足 0.1/10 万到 77/10 万不等。发生 GCA 最大的危险因素是高龄，本病几乎不发生于 50 岁以前，50 岁后其发病率稳步上升。本病有民族、地域和种族差异性，最高发病率见于北欧裔人（斯堪的纳维亚），其次为地中海裔人、亚洲人，非洲裔美国人罕见。GCA 在欧美国家 50 岁以上患者的发病率为 20/10 万，我国无流行病学资料，日本发病率为 1.47/10 万。约 50% 的 GCA 合并 PMR。

【临床表现】

（一）病史要点

GCA 平均发病年龄为 70 岁，女性患病率为男性的 2～3 倍。典型病例常常数周内隐匿起病，但是 1/3 患者起病非常突然。

（二）症状要点

GCA 的症状和体征可以分为四方面：颅动脉炎、颅外动脉炎、全身表现和 PMR。最常见的表现为全身症状、头痛、视觉症状、下颌间歇性运动障碍、跛行和 PMR。

（1）全身症状：包括乏力、纳差、体重减轻及发热等。发热无一定的规律，多数为中度（38℃左右）发热，15% 的患者也可高达 39～40℃。

（2）颅动脉炎：颞动脉、颅动脉受累而出现头部症状，以头痛最为常见（见于 3/4 的患者），约半数患者为首发症状。最常见的特征是患者出现新近发生的、不寻常的头痛。疼痛可位于头颅任何部位，主要集中在颞部，常被描述为中度的钻顶痛。头痛的剧烈程度与血管炎严重程度不一定一致。有些患者会自觉头皮痛，且在刷牙或梳头时加重。

眼部症状在 GCA 常见，尤其是视力丧失和复视。1/5 的患者以眼部受累和失明为首发症状，但一般出现在其他症状之后数周或数月。视觉障碍初始可表现为一过性，以后变为持续性，呈单侧或双侧，一侧失明如未积极治疗，对侧可在 1～2 周内被累及。视力受损通常为睫状后动脉（眼动脉的分支）闭塞性动脉炎导致的前部缺血性视神经病，早期眼底镜表现为缺血性视神经炎：视乳头苍白、水肿，散在棉絮样斑及小出血点；后期视神经萎缩。眼肌麻痹也较常见，常与复视同时出现。

下颌间歇性运动障碍及疼痛，尤其咀嚼时咬肌疼痛显著，该症状对 GCA 具有很高特异性，约见于 50% 的患者。上颌动脉和舌动脉受累，可以在咀嚼和说话时出现下颌关节和舌部疼痛，并有舌坏疽的报道。

大约 30% 的患者出现神经系统症状，如由于颈动脉或椎动脉病变而出现一过性脑缺血（TIA）和脑卒中，这些是 GCA 主要死因之一。少数患者可由于神经血管病变引起单神经炎、周围多神经炎，可以累及上、下肢。

（3）颅外动脉炎：在疾病早期，10%～15% 的 GCA 患者大动脉可受累，最终可达 27%。病变可累及锁骨下动脉、腋动脉、肱动脉、胸主动脉、腹主动脉、股动脉、冠状动脉等。通常早期病变主要是大动脉狭窄，可表现为上肢间歇性运动障碍；颈动脉、锁骨下动脉、腋动脉及肱动脉杂音；颈部或上肢脉搏减弱或消失，以及雷诺现象。晚期常常出现胸主动脉瘤和腹主动脉瘤，GCA 患者胸主动脉瘤或夹层动脉瘤发生率是非 GCA 人群的 17 倍，腹主动脉瘤是正常人群的 2.4 倍。冠状动脉病变可导致心肌梗死、心力衰竭等。

大约 10% 的 GCA 患者有显著的呼吸系统症状，可表现为持续性干咳、咽痛、声嘶等。当呼吸系统表现为首发或突出症状时，会延误 GCA 诊断。

（4）风湿性多肌痛：约半数 GCA 患者同时存在 PMR，主要表现为肩部、上臂、颈部、髋部和大腿肌肉疼痛和僵硬。

（三）查体要点

（1）全身表现：监测体温和体重。

（2）颅动脉炎：头皮触痛和颞动脉异常是 GCA 最常见和最典型的体征，颞动脉受累表现为动脉扩张而突出、串珠样改变、触痛和搏动消失。注意视觉检查和眼肌麻痹的体征，以及周围神经病和脑卒中的体征。

（3）颅外动脉炎：注意颈部、锁骨下、胸腹部血管杂音的情况。双上肢脉搏和血压是否对称、减弱或消失。

【辅助检查】

（一）实验室检查

需要指出，实验室检查指标的异常是非特异性的，炎性指标如 ESR 和（或）CRP 的正常不能排除 GCA 的诊断。活动期 GCA 通常出现下列异常：

（1）可有轻至中度正细胞正色素性贫血；

（2）ESR 显著增快和 CRP 水平显著增高是 GCA 和 PMR 的主要血清学特征，且与病情活动性相平行；

（3）肝酶（碱性磷酸酶）可轻度升高；

（4）血清 IL-6 水平升高，并与炎症活动程度成正相关。抗核抗体和其他自身抗体及类风湿因子一般为阴性。

（二）影像学检查

为探查不同部位血管病变，可采用彩色多普勒超声、CT 血管成像（CTA）、核磁血管成像（MRA）、PET/CT 或动脉造影等检查。彩色多普勒超声主要用于颞浅动脉检测，最具特征的发现是颞动脉管腔周围低回声晕轮征，高分辨增强 MRI 对显示颞动脉炎也很敏感。CTA 和 MRA 是检测 GCA 大动脉病变的常用方法，可以显示管壁增厚、管腔狭窄或（夹层）动脉瘤形成等。PET/CT 可以评估大动脉受累的范围及其疾病活动度。动脉造影仅用于外科手术前的评估。

（三）颞动脉活检病理

颞动脉活检是确诊 GCA 的金标准，特异性较高。选择有触痛或有结节的部位可提高检出率，在局部麻醉下切取长度为 1.5 ～ 2.0cm 的颞动脉，做连续病理切片。活检的阳性率为 40% ～ 80%，因此阴性不能排除 GCA 诊断。

【诊断】

巨细胞动脉炎的诊断标准见表 8-9。

表 8-9　美国风湿病学会的巨细胞动脉炎分类标准

判定标准	定义
发病年龄 ≥ 50 岁	出现症状或发现异常的年龄 ≥ 50 岁
新发生的头痛	新发生的或不同性质的局限性头痛
颞动脉异常	颞动脉触痛或脉搏减弱，与颈动脉硬化无关
ESR 升高	韦斯特格伦法检测 ≥ 50mm/h
动脉活检异常	动脉活检表现以单核细胞为主的浸润或常伴有多核巨细胞的肉芽肿性炎症为特征的血管炎

注：血管炎患者诊断巨细胞动脉炎需要具备上述 5 条标准中至少 3 条。

【鉴别诊断】

（1）风湿性多肌痛（PMR）：50% 的 GCA 可能出现 PMR 表现，在此情况下，应特别注意寻找 GCA 的证据，以做出正确的鉴别诊断。

（2）大动脉炎：主要侵犯主动脉及其分支，我国常见，发病年龄较轻（青年女性）。

（3）肉芽肿性多血管炎（GPA）：虽可侵犯颞动脉，但常累及上下呼吸道和（或）肾脏，组织病理学改变及抗中性粒细胞胞浆抗体阳性（蛋白酶3-ANCA阳性为主），与GCA不同。

（4）结节性多动脉炎：以中小血管为主的节段性坏死性炎症，部分病情严重的患者在血管炎局部可以触及结节，主要累及四肢、胃肠道、肝、肾等动脉和神经滋养血管，引起相应部位的缺血性梗死及多发性单神经炎。

【治疗】

（一）治疗原则

早期诊断和早期治疗。多数学者推荐当强烈怀疑GCA诊断时，就应尽快开始糖皮质激素治疗。主要治疗目标是预防视觉丧失（失明）。

（二）药物治疗

糖皮质激素是治疗GCA的主要药物，必要时联合免疫抑制剂（如环磷酰胺）治疗有利于尽快控制血管炎症，减少并发症。一般治疗过程分为诱导缓解、维持治疗和复发后处理。

（1）诱导治疗：首选泼尼松40～60mg/d，顿服或分次口服。一般在2～4周内头痛等症状可见明显减轻。眼部病变反应较慢，可同时局部治疗。甲泼尼龙冲击治疗主要用于近期失明患者。使用大剂量糖皮质激素的同时应开始预防骨质疏松的治疗，质子泵抑制剂保护胃十二指肠，联合小剂量的阿司匹林（75～150mg/d）行抗血小板治疗。

（2）维持治疗：经上述治疗2～4周，病情得到基本控制，ESR接近正常时，可考虑糖皮质激素减量，通常每1～2周减5～10mg，至10mg/d时改为每月减1mg，一般维持剂量为5～10mg/d，大部分患者在1～2年可停用糖皮质激素，少数患者需要小剂量糖皮质激素维持治疗几年。

（3）复发病例的处理：轻度复发可加大泼尼松剂量（增加10%～20%）。严重复发则需重复大剂量糖皮质激素的诱导缓解治疗，可以联合使用免疫抑制剂。免疫抑制剂一般首选环磷酰胺，根据病情可采用环磷酰胺 0.5 ～ 0.75g/m² 静脉滴注，3 ～ 4 周 1 次；或环磷酰胺 0.2g，静脉注射，隔日 1 次；疗程和剂量根据病情反应而定。甲氨蝶呤 10 ～ 25mg，每周 1 次，可口服或深部肌内注射或静脉用药。来氟米特、硫唑嘌呤、环孢素等也可以作为选用的药物，但其治疗效果并不明确。

（4）生物制剂：研究表明抗肿瘤坏死因子制剂（依那西普和英夫利西单抗）没有益处，不推荐使用。TCZ 治疗难治性病例有一定效果，已有大规模随机对照临床试验证实其可以提高缓解率，减少复发及糖皮质激素的用量。

（三）手术治疗

主动脉及其主要分支狭窄或闭塞、（夹层）动脉瘤形成，可以到放射科介入或外科手术治疗。

【预后】

GCA 的视力受损通常是不可逆的，平均需治疗 2 年，部分患者需要治疗 5 年或更长的时间。

【随访】

GCA 患者需要密切随访，合理用药，减少不良反应和疾病复发。

（吴庆军）

第四节　结节性多动脉炎

【概述】

结节性多动脉炎（polyarteritis nodosa，PAN）是一种坏死性血管炎，主要累及中等动脉。中等动脉指的是滋养内脏器官的主要动脉及其初始分支。动脉血管壁出现坏死性炎症，可导致动脉瘤形成或血栓形成。PAN 发病率较低，部分与病毒感染有关，如乙肝病毒（HBV）；部分与某些药物，如干扰素、米诺环素等有关。

【临床表现】

（一）病史要点

PAN 多数起病较急，甚至迅速进展，出现危及生命的情况。部分患者有慢性病毒性肝炎病史，或在接种疫苗、服用可疑药物后出现症状。

（二）症状要点

（1）多数患者会出现非特异性症状，如发热、乏力、消瘦等表现。

（2）约 1/3 的患者可出现皮肤病变，常见的受累部位包括手指、踝部及胫前，常表现为皮下结节、紫癜，有时可出现皮肤溃疡；严重者可因缺血引起发绀甚至坏疽。出血及网状青斑也是常见表现。

（3）约 1/3 的患者因肾血管的动脉炎引起高血压，尿常规检查通常只显示中等程度的蛋白尿和少量血尿，也可以完全正常。少数患者可因肾梗死或动脉瘤自发破裂导致突发严重腰痛，可能危及生命。

（4）神经系统主要为多发性单神经炎，表现为支配区域的感觉异常或运动无力。PAN 常累及的神经包括腓神经、正中神经、尺神经及腓肠神经，表现为手套或袜套样麻木或感觉异常，或出现足下垂等表现。

（5）因肠系膜血管炎所致的腹痛通常表现为持续性钝痛，常于进食后加重，少数患者出现严重的肠坏死及肠穿孔。

（6）PAN 的骨骼肌肉症状通常不具有特异性，常表现为关节痛和肌痛。

（7）肝脏受累临床并不常见，偶有阑尾及胆道受累者，表现为阑尾炎或胆囊炎，个别患者有动脉瘤破裂导致自发性脾破裂。

（8）睾丸受累较常见，表现为睾丸痛。少数患者出现前列腺增生或前列腺炎的症状。

（三）查体要点

观察生命体征是否平稳，有无发热，测量血压是否增高；皮肤是否存在紫癜、出血、溃疡、坏死和网状青斑；腹部有无压痛及反跳痛，肠鸣音有无异常；睾丸有无红肿、压痛等。

【辅助检查】

（一）实验室检查

PAN 临床表现复杂，缺乏特异性实验室检查，诊断时需要除外其他疾病，特别是感染性疾病和肿瘤。PAN 患者 ESR 和 CRP 等急性炎症反应物通常会升高。血常规可能会表现为轻度贫血和白细胞升高，部分患者可出现嗜酸性粒细胞升高。筛查 HBV、HCV 及其他慢性病毒感染指标，有助于病毒相关性 PAN 的诊断。典型病例 ANCA 阴性，如果 ANCA 阳性，要高度怀疑 ANCA 相关性血管炎如显微镜下多血管炎（MPA）、肉芽肿性多血管炎（GPA）和嗜酸性肉芽肿性多血管炎（EGPA）的诊断。

（二）影像学检查

对于怀疑 PAN 又无法获得病理组织的患者，或主要表现为腹部、肾脏或心脏受累的患者需要行动脉造影检查。动脉造影的典型表现是微小动脉瘤（直径 1 ～ 5mm）与狭窄病变间断出现，动脉瘤常呈囊状或梭状，特别容易发生在肾动脉、肠系膜动脉和肝脏动脉分支处。如果出现典型的动脉造影结果，结合典型临床表现，即使无病理结果，也可诊断 PAN。

（三）病理检查

PAN 的组织学表现为中等或小动脉血管壁坏死性炎症。病理检查对确诊 PAN 至关重要，因此临床要尽可能取得病理结果。活检部位一般取有症状的部位，如肌肉、神经、皮肤或睾丸。如果多个部位受累，尽可能取损伤小的部位，如皮肤或肌肉。由于可能会造成血管瘤和导致出血，除非特殊情况，一般不建议肾脏和肝脏活检。

【诊断】

1990 年 PAN 分类标准：

①体重下降≥ 4kg；②网状青斑（四肢和躯干）；③睾丸痛和（或）压痛（除外感染、外伤或其他原因）；④肌痛、乏力或下肢压痛；⑤多发性单神经炎或多神经炎；⑥舒张压≥ 90mmHg；⑦血尿素氮＞ 400mg/L 或肌酐＞ 15mg/L（非肾前因素）；⑧血清乙型肝炎病毒标记物（HBsAg 或 HBsAb）阳性；⑨动脉造影见动脉瘤或血管闭塞（除外动脉硬化、纤维

肌性发育不良或其他非炎症病变）；⑩中小动脉壁活检见中性粒细胞和单核细胞浸润。

上述 10 条中至少有 3 条阳性者可诊断。

【鉴别诊断】

以非特异症状为表现者主要与感染性疾病和肿瘤鉴别；以皮肤表现为主者，需要与过敏性紫癜等其他皮肤血管炎鉴别；以肾脏为主要表现者需与原发性和继发性肾脏疾病鉴别；腹痛者主要与急腹症的常见病因鉴别。目前 PAN 的诊断是依据 1990 年美国风湿病学会（ACR）分类标准。但 1990 年 ACR 分类标准未区分 MPA 和 PAN，1994 年 Chapel Hill 会议（CHCC）提出 MPA 主要是小血管和微小动、静脉受累，表现为坏死性肾小球肾炎和肺毛细血管炎，而这在 PAN 中是不出现的。2012 年 CHCC 强调 PAN 者 ANCA 阴性，这一点也有助于 PAN 与 MPA 的鉴别。常见的需要鉴别的疾病如下：

（1）ANCA 相关性血管炎：此组疾病包括 MPA、GPA 和 EGPA，常出现皮肤、周围神经炎等表现，不易与 PAN 区分，但 MPA 常出现肺泡出血和急性肾小球肾炎表现；GPA 常有眼、耳、鼻、喉受累，或表现为肺部结节或空洞；EGPA 常有过敏性鼻炎和哮喘的表现。此外，ANCA 阳性有助于二者鉴别。

（2）系统性红斑狼疮：此病好发于育龄期女性，可出现多系统受累，可有皮肤、周围神经、腹部受累表现，部分患者 ANCA 可出现阳性，但血清中多种自身抗体阳性，如 ANA、抗 dsDNA 抗体和抗 Sm 抗体等阳性，易出现大量蛋白尿、补体下降等有助于与 PAN 鉴别。

（3）感染性疾病：如感染性心内膜炎可出现发热、皮疹和脏器栓塞表现，要注意鉴别。注意心脏查体有无异常，临床可疑者应行心脏超声或经食管心脏超声明确，反复血培养有助于明确病原体。

【治疗】

（一）治疗原则

如未接受治疗，系统性 PAN 几乎均可致命。主要的治疗方案包括糖皮质激素和免疫抑制剂。对于典型的 PAN 患者首选糖皮质激素治疗，病情稳定后，逐渐减量。对于内脏受累严重的患者通常需要大剂量激素冲击。CTX 通常要使用半年至一年，此后开始逐渐减量或换成其他细胞毒类药物维持。

（二）药物治疗

（1）糖皮质激素：泼尼松常规剂量为 1mg/（kg·d），脏器严重受累者需用甲泼尼龙 500～1000mg/d 冲击 3 天后再减为常规剂量，根据临床情况酌情可进行第二疗程甚至更多疗程的冲击治疗，待病情稳定后逐渐减量。糖皮质激素使用过程中注意保护胃黏膜、预防骨质疏松和感染等不良反应。原发性 PAN 若单纯使用激素，激素减量后病情容易复发，故应加用免疫抑制剂。与原发性 PAN 不同，HBV 相关性 PAN 一般不需要长期使用免疫抑制剂，短期糖皮质激素联合血浆治疗及抗乙肝病毒治疗效果良好。如果 HBV 病毒复制得到控制，HBV 相关性 PAN 很少复发。

（2）免疫抑制剂：首选环磷酰胺。既往多选用环磷酰胺口服剂量 2mg/（kg·d），因不良反应较大，目前多改用静脉输注方案。每月输注 CTX $0.6g/m^2$，持续 6～12 个月，病情缓解后可换用硫唑嘌呤、甲氨蝶呤、环孢素或霉酚酸酯等维持治疗。免疫抑制剂的主要不良反应是肝功能损伤和骨髓抑制，长期用药者需要定期检测血常规和肝功能。

【随访】

在治疗初始的 6 个月要密切随访，监测药物不良反应。每月至少检测一次血、尿常规，血生化及 ESR。大约 6 个月后患者病情稳定后可逐渐延长随访间隔。

【预防】

未接种乙肝疫苗者建议接种，尽量避免可能诱发 PAN 的病原感染。对于慢性乙型或丙型肝炎病情活动者，建议积极抗病毒治疗。尽量不服用可能引起 PAN 的药物。

（叶　华）

第五节　显微镜下多血管炎

【概述】

显微镜下多血管炎（microscopic polyangiitis，MPA）是一种主要累及小血管的系统性坏死性血管炎，可侵犯肾脏、皮肤和肺等脏器的小动脉、微动脉、毛细血管和小静脉。常表现为坏死性肾小球肾炎和肺毛细血管炎。

【临床表现】

（一）病史要点

中老年多见，多系统受累，可以同时有肾脏损害表现如蛋白尿、血尿和（或）急进性肾功能不全等；肺部或肺肾综合征的临床表现；关节、眼、耳、心脏、胃肠道或神经系统等全身各器官受累表现；检查时多数患者有p-ANCA 或 MPO-ANCA 阳性。

（二）症状要点

好发于冬季，多数有上呼吸道感染或药物过敏样前驱症状。非特异性症状有不规则发热、疲乏、皮疹、关节痛、肌痛、腹痛、神经炎和体重下降等。常见表现如下：

（1）肾：70%～80% 患者肾脏受累，几乎全有血尿，肉眼血尿者约占 30%，伴有不同程度的蛋白尿，高血压不多见或较轻。约半数患者呈急进性肾炎综合征，表现为坏死性新月体肾炎，早期出现急性肾功能衰竭。

（2）肺：为仅次于肾脏的最易受累的器官（约占 50%），临床上表现为哮喘、咳嗽、咳血痰或咯血。严重者可表现为肺肾综合征，表现为蛋白尿、血尿、急性肾衰竭、肺出血等，其临床表现与肺出血 - 肾炎综合征（Goodpasture's 综合征，亦称抗基底膜性肾小球肾炎）很相似，后者抗肾小球基底膜抗体阳性以资鉴别。

（3）消化道：可出现肠系膜血管缺血和消化道出血的表现，如腹痛、腹泻、黑便等。

（4）心脏：可有心力衰竭、心包炎、心律失常、心肌梗死等。

（5）耳、眼：耳部受累可出现耳鸣、中耳炎、神经性听力下降，眼受累可出现虹膜睫状体炎、巩膜炎、色素膜炎等。

（6）关节：常表现为关节肿痛，其中仅 10% 的患者有关节渗出、滑膜增厚和红斑。

（7）神经：20% ～ 25% 的患者有神经系统受累，可出现多发性神经炎、末梢神经炎、中枢神经血管炎等，表现为局部周围感觉或运动障碍、缺血性脑病等。

（8）皮肤：约 30% 左右的患者有肾 - 皮肤血管炎综合征，典型的皮肤表现为红斑、斑丘疹、红色痛性结节、湿疹和荨麻疹等。

（三）查体要点

系统性查体。注意皮肤、关节、心肺及神经系统。

【辅助检查】

（一）实验室检查

（1）血常规：正色素性贫血，白细胞总数和中性粒细胞计数增高，血小板增多。

（2）尿常规：血尿，蛋白尿，管型尿。

（3）血生化：大多有血 BUN、Scr 升高。

（4）血清学检查：ESR 急性期增快，CRP 急性期升高，HBsAg 阴性，C3、C4 正常，γ 球蛋白升高等。

（5）ANCA：是本病诊断、监测病情活动和预测复发的重要血清学指标，阳性率 50% ～ 80%，其滴度通常与血管炎的活动度有关。约 80% 的 MPA 患者 ANCA 阳性，绝大多数为核周型（p-ANCA），且主要为抗 MPO-ANCA 阳性，两者同时阳性诊断 MPA 的特异性可达 99%。

（二）影像学检查

肺部的影像学检查（X 线或 CT）：早期可发现无特征性的双侧不规则的结节片状阴影或小泡状浸润影，肺空洞少见，可见继发于肺泡毛细血管炎和肺出血的弥漫性肺实质浸润影，中晚期可出现肺间质纤维化。

（三）其他检查

肾组织活检：病理特征为肾小球毛细血管丛节段性纤维素样坏死、血栓形成和新月体形成，坏死节段内和周围偶见大量嗜中性粒细胞浸润。

免疫学检查：无或仅有稀疏的免疫球蛋白沉积，极少有免疫复合物沉积，这具有重要的诊断意义。

肺组织活检：示肺毛细血管炎、纤维化，无或极少免疫复合物沉积。

【诊断】

本病尚无统一诊断标准，以下情况有助于 MPA 的诊断：

中老年，以男性多见；具有上述起病的前驱症状；肾脏损害表现：蛋白尿、血尿和（或）急进性肾功能不全等；伴有肺部或肺肾综合征的临床表现；伴有关节、眼、耳、心脏、胃肠道等全身各器官受累表现；p-ANCA 阳性；肾、肺活检有助于诊断。

【鉴别诊断】

（1）结节性多动脉炎：本病主要累及中型和（或）小型动脉，不累及毛细血管、小静脉及微动脉。是一种坏死性血管炎，极少有肉芽肿，肾损害为肾血管炎、肾梗死和微动脉瘤，无急进性肾炎，无肺出血。周围神经疾患多见（50% ～ 80%），20% ～ 30% 有皮肤损害，表现为痛性红斑性皮下结节，沿动脉成群出现。很少患者 ANCA 阳性（< 20%），血管造影见微血管瘤、血管狭窄，中小动脉壁活检有炎性细胞浸润。

（2）嗜酸性肉芽肿性多血管炎（原变应性肉芽肿血管炎）：本病是累及小、中型血管的系统性血管炎，有血管外肉芽肿形成及高嗜酸细胞血症，患者常表现为变应性鼻炎、鼻息肉及哮喘，可侵犯肺及肾脏，出现相应症状，可有 ANCA 阳性，但以 p-ANCA 阳性为多。

（3）肉芽肿性多血管炎（原韦格纳肉芽肿）：本病为坏死性肉芽肿性血管炎，病变累及小动脉、静脉及毛细血管，偶可累及大动脉，临床表现为上、下呼吸道的坏死性肉芽肿，全身坏死性血管炎和肾小球肾炎，严重者发生肺肾综合征，活动期 c-ANCA 阳性率达 88% ～ 96%。

（4）肺出血 - 肾炎综合征：以肺出血和急进性肾炎为特征，抗肾小球基底膜抗体阳性，肾病理可见基底膜有明显免疫复合物沉积。

（5）狼疮性肾炎：具有典型系统性红斑狼疮表现，加上蛋白尿即可诊断，肾活检见大量各种免疫复合物沉着，借此与 MPA 鉴别。

【治疗】

（一）治疗原则

早期诊断和治疗，控制炎症反应，防止出现重要脏器不可逆损伤。预防复发，预防并发症。

（二）一般治疗

去除病因，注意休息。

（三）药物治疗

治疗根据脏器受累范围、严重程度和进展情况而定。分为诱导期、维持缓解期和预防复发三个阶段。

1. 诱导期和维持缓解期的治疗

（1）糖皮质激素：泼尼松（龙）1mg/（kg·d），顿服或分次服用，一般服用 4～8 周后减量，等病情缓解后以维持量治疗，维持量有个体差异。建议少量泼尼松（龙）（5～10mg/d）维持 2 年，或更长。对于重症患者和肾功能进行性恶化的患者，可采用甲泼尼松（龙）冲击治疗，每次 0.5～1.0g 静脉滴注，每日或隔日 1 次，3 次为 1 个疗程，一周后视病情需要可重复。激素治疗期间注意防治不良反应。不宜单用泼尼松治疗，因缓解率下降，复发率升高。

（2）环磷酰胺（CYC）：可采用口服方法，剂量一般 2～3mg/（kg·d），持续 12 周。可采用 CYC 静脉冲击疗法，剂量 0.5～1g/m² 体表面积，每月 1 次，连续 6 个月，严重者用药间隔可缩短为 2～3 周，以后每 3 个月 1 次，至病情稳定 1～2 年（或更长时间）可停药观察。口服不良反应高于冲击治疗。用药期间需监测血常规和肝、肾功能。

（3）硫唑嘌呤：由于环磷酰胺长期使用不良反应多，诱导治疗一旦达到缓解（通常 4～6 个月后）也可以改用硫唑嘌呤，1～2mg/（kg·d）口服，维持至少 18 个月。应注意不良反应。

（4）霉酚酸酯：霉酚酸酯 1.0～1.5g/d，用于维持缓解期和治疗复发的 MPA，有一定疗效，但资料较少，且停药可能引起复发。

（5）甲氨蝶呤（MTX）：有报告 MTX 5～25mg，每周 1 次，口服或皮下注射治疗有效，应注意不良反应。

（6）丙种球蛋白：采用大剂量静脉丙种球蛋白 [IVIG 0.4g/（kg·d），3～5 天为一疗程]，部分患者有效，但价格昂贵。在合并感染、体弱、病重等原因导致无法使用糖皮质激素和免疫抑制剂时可单用或合用。

（7）特异性免疫吸附：即应用特异性抗原结合树脂，吸附患者血清中相应的 ANCA，有少量报道证实有效，但该治疗方法尚在探索中。

（8）生物制剂：对于难治性、复发性 MPA 患者，可考虑利妥昔单抗，375mg/m^2，每周 1 次，共 4 周。可有效增加缓解率和减少复发率，减少糖皮质激素用量。但价格昂贵，并注意相关不良反应（如输液反应、感染等）。

2. 暴发性 MPA 的治疗

此时可出现肺 - 肾功能衰竭，常有肺泡大量出血和肾功能急骤恶化，可予以泼尼松（龙）和 CYC 联合冲击治疗，以及对症支持治疗的同时采用血浆置换疗法。每次置换血浆 2～4L，每天 1 次，连续数日后依情况改为隔日或数日 1 次。该疗法对部分患者有效，但价格昂贵，不良反应有出血、感染等。血浆置换对肌酐、尿素氮等小分子毒素清除效果差，如患者血肌酐明显升高宜联合血液透析治疗。但已进入尿毒症期的患者是否继续使用免疫抑制剂和免疫抑制剂还有争议，因这类患者对药物反应差，不良反应明显增多。

3. 复发的治疗

大多数患者在停用免疫抑制剂后可能复发。典型的复发常发生于起病最初受累的器官，一般比初次发病温和，但也可能引起主要器官受损导致进一步的功能障碍。CYC 不能阻止复发。如果患者还在初次治疗期间出现较温和的复发，可暂时增加泼尼松剂量控制病情，如果治疗无效则可进行血浆置换。服用磺胺类抗生素对预防感染和防止复发有一定效果。推荐方案为甲氧苄啶-磺胺甲恶唑（TMP-SMX）160mg + 800mg，每周 3 次。

【随访】

疾病过程中应密切监测肺和肾功能，以及 ESR 和 CRP 水平，MPA 中 ANCA 的滴度与病情活动相关性较差。注意感染的预防。

【预防】

防止可能的诱因，预防感染，缓解后预防复发。

（陈　盛）

第六节　嗜酸性肉芽肿性多血管炎

【概述】

嗜酸性肉芽肿性多血管炎（eosinophilic granulomatosis with polyangiitis, EGPA）以往称为变应性肉芽肿血管炎（allergic granulomatosis with polyangiitis，AGPA），是以哮喘、皮肤和神经损害为主要临床特点，病理特征包括大量嗜酸性粒细胞浸润、血管外肉芽肿形成及坏死性血管炎，主要累及中、小动脉和静脉的系统性血管炎。1939 年 Rackemann Greene 首先描述一组以哮喘、嗜酸性粒细胞增高和肺内浸润为特点的被确诊为结节性多动脉炎的临床病例，并认为这可能是结节性动脉炎的一种特殊类型。Churg 和 Strauss 于 1951 年报道了 13 例重症哮喘、肾小球肾炎、嗜酸性粒细胞增高的病例，其病理均表现为广泛的肉芽肿形成和坏死性血管炎，并提出这是有别于典型结节性多动脉炎的另一类型的血管炎，将其命名为 Churg-Strauss 综合征（CSS）。1994 年 Chapel Hill 会议将 Churg-Strauss 综合征定义为伴有哮喘和嗜酸性细胞增多、累及呼吸道、有大量嗜酸性粒细胞浸润和血管外肉芽肿形成、累及中小血管的坏死性血管炎。因为其与肉芽肿性多血管炎（GPA，以往称为韦格纳肉芽肿）、显微镜下多血管炎（MPA）一样，都和抗中性粒细胞胞浆抗体（ANCA）密切相关，共同称为 ANCA 相关的血管炎（AAV）。

EGPA 发病较为罕见，但可严重威胁生命。由于命名和分类的不确定性、人群和地域的不同、统计方法的差异等因素使确切估计疾病的发生率有一定的困难。一般 1.3 ～ 6.5/100 万成人每年，患病率 10.7 ～ 13/100 万。男性发病略多于女性，比例约为 1.08。发病年龄 15 ～ 70 岁，平均（50.3±15.7）岁，高峰年龄在 50 岁左右。

【临床表现】

（一）病史要点

EGPA 最常见的临床表现包括消瘦（49.3%）、多发性单神经炎（46.0%）、非侵蚀性鼻窦炎或者息肉（41.8%）、皮肤损害（39.7%）、肺损害（38.6%）、胸膜腔积液（8.9%）、出血性肺泡炎（4.2%），而心脏、胃肠道、肾脏和中枢神经系统损害相对少见（分别约 27.4%、23.2%、21.7%、5.2%）。其病程可分为 3 个阶段：第 1 阶段为过敏性鼻炎和哮喘；第 2 阶段主要为嗜酸性粒细胞浸润的表现，如嗜酸性粒细胞性肺炎和嗜酸性粒细胞性胃肠炎；第 3 阶段为小到中等血管的系统性血管炎，伴有肉芽肿的形成。从哮喘的发作到系统性血管炎期一般需 3 ～ 7 年时间，也有少数可经历数十年，但并非所有的患者都将经历上述 3 个阶段。EGPA 最突出的症状和体征是肺、心、皮肤、肾及外周神经系统中的一个或多个脏器受累。EGPA 也可以和多发性肌炎／皮肌炎重叠存在于同一个患者中。2016 年 EGPA 专家工作组共识意见建议一旦怀疑 EGPA 诊断，即应积极评价患者的肺、肾、心、胃肠道和周围神经受累情况。

（二）症状要点

1. 呼吸系统

呼吸道受累是 EGPA 最常见的临床表现，主要表现为过敏性鼻炎、鼻息肉、成年发病的哮喘，亦可见过敏性肺炎、肺部浸润和肺泡出血。

（1）过敏性或变应性鼻炎：变应性鼻炎常是 EGPA 的初始症状，约

70% 的患者可出现此类表现，伴有反复发作的鼻窦炎和鼻息肉。患者主要症状为鼻塞，排出脓性或血性分泌物。鼻息肉病变严重时可阻塞呼吸道，引起呼吸困难，需手术切除，偶有鼻中隔穿孔。

（2）哮喘：哮喘是 EGPA 的主要表现之一，80%～100% 的患者在病程中都将出现哮喘。病变早期症状轻微，发作次数少，间隔时间较长，不易引起注意。病情常呈进行性加重，无诱因而频繁发作，一般药物不易控制。哮喘发作的严重程度与系统损害的严重程度可不一致。变应性鼻炎和哮喘可在诊断血管炎之前 3～7 年出现，在出现血管炎时有些变应性鼻炎和哮喘可突然减轻，但也有患者哮喘随血管炎的出现而加重，最终发展为难治性哮喘。

（3）肺内浸润性病变：肺内浸润性病变是 EGPA 呼吸系统的主要表现之一。嗜酸性粒细胞性肺炎是 EGPA 肺内病变的主要表现，可出现在 EGPA 的初始或血管炎期，多无特定的好发部位，很少形成空洞，易变性是其特点，阴影可迅速消失，严重者可出现慢性嗜酸性粒细胞性肺炎。

（4）其他呼吸系统表现：约 27% 的患者可以出现胸腔积液和胸膜摩擦音，严重者还有肺泡出血，并出现咯血、呼吸困难、低氧血症及血红蛋白下降。

2. 神经系统

约 62% 的 EGPA 患者可以出现神经系统损害，是系统性血管炎的早期表现之一。主要为外周神经受累，常见多发性单神经炎、对称性多神经病变或不对称性多神经病。少数可累及颅神经，出现缺血性视神经炎等。中枢神经系统较少受累（9%～14%），常在病程晚期，可因高血压和颅内血管炎引起脑出血或脑梗死，是本病常见的致死原因。

3. 皮肤

40%～81% 的 EGPA 可出现各种皮肤病变，常见于四肢的伸肌和屈肌表面，以肘部伸肌处最常见，其次是指（趾）处，多数患者的皮疹消失较快，不留瘢痕。14% 可以为首发表现，四肢可触及的紫癜是最常见的表现，约占皮肤损害的 1/2，荨麻疹样损害也很常见，其他少见损害包括斑丘疹、皮肤或皮下结节、网状青斑、溃疡、大疱、囊泡、无菌性脓疱疹、皮肤梗死和雷诺现象。其中，皮肤和皮下结节对 EGPA 有高度特异性，也是诊断的重要参考。

4. 心血管系统

心脏是 EGPA 的主要靶器官之一，由嗜酸性粒细胞浸润心肌及冠状动脉血管引起，见于 16% ～ 50% 的 EGPA 患者，是 EGPA 引起死亡的主要原因，包括心肌炎、冠状血管炎、心肌梗死、二尖瓣脱垂等瓣膜异常、充血性心力衰竭、缩窄性心包炎。

5. 消化系统

大量嗜酸性粒细胞浸润胃肠道时，表现为嗜酸性粒细胞性胃肠炎，以腹痛、腹水、腹泻及消化道出血常见，缺血严重时可导致胃肠道黏膜受损引起穿孔。如形成严重的肉芽肿，可出现结节性肿块，压迫胃肠道，引起胃肠梗阻。结肠受累较少见，受累后表现为回盲部和降结肠的多发性溃疡，而出现脓血便或稀便等。累及肝脏和大网膜时常形成腹部包块。部分患者还可出现阑尾炎及胰腺炎。少数可因累及胆道、胆囊，而出现肝区不适、疼痛、黄疸等表现。

嗜酸性粒细胞还可侵犯浆膜引起腹膜炎，出现腹水，表现为腹胀、移动性浊音。腹水检查可见大量嗜酸性粒细胞，颇具特异性。

6. 泌尿系统

肾损害见于 20% ～ 88% 的患者，没有 GPA 及 PAN 常见，从无症状性尿检异常到快速进展性的肾小球肾炎均可见到，但表现为肾病综合征或终末肾衰竭的少见。主要表现为镜下血尿、蛋白尿，可自行缓解。部分患者可以出现肾性高血压，极少进展为肾功能衰竭，因肾脏受累死亡者少见。EGPA 另一特点是较常影响下尿道及前列腺，引起疾病的相应症状，只有极少数的患者可出现尿潴留的表现。

7. 眼部

EGPA 患者较少出现眼部受累，偶有嗜酸性粒细胞浸润引起结膜、巩膜、色素膜的炎症，可表现为角膜边缘溃疡形成及巩膜结节。缺血性视神经炎可发展为散在性视网膜梗死，极少数患者可出现视网膜动脉炎，形成血栓而致失明。

8. 关节和肌肉

关节炎并非 EGPA 的常见临床表现，主要见于 EGPA 血管炎期。全身各个关节均可累及，表现为游走性关节痛，可有关节肿胀。检查可见关节滑膜的肿胀和（或）渗出，表现为关节腔积液。血管炎早期常出现小腿肌肉痉挛，尤其是腓肠肌痉挛性疼痛最具特征性。腓肠肌痉挛性疼痛往往是 EGPA 出现系统性血管炎的早期征兆。

（三）查体要点

EGPA 是系统性血管炎的典型代表，详细的体格检查对于疾病诊断和病情评价均具有重要意义。部分患者可出现发热，累及肾脏或肾血管可引起高血压，心脏累及可出现心动过速、心律不齐，呼吸道累及的患者可出现呼吸困难、呼吸急促。大部分患者在疾病活动期会出现上述典型皮疹，淋巴结可有反应性增生，一般质地较软、活动度正常，极少粘连，大多为无痛性淋巴结肿大。

哮喘是 EGPA 的最主要表现之一，发作期听诊可及哮鸣音和干湿啰音，约 27% 的患者可以出现胸腔积液和胸膜摩擦音，严重者还可有肺泡出血，并出现咯血、呼吸困难、低氧血症。而变应性鼻炎常是 EGPA 最常见的初始症状，可有鼻塞，排出脓性或血性分泌物，查体可以发现鼻窦受累的体征。

心脏是 EGPA 的主要靶器官之一，早期检查可闻及心包摩擦音或房性奔马律，心内膜受累可闻及相应的心脏杂音。心血管系统病变如不及时治疗，常发生不可逆的改变，形成心肌梗死、难治性心力衰竭并出现相应的体征，仔细体检能发现心脏受累的早期征象，提示严重的 EGPA，需要更加有力的治疗。

大量嗜酸性粒细胞浸润胃肠道时出现嗜酸性粒细胞性胃肠炎的体征，腹部疼痛、压痛，缺血严重时可导致胃肠道黏膜受损引起穿孔。如形成严重的肉芽肿，可出现结节性肿块，可并发胃肠梗阻。部分患者出现腹水，移动性浊音阳性。累及肝脏和大网膜时常形成腹部包块。部分患者还可出现阑尾炎及胰腺炎。少数可以累及胆道、胆囊，出现肝区压痛或叩击痛、黄疸等。EGPA 常影响下尿道及前列腺，甚至出现尿潴留的表现。

EGPA 的神经系统表现主要为外周神经受累，常见多发性单神经炎、对称性多神经病变或不对称性多神经病。少数可累及颅神经，出现缺血性视神经炎，中枢神经系统受累常在病程晚期，脑出血或脑梗死不常见。

EGPA 患者可出现角膜边缘溃疡形成及巩膜结节、巩膜炎，极少数患者可以出现视网膜动脉炎，引起视力减退，严重患者可引起失明。

关节炎主要见于 EGPA 血管炎期，表现为游走性关节痛、肿胀、压痛及关节腔积液的体征，但一般不影响关节功能。EGPA 血管炎的早期常出现腓肠肌痉挛性疼痛、触痛。

【辅助检查】

（一）实验室检查

（1）血常规：外周血嗜酸性粒细胞增多，绝对计数一般在 1.5×10^9/L 以上，占外周血的 10%～50%，为 EGPA 的特征之一。在病程任何阶段均可出现，偶尔也可有外周血嗜酸性粒细胞计数不高，但有嗜酸性粒细胞组织浸润。嗜酸性粒细胞增高程度并非同嗜酸性粒细胞浸润组织相一致，病情缓解或经治疗后，嗜酸性粒细胞计数下降，可恢复正常。部分患者可有轻至中度正细胞正色素性贫血。

（2）尿常规：尿沉渣检查异常，有蛋白尿、显微镜下血尿、脓尿及红细胞管型。

（3）免疫学检查：血清中 IgE 升高是 EGPA 另一特点，随病情缓解而下降，血管炎反复发作者 IgE 可持续增高，也有人认为 IgE 浓度与疾病活动无关。ANCA 阳性率报道差异较大，主要是 MPO-ANCA（p-ANCA），一般在 40% 左右，没有 GPA 和 MPA 的患者阳性率高，ANCA 阴性者不能排除 EGPA。ANCA 阳性和耳鼻喉、肾脏损害、肺泡出血、周围神经受累密切相关，但 ANCA 阴性的患者心肌受累较多。部分患者可检测到抗溶酶体相关膜蛋白 2（LAMP-2）抗体和抗内皮细胞抗体，循环免疫复合物升高。

（4）其他血清学检查：病情活动时，ESR、CRP、γ 球蛋白升高，补体可下降，以及 RF 阳性但滴度一般不高。血清尿素氮和肌酐可升高。嗜酸性粒细胞阳离子蛋白（ECP）、可溶性 IL-2 受体（sIL-2R）及反映内皮细胞受损的可溶性血栓调节素（STM）水平升高。在泌尿道受累的活动期患者可检出非常高水平的前列腺特异性抗原，治疗有效后抗原浓度下降。Eotaxin-3 是最近发现的一种相对特异的指标，在 EGPA 之外的疾病很少见。2016 年 EGPA 专家工作组共识意见建议 EGPA 患者应常规进行人类免疫缺陷病毒 HIV、弓形虫、痰液或支气管灌洗液曲霉菌的检测及曲霉菌特异性 IgE、IgG 和类胰蛋白酶、维生素 B_{12} 的测定。

（二）影像学检查

（1）超声心动图检查：超声心动图检查可协助判断心脏侵犯，可出现心包积液、心脏增大、心肌收缩功能改变，累及心内膜者可见二尖瓣脱垂。

（2）X 线检查：肺 X 线检查可见多变性肺部阴影，常为斑片状或结节状，也可出现弥漫性间质性病变，一般不形成空洞，约 1/3 患者有胸腔积液，有时有肺门淋巴结肿大。X 线片在诊断肺部血管炎时有一定意义，但准确判定肺损害的类型和程度有一定困难。肺出血者 X 线片显示大片或斑片状阴影。

（3）肺部 CT 检查：可早期发现肺部损害，阅片可见类似于慢性嗜酸性粒细胞肺炎的毛玻璃样肺实变影、支气管扩张及支气管壁增厚，偶有实质性结节，5～35mm，部分可见空洞及支气管影征。高分辨 CT 可见肺的外周动脉扩大，呈星状或不规则状的血管炎改变。

（4）核磁共振：能够早期发现神经、肌肉、心脏和关节损害，一项通过核磁共振心肌扫描的研究发现 62% 的患者可以发现异常，但其中 40% 其他心脏检查均正常。

（三）其他检查

（1）支气管肺泡灌洗液：33% 的病例支气管肺泡灌洗液中嗜酸性粒细胞升高。

（2）活检：2016 年 EGPA 专家工作组共识意见鼓励 EGPA 患者积极进行组织活检，有助于诊断，如肺的开胸肺活检或支气管镜检查，皮肤、肾、神经及肌肉的活检。如果无局部的阳性体征，可行神经或肌肉活检，最常选取腓肠肌和腓神经活检。肾脏受累者，肾活检可见局灶性或新月体性肾小球肾炎。

【诊断】

1984 年，Lanham 曾建议根据临床和病理发现进行诊断，须符合 3 条要求：哮喘、嗜酸性粒细胞计数 > 1.5×10^9/L，以及累及 2 个或 2 个以上器官的系统性血管炎。1990 年美国风湿病学会制订了 EGPA 的分类标准，1994 年的 Chapel Hill 会议没有对此分类标准进行修订，但 ACR 标准不等于诊断标准。

美国 1990 年确定 EGPA 的诊断标准主要包括下列 6 条：①支气管哮喘；②白细胞分类中血嗜酸性粒细胞 > 10%；③单发性或多发性单神经病变或多神经病变；④游走性或一过性肺浸润；⑤鼻窦病变；⑥血管外嗜酸性粒细胞浸润。符合上述 4 条或 4 条以上者可诊断为 EGPA，其敏感性和特异性分别为 85% 和 99.7%。在以上诊断标准的基础上，美国风湿病学会又进一步提出了简化的诊断分类标准：①外周血嗜酸性粒细胞增多，超过白细胞分类的 10%；②哮喘；③既往有过敏性疾病的病史，但不包括哮喘及药物过敏史。凡具备第 1 条并加上后 2 条中的任何一条者，可考虑诊断为 EGPA，这一分类标准的敏感性和特异性分别为 95% 和 99.2%。

本病诊断重点是结合临床表现和病理检查综合分析，而不单纯依赖病理检查结果。对于中年发病的患者，有持续数年的哮喘史，一旦出现多系统损害，即应考虑 EGPA。其他有助于诊断本病的特征还有非空洞性肺浸润、皮肤结节样病变、充血性心力衰竭、外周血嗜酸性粒细胞增多及血清 IgE 浓度升高等。另外，如肌肉、肺、肠、肝、肾等组织活检确定有血管炎，血清学 p-ANCA 滴度明显升高均有助于 EGPA 的诊断。EGPA 可分为局限型和全身型两种。满足 1990 年 ACR 制定的 6 条标准中的至少 4 条，且仅有肺部和呼吸系统受累（包括耳、鼻、喉）的 EGPA 患者，称为局限型 EGPA。满足 1990 年 ACR 制定的 6 条标准中的至少 4 条，有至少 2 个及以上脏器受累者，称为全身型 EGPA。局限型 EGPA 可以转化为全身型 EGPA。

诊断之前需排除疑似血管炎患者，如心房黏液瘤、脓毒血症、细菌性心内膜炎、莱姆病、胆固醇栓塞、霉菌性动脉瘤和栓塞、恶性淋巴瘤、大动脉瘤、麦角中毒、高张力动脉病、胸廓出口综合征等。在此基础上，再依据相应的实验室检查和血清学指标，包括 ESR，CRP，补体，冷球蛋白，嗜酸性粒细胞，相关的自身抗体（ANA、抗 ENA、抗 dsDNA、ANCA 等），必要时还可辅以血管造影、MRI 等影像学检查予以确诊。

【鉴别诊断】

EGPA 主要应与其他系统性、坏死性血管炎，伴有外周血嗜酸性粒细胞增多的某些疾病，以及支气管哮喘或喘息性支气管炎鉴别。

（1）结节性多动脉炎（PAN）：过去曾将 EGPA 归于 PAN 中，两者均为系统性、坏死性血管炎，都有广泛组织和器官受累，病理表现也有相同之处。但 PAN 无哮喘及变态反应疾病表现，外周血嗜酸性粒细胞不增多，嗜酸性粒细胞浸润组织少见，两者鉴别并不困难。PAN 与 EGPA 受损靶器官也不一致，EGPA 常影响外周神经和心脏，虽然肾小球肾炎也较常见，但病情较轻，很少如 PAN 一样出现肾衰竭。PAN 很少侵犯肺和皮肤，而 EGPA 常见。另外，PAN 经常与乙型肝炎病毒感染有关。

（2）肉芽肿性多血管炎（GPA）：两者靶器官相似，但两者临床及病理表现有一定差异。两者可重叠，此时鉴别困难。两者易侵犯呼吸系统，但 GPA 往往形成破坏性损害，诸如鼻黏膜溃疡、肺内空洞等；而 EGPA 呼吸道受累的程度较轻，表现为变应性鼻炎、鼻息肉、肺内一过性浸润等。EGPA 患者皮肤病变常见，达 70%，而 GPA 仅 13%。EGPA 易侵犯心脏，GPA 则少见。EGPA 患者极少有肾衰竭表现，但 GPA 常见。EGPA 预后较 GPA 好，对糖皮质激素反应良好。

（3）高嗜酸性粒细胞综合征：与 EGPA 有许多相同之处，两者都为系统性疾病，伴有外周血嗜酸性粒细胞增高及嗜酸性粒细胞浸润组织，都可表现为 Löffler 综合征（又称单纯性肺嗜酸性粒细胞浸润症，以轻度呼吸道症状、血嗜酸性粒细胞增多和暂时的游走性肺浸润为特点的临床综合征），嗜酸性粒细胞性胃肠炎等。但高嗜酸性粒细胞综合征外周血嗜酸性粒细胞计数要比 EGPA 高。高嗜酸性粒细胞综合征常可伴有弥漫性中枢神经系统损害、肝脾及全身淋巴结肿大、血栓栓塞及血小板减少，而 EGPA

少见。高嗜酸性粒细胞综合征极少形成血管炎和肉芽肿。两者对糖皮质激素反应也不一样，高嗜酸性粒细胞综合征反应较差。

（4）慢性嗜酸性粒细胞性肺炎：本病女性好发，特点为外周血嗜酸性粒细胞增高，伴肺内持续性浸润，分布于肺边缘，与 EGPA 一过性肺浸润有明显区别。慢性嗜酸性粒细胞性肺炎患者也常有特异性体质，部分患者表现为哮喘或变应性鼻炎。本病若反复发作，组织学变化可与 EGPA 相似，表现为广泛的嗜酸性粒细胞浸润及小血管炎，甚至可见肉芽肿，此时患者往往对糖皮质激素反应良好。

【治疗】

（一）治疗原则

EGPA 是一种异质性的疾病，可以表现为局限于单一器官的轻微异常，也可以多器官严重受累甚至短期内威胁生命，所以治疗之初对病情的整体评价和预后评估对于治疗方案的制定尤为重要。如果脏器严重受累短期可能威胁生命则需要大剂量的激素冲击治疗或者应用大剂量的免疫球蛋白、血浆置换、免疫吸附及生物制剂等措施，非威胁生命的患者也需加用足量的激素和免疫抑制剂治疗，无重要脏器受累的患者则可以选择中小剂量激素或不用激素治疗。EGPA 的治疗一般分两个阶段，第一阶段为诱导缓解阶段，应用足量的抗炎和免疫抑制治疗措施，尽可能使患者达到临床缓解，2016 年 EGPA 专家工作组共识意见规定的 EGPA 缓解的定义是包括哮喘和耳、鼻、喉症状在内的所有临床表现消失。然后可以进入第二个阶段，就是应用尽可能少的药物维持疾病不复发。维持治疗疗程尚无定论，2015 年全球 EGPA 诊治专家共识推荐的治疗时间为疾病达到缓解后至少 24 个月。

EGPA 治疗必须关注合并症的治疗，并须严密监测药物的作用和不良反应，如高血压、高血脂、高血糖的处理，哮喘、肺出血、心力衰竭、心瓣膜病、肠梗阻、肠道血管炎的对症支持治疗也是治疗成功的关键，所以治疗之初和治疗过程中应根据患者的总体情况适时做出评价和及时的调整，既要了解患者的整体活动情况和严重程度，又要注意合并症和药物的作用和不良反应的评估，还要兼顾患者的社会经济因素，力争找到适合患者的最佳治疗措施。循证医学资料为治疗方案的制定提供了重要参考，但由于本病相对低的发病率和较大的异质性，有力的循证资料还很缺乏，对病情的完整评估更为关键。

糖皮质激素的应用明显改善了疾病的预后，是 EGPA 治疗的基础和首选治疗。由于本组疾病具有明显的异质性，预后和治疗也要基于对病情的评价和预后判断，约有 20% 的患者需要加用免疫抑制剂。一些疾病评分标准可以作为重要的参考，2011 年法国的血管炎研究组五因子评分体系（five factor score，FFS）对预后和治疗有一定价值，该体系是由 1996 年法国血管炎研究组织在 5 因子评分的基础上修订而成：①胃肠道受累；②心脏受累；③肾功能不全（血肌酐＞ 150μmol/L）；④年龄＞ 65 岁；⑤缺乏耳、鼻、喉部位受累的证据。每项 1 分，总分 5 分。分数越高，预后越差，可能越需要更加积极的措施。超过 1 项或更多指标的患者（FFS ≥ 1）5 年生存率只有 25.9% ～ 46%，而未达到这些标准的患者（FFS=0）只有 11.9% 的死亡率，93% 的 FFS=0 的患者单用糖皮质激素可以达到临床缓解，其中 35% 的患者在一年内复发而需加用硫唑嘌呤或环磷酰胺等免疫抑制剂治疗。FFS ≥ 1 的患者需在激素应用的基础上加用环磷酰胺冲击治疗（3 ～ 6 个月），然后硫唑嘌呤长期维持。2016 年 EGPA 专家工作组共识意见规定的 EGPA 复发的定义是临床表现的加重或者出现新的症状或症状复发，需要增加药物剂量或更换治疗药物。

（二）一般治疗

患者的生活管理必须纳入正常的治疗计划，一旦疾病缓解，应当鼓励患者参加他们喜欢的运动，根据器官功能受累情况，包括肌肉和关节功能的情况给予不同的运动建议。应建议患者戒烟并减少接触其他可能刺激本病复发的因素。没有证据证明特殊饮食能够影响疾病的过程和预后，但应给予健康的平衡饮食建议，足够的蛋白质、钙和维生素以保证足够的营养，但必须限制过量的蛋白摄入，限制甜食、脂肪和盐的摄入有助于减少长期应用激素的不良反应。消除过敏原特别是避免应用曾经发生过敏反应的药物。有些患者有明确的原因，如结核、结缔组织病、肿瘤，原发病的根治就是治疗成功的关键。局限于皮肤的血管炎，常用抗组胺类药物。对于周围神经受累或者无力症状明显的患者应常规进行康复治疗。对于合并血栓形成的患者应常规抗凝或溶栓治疗，但并不清楚长期抗凝治疗的益处。

对于所有应用激素和免疫抑制剂的患者都应高度重视感染的防治，建立感染风险预测模型有助于治疗方案的调整，对于高龄、有心肺基础疾病、长期大量应用免疫抑制剂特别是联合应用免疫抑制剂的患者，应注意监测患者的白细胞、淋巴细胞水平，重视感染的预防和合并感染的初始治疗，因为感染不但是 EGPA 最主要的死亡原因之一，也是引起疾病复发和病情复杂化的重要原因。

(三) 药物治疗

(1) 糖皮质激素：2016 年 EGPA 专家工作组共识意见用泼尼松 $1 \sim 2$mg/（kg·d）或者等效剂量的其他中效激素口服用于有脏器损害或者威胁生命表现的 EGPA 患者来诱导缓解。外周血嗜酸性粒细胞计数通常很快下降至正常，哮喘、皮疹、变应性鼻炎及肺内浸润等多于一周内缓解。对病情进展快、伴有重要器官受累者，可用大剂量激素冲击，一般是甲基泼尼松龙 1.0g/d（15 mg/kg），连续用 3 天后改为泼尼松口服。6 $\sim$ 12 周后，当外周血嗜酸性粒细胞计数、ESR 及 CRP 恢复正常，症状缓解，激素应缓慢减量，并争取一到两年停用激素治疗，但很多患者因激素依赖性哮喘需长期维持治疗，是否能停药需根据患者的具体情况而定。

(2) 免疫抑制剂：多数 EGPA 患者对糖皮质激素反应良好，但仍有约 20% 病情较重或合并主要器官功能受损（肾脏损害，多发性单神经炎）的患者需要加用免疫抑制剂。2016 年 EGPA 专家工作组共识意见建议对于心脏受累、胃肠道受累、神经系统受累、严重周围神经病变、严重的眼部病变、肺出血和肾小球肾炎等威胁生命的 EGPA 可联合使用糖皮质激素和免疫抑制剂，以减少或预防不可逆的器官损伤。没有危及生命表现的患者单用激素治疗已经足够，如果治疗 3 $\sim$ 4 个月之后激素剂量不能减到 7.5mg 以下或者复发的患者仍建议加用免疫抑制剂。免疫抑制剂的应用与 GPA 和 PAN 相同，多选用环磷酰胺，其次是硫唑嘌呤及霉酚酸酯等。由于累积量相对较少，一般选择静脉应用环磷酰胺，但较口服环磷酰胺的复发机会要高，如静脉冲击治疗失败改成口服治疗可能有效。EULAR 推荐根据年龄和肾功能情况选择环磷酰胺的剂量，美司那的应用可以减少膀胱毒性，肺囊虫病的预防应像预防骨质疏松一样得到重视。

　　临床缓解之后的维持治疗是治疗成功的重要方面，四种常用的维持治疗药物甲氨蝶呤（MTX）、硫唑嘌呤（AZA）、来氟米特（LEF）和霉酚酸酯（MMF）之间并没有头对头的研究证实谁更有效。WEGENT 研究比较了 MTX 和 AZA，发现在无复发缓解率及不良反应上无明显区别。IMPROVE 研究结果显示应用 MMF 的复发率（55%）高于 AZA（38%）。因为并不知道哪些患者更容易复发，EGPA 确切维持治疗时间并无定论，EULAR/EUVAS 推荐小于 10mg 泼尼松维持 6 ～ 18 个月持续缓解不复发可以作为减停药物的重要依据。

　　难治性或者经常复发的患者也可以选择大剂量丙种球蛋白冲击、血浆置换、干扰素 α、肿瘤坏死因子拮抗剂或美罗华治疗。血浆置换通常效果不明显，但可用于 ANCA 阳性的进行性肾小球肾炎或者肺肾综合征的患者。来自日本的一项多中心研究证实即使临床和血清学指标达到临床缓解的患者，应用大剂量丙种球蛋白冲击治疗仍然对残留的周围神经症状有效。RAVE 和 RITUXVAS 研究证实美罗华可作为常规治疗失败的重要选择。RITUXVAS 通常用于 ANCA 阳性的有肾脏累及的患者或者复发的患者。大剂量丙种球蛋白冲击治疗可作为激素抵抗患者的二线治疗或者应用于合并严重感染的低球蛋白血症患者或者妊娠期的 EGPA。IFN-α 可作为二线或者三线治疗措施。其他 B 细胞清除制剂如 ocrelizumab 和 ofatumumab（人源化的 CD20 抗体）、epratuzumab（人源化的 CD22 抗体）和 belimumab（人源化的 BAFF 抗体）等也可作为替代选择。奥马珠单抗是人源化的 IgE 单克隆抗体，可用于糖皮质激素或 β2 激动剂吸入治疗反应不佳的顽固性哮喘发作的患者。美泊利单抗（mepolizumab）是一种人源化白介素 -5 拮抗剂单克隆抗体，可应用于激素依赖性的 EGPA，有助于减少激素剂量。人源型抗 C5 单克隆抗体艾库组单抗（eculizumab）也显示出类似的作用。激素依赖性的哮喘发作一般建议吸入大剂量的倍氯米松（> 1000mg/d）或长效 β2 激动剂如福莫特罗、沙美特罗或白三烯拮抗剂和缓释茶碱制剂，但应注意白三烯有可能诱发 EGPA 样症状的发作。建议患者可以应用非活性的流感或者肺炎疫苗，对于应用免疫抑制剂和大于 20mg 泼尼松量的皮质激素的患者不建议应用减毒疫苗。

【随访】

规律随访的主要目的是评价疾病的活动性，治疗达到最佳效果时产生的作用和可能的不良反应。随访的频率和类型应根据疾病的类型和严重程度及给予的药物而定。在疾病的早期阶段，随访应该频繁，以后随着疾病的控制可延长随访间隔时间。

【预防】

合理应用抗生素及其他药物预防发生药物性过敏反应，尤其对高敏体质人群更应注意避免各种致敏因素。对感染患者，应积极对症治疗，对高危人群应及时注射疫苗，避免引发本病。EGPA 在病情控制后部分患者会复发，因此对门诊患者的密切随访，对复发病例及时和有效的治疗是提高预后的必要条件。

（高冠民）

第七节　肉芽肿性多血管炎

【概述】

肉芽肿性多血管炎（granulomatosis with polyangiitis，GPA）原称韦格纳肉芽肿病（wegener's granulomatosis，WG），是一种坏死性肉芽肿性血管炎，目前病因不明。病变累及小动脉、静脉及毛细血管，偶尔累及大动脉，其病理以血管壁的炎症为特征，主要侵犯上、下呼吸道和肾脏，通常从鼻黏膜和肺组织的局灶性肉芽肿性炎症开始，逐渐进展为血管的弥漫性坏死性肉芽肿性炎症。

【临床表现】

（一）病史要点

GPA 临床表现多样，可累及多系统。典型的 GPA 有三联征：上呼吸道、肺和肾病变。GPA 可以缓慢起病，也可表现为急性进展性发病。不明原因的全身不适常为首发症状之一，约 1/4 患者起病时有发热，病程中常有抑郁、纳差、体重下降、关节痛、盗汗、尿色改变等非特异性症状。

（二）症状要点

（1）上呼吸道症状：大部分患者以上呼吸道病变为首发症状。GPA 鼻部表现有持续性流涕、鼻腔堵塞、鼻部溃疡、鼻衄，严重者出现鼻中隔穿孔、鞍鼻。鼻窦炎亦常为患者的首发症状。绝大部分鼻炎和鼻窦炎的患者可继发感染，其中最常见的细菌为金黄色葡萄球菌。约 1/4 患者以耳部病变为首发表现，最常表现为中耳炎，可伴有化脓性感染，可导致听力丧失。GPA 患者最典型的喉气管病变是声门下狭窄，临床表现可以从轻微的声音嘶哑到喘鸣和危及生命的上呼吸道梗阻。

（2）下呼吸道症状：肺部受累是 GPA 基本特征之一。GPA 常常会累及肺脏、支气管和胸膜。坏死性肉芽肿性肺炎可引起各种非特异性症状，如咳嗽（通常无痰）、发热、咯血、呼吸困难、胸痛、肺泡塌陷和阻塞后感染等。放射学上肺脏受累特征性病变是单发或多发（通常少于 10 个）伴有空洞的结节，直径 5 ～ 100mm，位于肺实质和胸膜下。胸腔积液、弥漫性肺出血及纵隔肺门淋巴结肿大并不常见。一旦出现大量肺泡性出血，则可发生呼吸困难和呼吸衰竭，致死率极高。因为支气管内膜受累及瘢痕形成，55% 以上的患者在肺功能检测时可出现阻塞性通气功能障碍，另有 30% ～ 40% 的患者可出现限制性通气功能障碍及弥散功能障碍。

（3）肾脏损害：肾脏受累常见，常在肾外表现之后出现。20% 的 GPA 患者诊断时即存在肾脏病变，80% 的患者最终发展为肾小球肾炎，伴有肾小球滤过率减少、血尿、水肿和高血压。肾脏病变起病隐匿，最终可导致肾功能衰竭，是 GPA 的重要死因之一。尿镜检在评估疑似或确诊 GPA 患者中的作用是非常重要的，它是评定是否存在活动性肾小球肾炎的最有效工具。新鲜收集的尿沉渣应该仔细检查。若出现红细胞管型，几乎 100% 提示存在肾小球肾炎，无红细胞管型的血尿则提示由血管炎引起的下尿路受累，或存在环磷酰胺治疗导致的膀胱炎。

（4）眼受累：20%～50%的GPA患者可出现眼部症状，在8%～16%的患者中眼部症状为首发症状之一。眼的任何结构都可受累，表现为角膜炎、结膜炎、巩膜炎、葡萄膜炎、眼球突出、视网膜血管炎、视力障碍等。

（5）皮肤黏膜：40%～50%的GPA患者可有皮肤表现，与GPA的其他临床表现一样，皮肤黏膜受累有多种表现，如溃疡、皮下结节、指（趾）端坏疽、小水疱、可触及的紫癜、脓皮病样皮疹、淤点（斑）等。红色斑丘疹可出现在脸上，疾病活动期亦可伴有脱发。

（6）神经系统：21%～45%的患者神经系统受累，常表现为多神经炎、脑膜炎、多发性单神经炎，其他的神经系统特征性表现有周围神经病变，多发颅神经损伤（以Ⅱ、Ⅵ和Ⅶ最为典型），眼肌麻痹，脑卒中，癫痫和脑炎。肌电图及神经传导检查有助于外周神经病变的诊断。

（7）肌肉骨骼症状：肌肉骨骼症状在GPA患者中较常见，50%～67%的患者出现肌痛和（或）关节痛，常累及膝、髋、腕和踝关节。若出现滑膜炎，可表现为多种形式，包括单关节病变、游走性关节炎、大小关节对称性或非对称性多关节炎。对称性多关节炎可能是首发的主要症状，与类风湿关节炎相似。与类风湿关节炎不同之处在于，GPA的多关节炎一般无骨质破坏和畸形。孤立性肌肉受累（如肌肉脓肿形成）在GPA中罕见。

（8）其他：近期的研究提示，在GPA患者中静脉血栓的发生率升高。GPA也可累及心脏而出现心包炎、心肌炎。胃肠道受累时可出现腹痛、腹泻及出血；尸检时可发现脾脏受损（包括坏死、血管炎及肉芽肿形成）。GPA可累及肾脏远端的任一泌尿生殖系统部分，如膀胱、睾丸、附睾等，但较少见。

（三）查体要点

GPA可有全身多器官受累，要求全面而仔细地查体。鼻中隔穿孔、鞍鼻最具有特异性。

【辅助检查】

（一）实验室检查

1. PR3-ANCA

PR3-ANCA 在活动期 GPA 的敏感性达 90%，缓解期达 40%。PR3-ANCA 诊断 GPA 的特异性超过 95%。一般来说，即使缺乏组织病理结果，在高度怀疑血管炎的情况下，用 IFA 测定的并经抗原特异性测定法证实的高滴度 PR3-ANCA 足以做出血管炎的诊断。

2. 血尿常规、ESR、CRP

正色素、正常红细胞形态的贫血，轻度非嗜酸性粒细胞增多，血小板增多，ESR 增快是常见的实验室异常指标，无特异性。CRP 增高常被视为疾病活动的监测标准。尿蛋白和沉渣异常提示肾脏受累。

3. 免疫球蛋白、补体

高球蛋白血症较为常见，所有 Ig 水平均升高。血清总补体和 C3 水平正常或增高，约一半活动期病例中有免疫复合物存在。

4. 病理检查

肾脏是最理想的穿刺活检部位，病理特点是局灶节段性肾小球肾炎。上呼吸道病理可见肉芽肿性炎症。

（二）影像学检查

影像学检查可协助 GPA 诊断及判断病情活动。

（1）气管 X 线断层照片、CT 及 MRI 是诊断声门下狭窄有效的辅助检查。

（2）肺部 X 线最常见的是肺部浸润和结节，结节常伴有空洞形成。CT 能发现普通 X 线不能显示的肺部浸润和结节病灶。胸腔积液、弥漫性肺出血及纵隔肺门淋巴结肿大不常见。有肺部症状的患者应尽可能及时排除感染。

（3）对于突眼的患者，眼窝和鼻窦的 CT 或 MRI 可提供有用的解剖信息。MRI 表现为鼻腔、鼻窦或眶内软组织影，T_1 低信号，T_2 明显强化。非增强、非脂肪抑制 T_1 像可以很好地鉴别 GPA 的病变和正常的组织，而

在 T_1 脂肪抑制像，病变的组织则表现为强化。

（4）脑 CT 和 MRI 可提示梗死、出血、肿块、弥漫性脑膜密度增高或脑室周围白质病变。

（三）其他检查

（1）喉镜和支气管镜检查可发现新鲜红斑、易碎的黏膜或较软的瘢痕。

（2）内镜检查（肠镜、胃镜）可明确有无消化道溃疡。

（3）肌电图和神经传导研究对了解病变范围和程度很有帮助。

【诊断】

肉芽肿性多血管炎的诊断参考 1990 年 ACR 的 GPA 分类标准，见表 8-10。

表 8-10　1990 年 ACR 的 GPA 分类标准

1. 鼻或口腔炎症	痛性或无痛性口腔溃疡；脓性或血性鼻腔分泌物
2. 胸部 X 线片异常	胸部 X 线片示结节、固定浸润病灶或空洞
3. 尿沉渣异常	镜下血尿（红细胞＞5／高倍视野）或出现红细胞管型
4. 病理性肉芽肿性炎性改变	动脉壁或动脉周围，或血管（动脉或微动脉）外区域有中性粒细胞浸润

注：符合 2 条或 2 条以上时可诊断为 GPA。

2017 年 ACR/EULAR 肉芽肿性多血管炎分类标准，见表 8-11。

表 8-11　2017 年 ACR/RULAR 的 GPA 分类标准

临床标准	鼻腔血性分泌物、溃疡、鼻痂或鼻窦 - 鼻腔充血／不通畅	3 分
	软骨受累	2 分
	听力丧失或下降	1 分
实验室检查	c-ANCA 或 PR3-ANCA 抗体阳性	5 分
	活检见到肉芽肿表现	2 分
	胸部影像检查提示结节、包块或空洞形成	2 分

续表

局灶性或弥漫性鼻和副鼻窦炎及影像上乳突炎	2分
极少或没有免疫复合物沉积的肾小球肾炎	1分
嗜酸性粒细胞计数 $\geq 1 \times 10^9/L$	-3分
p-ANCA 或 MPO-ANCA 抗体阳性	-1分

注：以上10项评分总和 ≥ 5 分的患者可以分类诊断为 GPA。

2012年 Chapel Hill 共识会议就血管炎的命名法对 ANCA 相关性血管炎进行了重新定义。坏死性肉芽肿性炎症是常累及上、下呼吸道，以及主要累及小、中血管的坏死性血管炎（毛细血管、小动脉、小静脉、动脉和静脉）。坏死性肾小球肾炎很常见。

【鉴别诊断】

1. 显微镜下多血管炎（MPA）

是一种主要累及小血管的系统性坏死性血管炎，可侵犯肾脏、皮肤和肺等脏器的小动脉、微动脉、毛细血管和小静脉。主要病理表现为局灶性坏死性的全层血管炎，病变部位可见纤维素样坏死和中性粒细胞、淋巴细胞、嗜酸性粒细胞等多种细胞的浸润。累及肾脏时出现蛋白尿、镜下血尿和红细胞管型。约80%的 MPA 患者 ANCA 阳性，是 MPA 的重要诊断依据，其中约60%MPO-ANCA（p-ANCA）阳性，肺受累者常有此抗体，另有约40%的患者为 PR3-ANCA（c-ANCA）阳性。

2. 嗜酸性肉芽肿性多血管炎

EGPA，原称为变应性肉芽肿性血管炎，是以过敏性哮喘、嗜酸性粒细胞增多、发热和全身肉芽肿血管炎为特征的疾病。EGPA 亦可累及上呼吸道，多为一过性片状或结节性肺浸润或弥漫性间质性病变，多伴发哮喘发作。

3. 淋巴瘤样肉芽肿病（LG）

是多形细胞浸润性血管炎和血管中心性坏死性肉芽肿病，浸润细胞为小淋巴细胞、浆细胞、组织细胞及非典型淋巴细胞。LG 具有特征性非典型性淋巴网状细胞浸润明显的增生活跃现象。病变主要累及肺、皮肤、神经系统及肾间质，但不侵犯上呼吸道。LG 有进展为恶性淋巴瘤倾向。

4. 肺出血 – 肾炎综合征

是由抗基底膜抗体导致的肾小球和肺泡壁基底膜的严重损伤，临床表现为肺出血、急进性肾小球肾炎和血清抗肾小球基底膜（GBM）抗体阳性三联征。以发热、咳嗽、咯血及肾炎为突出表现，但一般无其他血管炎征象。本病多缺乏上呼吸道病变，肾病理可见基底膜有免疫复合物沉积。

5. 复发性多软骨炎（RP）

是以软骨受累为主要表现，临床表现也可有鼻塌陷、听力障碍、气管狭窄，但该病一般均有耳廓受累，而无鼻窦受累，实验室检查 ANCA 阴性，活动期抗 Ⅱ 型胶原抗体阳性。

【治疗】

（一）治疗原则

临床医生只有及时诊断，并认识 GPA 临床多样性和疾病严重性，同时密切监测疾病的活动，且预测与疾病及治疗相关的并发症，才能够有效治疗 GPA。

治疗可分为 3 期，即诱导缓解、维持缓解及控制复发。循证医学显示糖皮质激素加环磷酰胺联合治疗有显著疗效，特别是肾脏受累及具有严重呼吸系统疾病的患者，应作为首选治疗方案。

（二）一般治疗

注意休息，避免劳累，预防感染。

（三）药物治疗

1. 糖皮质激素

糖皮质激素仍然是 ANCA 相关性血管炎治疗的基石。单独使用糖皮质激素可以使一些局限性 GPA 患者得以改善，但疾病进展和复发常见，单用激素并不能使全身性 GPA 完全缓解。活动期用泼尼松 1.0 ～ 1.5

mg/（kg·d），4～6周病情缓解后逐渐减量并以小剂量维持。对严重病例如中枢神经系统血管炎、呼吸道病变伴低氧血症如肺泡出血、进行性肾衰竭，可采用冲击疗法：甲泼尼龙 1.0g/d，连用 3 天，第 4 天改口服泼尼松 1.0～1.5mg/（kg·d），然后根据病情逐渐减量。

2. 免疫抑制剂

（1）环磷酰胺：应根据病情选择不同的方法。通常给予口服环磷酰胺 1～3mg/（kg·d），也可用环磷酰胺 200mg，隔日 1 次。对病情平稳的患者可用 1mg/（kg·d）维持。对严重病例给予环磷酰胺按 $0.5～1.0 \, g/m^2$ 体表面积静脉冲击治疗，每 3～4 周 1 次，同时还可给予每天口服环磷酰胺 100mg。环磷酰胺是治疗本病的基本药物，可使用 1 年或数年，撤药后患者能长期缓解。糖皮质激素减量和停药一般在环磷酰胺减量前。用药期间注意观察不良反应，如骨髓抑制、继发感染等。白细胞减少是骨髓抑制最常见的表现，常用于指导剂量调整。循证医学显示，环磷酰胺能显著地改善 GPA 患者的生存期，但不能完全控制肾脏等器官损害的进展。

（2）硫唑嘌呤：为嘌呤类似药，有时可替代环磷酰胺。一般用量为 2～2.5 mg/（kg·d），总量不超过 200mg/d。但需根据病情及个体差异而定，用药期间应监测不良反应。如环磷酰胺不能控制病情，可合并使用硫唑嘌呤或改用硫唑嘌呤。为了减少硫唑嘌呤不良反应的发生，在开始应用硫唑嘌呤（尤其是大剂量应用）之前，建议进行 TPMT 筛查。

（3）甲氨蝶呤：甲氨蝶呤一般用量为 10～25mg，每周 1 次，口服、肌内注射或皮下注射疗效相同，如环磷酰胺不能控制可合并使用。甲氨蝶呤的不良反应较轻微，并且通过减药或短暂的停药可以减轻。补充叶酸或亚叶酸可以降低某些甲氨蝶呤不良反应的发生率，但是否影响其疗效尚不清楚。

（4）环孢素：作用机制为抑制 IL-2 的合成，抑制 T 细胞的激活。优点为无骨髓抑制作用，但免疫抑制作用也较弱。常用剂量为 3～5 mg/（kg·d）。

（5）霉酚酸酯：初始用量 1.5g/d，分 3 次口服，维持 3 个月，维持剂量 1.0g/d，分 2～3 次口服。

（6）丙种球蛋白：静脉用丙种球蛋白（IVIG）与补体和细胞因子网络

相互作用，提供抗独特型抗体，作用于 T 细胞、B 细胞。大剂量丙种球蛋白还具有广谱抗病毒、细菌及中和循环性抗体的作用。一般与激素及其他免疫抑制剂合用，剂量为 300 ～ 400mg/（kg·d），连用 5 ～ 7 天。

3. 其他治疗

（1）复方新诺明片：对于病变局限于上呼吸道及已用泼尼松和环磷酰胺控制病情者，可选用复方新诺明片进行抗感染治疗（2 ～ 6 片 / 日），被认为有良好疗效，能预防复发，延长生存时间。在使用免疫抑制剂和激素治疗时，应注意预防卡氏肺囊虫感染所致的肺炎，约 6% 的 GPA 患者在免疫抑制剂治疗的过程中出现卡氏肺囊虫肺炎，并可成为 GPA 的死亡原因。

（2）生物制剂：利妥昔单抗是一种能特异性降低 B 细胞数量的单克隆抗体，在 ANCA 相关性血管炎诱导缓解治疗中的疗效与环磷酰胺相当，但对复发患者的再次诱导缓解上要优于环磷酰胺。多用于有环磷酰胺禁忌证或累积量较大的患者。在 2014 年英国风湿病学会制定的有关 AAV 治疗推荐中将利妥昔单抗和环磷酰胺均作为一线的诱导缓解药物。也有 TNF-α 受体阻滞剂治疗 GPA 有效的报道。TNF-α、CD20 等的单克隆抗体主要应用于难治性、经常规治疗多次复发或有环磷酰胺禁忌证患者，部分患者取得较好疗效，但最终疗效还需要更多的临床资料证实。近年，有关阿巴西普、贝利木单抗的大规模临床研究正在进行中。

（四）手术治疗

对于声门下狭窄、支气管狭窄等患者可以考虑外科治疗。

（五）其他治疗

（1）血浆置换：对活动期或危重病例，如活动性肾小球肾炎、肺泡出血，尤其是常规治疗反应不好或需要尽快诱导治疗时，血浆置换治疗可作为临时性治疗，但仍需与激素及其他免疫抑制剂合用。目前认为，对于血清肌酐水平大于 6mg/dl 的严重肾病患者，若常规治疗无效，在标准治疗基础上给予血浆置换是合理的。

（2）透析：急性期患者如出现肾功能衰竭则需要透析，55% ～ 90% 的患者能恢复足够的肾功能。

【随访】

为保持长时间的病情缓解，GPA 患者必须要进行较长期的严密随访。

【预防】

1. 一级预防

加强营养，增强体质；预防和控制感染，提高自身免疫功能；室外活动时保护眼，用眼罩防护及鼻部的保护。

2. 二级预防

早期诊断，了解眼、鼻感染情况，做好临床观察，早期发现各个系统的损害，早期治疗，主要控制眼、鼻的感染。

3. 三级预防

注意肺、肾、心及皮肤病变，并注意继发性金黄色葡萄球菌感染的发生。此外，神经系统、消化系统亦可能被累及。

（温鸿雁）

第八节　过敏性紫癜

【概述】

过敏性紫癜（anaphylactoid purpura），现称为免疫球蛋白（Ig）A 血管炎（IgA vasculitis，IgAV），是一种系统性血管炎，其特征是小血管内多形核白细胞炎性浸润，伴小动脉、毛细血管和小静脉壁与肾小球中 IgA1 为主的免疫沉积，常累及皮肤、胃肠道、关节和肾脏。

该病的年发病率约为 1/万，男性高于女性，是儿童中最常见的血管炎类型，通常呈良性和自限性转归；成人仅占患病总人数的 10%，但疾病常较严重，预后差于儿童。

【临床表现】

(一)症状要点

过敏性紫癜好发于儿童，4～6 岁发病率最高。约 40% 患者发病前有感染史，大多来自上呼吸道，极少发生于夏季。始发症状多为紫癜和关节痛。

皮肤受累是本病最主要的临床表现，常见臀部和下肢对称的瘀斑性红斑或丘疹，并演变为典型的紫癜。患者普遍存在胃肠道症状，可有类似急腹症的绞痛性腹痛，伴恶心和呕吐，还可表现为肠绞痛或消化道出血，出现黑粪或呕血，大出血罕见。关节受累也较多见，包括关节痛或关节炎，常累及膝关节和踝关节，可在紫癜产生前出现。

除了经典的临床三联征，过敏性紫癜还会影响到肾脏，一般以血尿为特征，伴或不伴有蛋白尿。部分病例可出现严重肾损害，表现为肾病或肾炎综合征，甚至可能导致终末期肾病。肾炎尤其是严重的肾脏受累常见于成人，与患者长期预后密切相关。极少数可累及中枢神经系统，或出现睾丸（阴囊）疼痛及呼吸道病变。

(二)查体要点

皮疹通常为瘀点和紫癜，偶尔也会出现红斑丘疹或荨麻疹。可融合形成瘀斑，甚至大疱性、坏死性病变。常发生于重力依赖的区域和压力点部位，尤其是下肢和臀部，超过 1/3 的患者可累及躯干上部和上肢。当出血性皮损消失时，含铁血黄素沉积会使皮肤褪色数周。网状青斑、结节样病损、皮肤溃疡多见于中等血管受累，在本病中少见。

除皮肤外，患者可有膝、踝关节短暂的非毁损性多关节痛，也可影响手足关节，表现为肿胀、功能受限。对其他系统尤其是心肺、消化和泌尿系统也需要进行细致的检查。

(三)临床类型

成人患者临床表现与儿童相似，但肠套叠罕见，而儿童的关节受累和腹痛比成人多。此外，成人下肢水肿、高血压多见，发生严重肾脏病变的风险增加。对于成人患者应考虑进行肿瘤筛查，尤其是 60 岁左右男性，且发病前无感染史者。

【辅助检查】

（一）实验室检查

本病无诊断性实验室指标，检查主要有以下几个目的：①帮助了解疾病活动情况；②排除有无其他系统疾病存在；③监测治疗不良反应。对所有患者均应行全血细胞计数、血沉、肝功能、肾功能、尿常规及大便隐血检查。病因不明者应检测凝血酶原时间、抗核抗体、抗中性粒细胞胞浆抗体、类风湿因子、血清免疫球蛋白、补体水平。患者可出现正色素性贫血和低补体血症，如合并细菌感染可有白细胞增多和 ESR 升高。

（二）影像学检查

影像学检查通常用于具有严重腹部症状的患者，部分肠道受累者全小肠造影可见回肠和空肠黏膜下水肿、溃疡及痉挛。有呼吸道表现的患者应常规行全胸片或胸部 CT 检查。

（三）其他检查

内镜检查有助于明确消化道病变，通常位于十二指肠降部、胃和结肠，回肠末端也可受累。对疑诊或不典型病例可进行皮肤或肾脏活检。

【诊断】

尽管以紫癜为主的皮肤受累是最典型的表现，患者也常出现全身症状，包括腹痛、消化道出血、关节痛／关节炎和肾小球肾炎。诊断主要依赖于临床表现，2010 年 EULAR 联合儿科风湿病国际协作组织和欧洲儿科风湿病学会共同制定的修订标准仍是当前诊断的金标准（表 8-12），在儿童中敏感性为 100%，特异性为 87%，在成人中敏感性为 99.2%，特异性为 86%。

表 8-12　过敏性紫癜的诊断标准

指标	定义
必备指标	下肢为主的紫癜或淤斑
其他指标（至少符合一项）	1. 弥漫性腹痛，急性起病
	2. 病理示白细胞破碎性血管炎或增生性肾小球肾炎，伴 IgA 为主的免疫沉积
	3. 急性起病的关节炎或关节痛
	4. 肾脏受累出现蛋白尿或血尿

【鉴别诊断】

本病要与其他具有相似表现的疾病相鉴别，主要如表 8-13 所示。需注意的是，部分患者可合并肿瘤的存在，出现在诊断之前、期间或之后。与其他血管炎相比，过敏性紫癜和实体肿瘤更为相关，以胃肠道、呼吸道和泌尿道为主，患者大多是男性，年龄 60 岁左右。当疾病不明原因进展，尤其当皮疹扩散到躯干和上肢时，应注意肿瘤的筛查。

表 8-13　过敏性紫癜与其他疾病的鉴别诊断

	疾病
血小板减少性紫癜	免疫性血小板减少性紫癜
	血栓性血小板减少性紫癜
其他类型血管炎	过敏性血管炎
	荨麻疹性血管炎
	混合性冷球蛋白血症
	皮肤血管炎
	ANCA 相关小血管炎
风湿性疾病	系统性红斑狼疮
	类风湿关节炎
	干燥综合征

续表

	疾病
风湿性疾病	混合性结缔组织病
	儿童皮肌炎
	抗磷脂抗体综合征
其他	败血症
	弥散性血管内凝血
	丘疹紫癜性手套和短袜样综合征
	地中海热
	引起急腹症的其他原因

【治疗】

（一）治疗原则

本病在治疗策略上还存在争议，没有肾脏侵犯者以对症治疗为主，如止痛、补液及发生肠套叠时手术，在皮肤坏死溃疡的情况下进行创口治疗。对于肾炎和其他严重并发症的治疗尚无共识。

（二）一般治疗

对于多数呈自限性病程的患者，可仅给予支持治疗，如卧床休息、充分补液和监测生命体征。

（三）药物治疗

（1）非甾体抗炎药：可改善关节症状，但不能用于肾功能不全的患者。

（2）糖皮质激素：常用于具有严重胃肠道表现的患者。前瞻性双盲安慰剂对照试验证实，糖皮质激素能有效减轻腹痛和改善关节疼痛。大样本回顾研究提示住院2天内给予糖皮质激素治疗可减少腹部手术、内窥镜检查和腹部影像检查的需要。但近期一项荟萃分析显示，使用糖皮质激素或抗血小板药物不能预防发生持续性肾脏疾病。

（3）免疫抑制剂：如环磷酰胺、霉酚酸酯、环孢素等，建议仅用于慢性、持续、复发或复杂的病例。有报道霉酚酸酯对糖皮质激素耐药的肾病性蛋白尿有效。而一项比较环磷酰胺联合糖皮质激素与单用糖皮质激素的研究提示，联合用药并无更多获益。

（4）生物制剂：额少量报道抗 CD20 单克隆抗体（利妥昔单抗）治疗可使成人患者伯明翰血管炎活动评分、24 小时蛋白尿、C 反应蛋白和激素用量显著降低，并且接受治疗者肾功能不再恶化。大多数情况下，利妥昔单抗治疗 6 个月内可获得缓解。

（5）其他治疗：有持续性蛋白尿的，应加用血管紧张素转换酶抑制剂或血管紧张素受体阻滞剂治疗。重症患者可尝试丙种球蛋白或血浆置换治疗，进展至终末期肾病者可考虑肾移植。抗凝药物如华法林、双嘧达莫和乙酰水杨酸有应用报道，但尚缺乏依据。

（四）手术治疗

本病极少需要手术治疗。

【常见并发症】

初始阶段以消化道并发症为主，儿童以肠套叠最常见，表现有严重腹痛和（或）需要住院治疗的儿童发生风险较高，总发病率为 2.3% ～ 3.5%。还可出现肠缺血、肠穿孔或胰腺炎。

远期并发症主要是肾脏受累，在年龄较大儿童与成人中多见，约 1% ～ 7% 进展为肾功能不全或终末期肾病。

【预后】

多数呈良性和自限性发展，据文献报道，中位随访 12 个月时 83% 的患者完全恢复。随访 12 年时约有 1/3 出现疾病复发，复发时症状多与初发时相似，而诊断时有关节和胃肠道表现可能是复发的预测指标。

肾脏受累是本病致残的首要原因。有研究提出在成人中，基线肾功能损害和蛋白尿＞ 1g/d，以及肾活检时间质纤维化、肾小球硬化和纤维蛋白样坏死程度是发生终末期肾病的主要相关因素。

【随访】

在发病后最初 1 ～ 2 个月应进行尿液分析和血压监测，1 周 1 次或两周 1 次。在疾病逐渐消退后，将随访监测改为 1 个月 1 次，之后改为隔月 1 次，直到距最初发病 1 年以上，以明确有无肾脏受累。

【预防】

避免各种诱因尤其是上呼吸道感染，可能有助于预防疾病的发生。

（冯学兵）

第九节　白塞病

【概述】

白塞病（behcet's disease，BD）是一种慢性全身性血管炎症性疾病，主要表现为复发性口腔溃疡、生殖器溃疡、眼炎及皮肤损害，也可累及血管、神经系统、消化道、关节、肺、肾、附睾等。病情呈反复发作和缓解的交替过程。大部分患者预后良好，但出现眼、中枢神经系统及大血管受累者预后不佳。

【临床表现】

（一）病史要点

本病全身各系统均可受累，有时患者需经历数年甚至更长时间才相继出现多种临床症状和体征。

（二）症状要点

1. 基本症状

（1）口腔溃疡：几乎 100% 的 BD 患者可出现，多数患者为首发症状，出现阿弗他溃疡，是诊断本病最基本的症状。口腔溃疡反复发作，此起彼伏，每年发作至少 3 次。发作时可在颊黏膜、舌缘、唇、软腭、扁桃体等处出现痛性红色小结节，直径 2～3mm，可单发或多发，呈圆形或卵圆形，上披白色或乳白色假膜，周围有边缘较清晰的红晕。有的以疱疹起病，1～2 周后自行消退，不留瘢痕。也有患者持续数周不愈，最后遗留瘢痕。

（2）生殖器溃疡：约 75% 的患者出现生殖器溃疡，病变与口腔溃疡相似，但溃疡较深大、疼痛剧、愈合慢，且出现次数少，数目也少。女性患者常出现在大、小阴唇，其次为阴道。男性患者多见于阴囊和阴茎，也可以出现在会阴或肛门周围。

（3）眼炎：见于约 50% 的患者，双眼各组织均可累及，出现前葡萄膜炎、后葡萄膜炎、视网膜血管炎，表现为视物模糊、视力减退、眼球充血与疼痛、畏光流泪、异物感、头痛等。前房积脓被认为是白塞病的主要典型表现，几乎总伴有严重视网膜血管炎。眼炎反复发作可出现失明。

（4）皮肤病变：皮损发生率高，可达 80%～98%，表现多种多样，可出现结节性红斑、假性毛囊炎、痤疮样毛囊炎、浅表栓塞性静脉炎等不同表现。其中以结节性红斑最为常见且有特异性，见于 70% 患者，多见于下肢的膝关节以下部位，对称性、铜板大小，表面呈红色的浸润性皮下结节，有压痛，分批出现，逐渐扩大，1～2 周后其表面色泽转为暗红，有的可自行消退。另一种皮疹为带脓头或不带脓头的毛囊炎，见于 30% 的患者，面、颈部多见。针刺后或小的皮肤损伤后出现反应也是 BD 的一种较为特异的皮肤反应。栓塞性浅静脉炎常在下肢见到。

2. 各系统症状

（1）消化系统受累最基本的病变是溃疡，可单发或多发，病变可出现在自口腔至肛门的任一部位，发生率高达 50%，严重者可以出现溃疡穿孔、出血甚至死亡。肠道受累时称作肠白塞病。

（2）神经系统受累又称神经白塞病，见于 5%～50% 的患者，神经系统任何部位都可受累而出现相应症状，中枢神经系统（CNS）受累较多见，周围神经系统受累较少。

（3）心血管系统心脏损害较少见，10%～20% 的 BD 患者合并大中血管炎。全身大小血管都可累及，静脉系统受累较动脉系统多见，主要分为动脉闭塞、动脉瘤、静脉栓塞、静脉曲张 4 类。根据受累部位及血管的不同，可出现相应器官缺血、梗死或静脉回流障碍等症状。

（4）关节炎：50% 的患者有关节症状，表现为局限性、非对称性关节炎。主要为四肢大关节受累，常见为膝关节、踝关节、腕关节、肘关节，可伴有明显的晨僵，但一般不遗留畸形。

（5）其他肺受累、泌尿系统受累少见。附睾炎的发生率不高但较具特异性。

（三）查体要点

详情参照本条目症状要点。

【辅助检查】

（一）实验室检查

BD 没有特异性的实验室检查异常。活动期可有 ESR 增快、C 反应蛋白升高；部分患者冷球蛋白阳性；HLA-B5 阳性率较高，与眼、消化道病变及黏膜皮肤病变相关。神经白塞病患者的脑脊液压力升高，约 80% 出现轻度白细胞增高，单核和多核细胞各占一半，33% ～ 65% 蛋白升高，葡萄糖多正常。

（二）影像学检查

消化道钡餐、消化道内镜检查、血管造影、血管彩超检查有助于诊断病变部位及范围。神经白塞病患者急性期 MRI 检查的敏感性高达 96.5%，可以发现在脑干、脑室旁白质和基底节处的增高信号。

（三）其他检查

针刺反应试验：用 20 号无菌针头在前臂屈面中部斜行刺入约 5mm，沿纵向稍微捻转后退出，24 ～ 48 小时后局部出现直径 > 2mm 的毛囊炎样红点或者脓疱疹样改变为阳性。该试验特异性较高且与疾病活动性相关，阳性率 60% ～ 78%。静脉穿刺或皮肤创伤后出现的类似皮损具有同等价值。

【诊断】

白塞病诊断标准参考 2014 年白塞病国际诊断（分类标准），见表 8-14。

表 8-14　2014 年白塞病国际诊断（分类标准）

症状／体征	分值（分）
眼部损害	2
生殖器溃疡	2
口腔溃疡	2
皮肤损害	1
神经系统表现	1
血管表现	1
针刺试验阳性*	1

注：以上得分≥4 分可诊断白塞病，需除外其他疾病。*针刺试验并非必需，最初的评分系统并未包括在内，但是如果进行了针刺试验且为阳性，则额外增加 1 分。

【鉴别诊断】

本病以某一系统症状为突出表现者易误诊为其他系统疾病。以关节症状为主要表现者应注意与类风湿关节炎、反应性关节炎、强直性脊柱炎相鉴别；皮肤黏膜损害则应与多形红斑、结节性红斑、梅毒等相鉴别；胃肠道受累应与克罗恩病、溃疡性结肠炎等相鉴别；神经系统损害与感染性、变态反应性脑脊髓膜炎、脑脊髓肿瘤、多发性硬化、精神病等相鉴别；附睾炎与附睾结核相鉴别。

【治疗】

（一）治疗原则

BD 的临床病程呈现典型的复发和缓解，目前尚无公认的有效根治办法，治疗目的在于迅速抑制炎症的加剧和复发，防止重要脏器不可逆的损害，减缓疾病进展。BD 的治疗方案取决于疾病的严重程度，单纯皮肤黏膜受损者建议尽量局部用药，出现内脏系统损害者需要应用糖皮质激素与免疫抑制剂。

（二）一般治疗

急性活动期应卧床休息，发作间歇期应注意预防复发，如控制口咽部感染，避免进食辛辣刺激食物。

（三）药物治疗

1. 单纯皮肤黏膜损伤

（1）对于口腔溃疡可于溃疡局部应用糖皮质激素药膏或喷雾（非吸入式）、局部应用麻醉药或硫糖铝。生殖器溃疡者可予 PP 粉坐浴。

（2）眼部损害需眼科医生协助治疗，必要时可予糖皮质激素眼膏或滴眼液，甚至局部注射糖皮质激素。

（3）结节性红斑或生殖器溃疡：秋水仙碱口服 0.5mg bid ～ tid。氨苯砜（50 ～ 150mg/d）单独应用或与秋水仙碱联合应用均对溃疡愈合有益，但应用氨苯砜之前需进行 G6PD 缺乏症的筛查，应用过程中需监控溶血性贫血及高铁血红蛋白溶血症等并发症。

2. 严重皮肤黏膜损伤

上述治疗措施无效可考虑予沙利度胺（25 ～ 50mg tid）治疗，应用沙利度胺时需避孕，并注意监测周围神经炎等药物不良反应的发生。也可考虑给予患者低剂量甲氨蝶呤（MTX，7.5 ～ 15mg/ 周）或小剂量泼尼松口服。应用 MTX 过程中需注意监控其潜在的肝脏毒性及骨髓抑制，定期复查血常规、肝功能。

3. 系统受累

BD 患者出现系统受累时，如心血管系统受累，建议糖皮质激素联合免疫抑制剂治疗。

（1）糖皮质激素：糖皮质激素的用量需根据病情的严重程度酌情使用，重症患者如严重眼炎、CNS 病变、严重血管炎患者可静脉应用大剂量甲泼尼龙冲击（1000mg/d，3 ～ 5 天为 1 个疗程）。

（2）免疫抑制剂：硫唑嘌呤能够明显降低眼葡萄膜炎和眼炎的发生率，能够保护视力。故出现眼炎患者推荐糖皮质激素联合硫唑嘌呤[2 ～ 2.5mg/（kg·d）]治疗。硫唑嘌呤还可有效治疗口腔溃疡、生殖器溃疡和关节炎，对预防深静脉血栓形成也有作用。应用硫唑嘌呤期间需警惕骨髓抑制，用药期间密切监测血象。若糖皮质激素联合硫唑嘌呤无效，可考虑予其他的免疫抑制剂如吗替麦考酚酯代替。环孢素A[3 ～ 5 mg/（kg·d）]对其他免疫抑制剂疗效不佳的眼白塞病效果较好，但一般不用于合并CNS损害的患者。柳氮磺吡啶（3 ～ 4g/d，分成3 ～ 4次口服）可用于肠白塞病或关节炎患者。对于出现急性CNS损伤、肺血管炎、眼炎时可考虑口服或静脉给予大剂量环磷酰胺冲击治疗（0.5 ～ 1.0g/m^2 体表面积，每3 ～ 4周1次或0.6g/次，每2周1次），使用过程中注意水化，避免出血性膀胱炎，注意监测骨髓抑制等不良反应。

常用免疫抑制剂应用方法详见表8-15。

表8-15 常用免疫抑制剂应用方法

药物	剂量	指征
糖皮质激素		
泼尼松（或泼尼松龙）	30 ～ 40mg/d 口服	眼炎、血管炎、大量口腔溃疡、外阴溃疡伴发热、消化道溃疡
甲泼尼龙	1000mg/d 静滴，连续3天	严重眼炎、CNS 病变、严重血管炎
免疫抑制剂		
硫唑嘌呤	2 ～ 2.5mg/（kg·d）口服	眼炎、血管炎
甲氨蝶呤	每周 7.5 ～ 15mg 口服	眼炎、血管炎
环磷酰胺	1 ～ 2mg/（kg·d）或每月 1g 静滴	严重眼炎、CNS 病变、严重血管炎
环孢素	3 ～ 5mg/（kg·d）口服	顽固性眼炎
雷公藤多苷	20mg，每日 3 次	眼炎、黏膜溃疡

3. 生物制剂

TNF-α 拮抗剂尤其是英夫利西单抗、阿达木单抗均有治疗白塞病有效的报道，尤其是难治性眼葡萄膜炎、白塞病胃肠道受累等。应用期间注意防治感染，尤其是结核。IL-6 受体拮抗剂托珠单抗对于治疗 BD 所致顽固性眼炎、CNS 受累有较好的疗效，但该药对严重皮肤黏膜病变效果不佳。

（四）手术治疗

BD 患者一般不主张手术治疗。重症肠白塞病并发肠穿孔时可考虑急诊手术治疗，但术后复发率高达 50%。动脉瘤具有破裂风险者可考虑手术治疗。血管病变手术后也可于手术吻合口形成动脉瘤，采用介入治疗可减少手术并发症。手术后应继续应用免疫抑制剂以减少复发。眼失明伴持续疼痛者可手术摘除。

（五）其他治疗

明确诊断新近形成的血栓，排除出血倾向、脑卒中、手术、未控制的高血压、肝功能、肾功能衰竭等禁忌证，可考虑溶栓抗凝治疗。溶栓可静脉应用链激酶、尿激酶；抗凝可选用低分子肝素皮下注射或华法林口服（INR 维持在 2 ~ 2.5）。临床应用时应权衡利弊。

BD 患者 40% 可出现 PPD 皮试阳性。若患者有结核或结核病史，PPD 皮试强阳性，可试用三联抗痨治疗 3 个月以上并观察疗效。

【随访】

确诊 BD 并需要长期用药患者，应进行密切的随访，定期监测血象、肝功能、肾功能、ESR、CRP 等指标。

【预防】

对于 BD 患者，应保持心情开朗，避免情绪波动和过度劳累。

（戴　冽）

第九章
痛　风

【概述】

痛风（gout）是嘌呤代谢紊乱和（或）尿酸排泄减少而致血尿酸（UA）水平升高，尿酸盐（MSU）晶体沉积于组织或器官并引起组织损伤的一组临床综合征，主要表现为反复发作性关节红、肿、热、痛与功能障碍，甚至关节畸形、肾石病及尿酸性肾病。

【临床表现】

（一）病史要点

痛风除可累及骨关节、皮肤软组织系统外，还可累及肾脏、心脑血管、内分泌系统，故痛风不仅仅是一组关节内疾病，更是一组可以累及多器官、多系统的临床症候群。痛风性关节炎起病较隐匿，常在夜间发作，12 ～ 72 小时达到高峰，发作前可有高嘌呤和高果糖饮食、饮酒、寒冷、劳累等诱发因素。

（二）症状要点

痛风根据受累部位不同而有不同的临床表现。

1. 骨关节、软组织系统

（1）急性痛风性关节炎：临床上主要表现为受累关节的红肿、发热、疼痛和功能障碍。急性痛风性关节炎 85% ～ 90% 首次发作为单关节受累，其中最常见部位为第一跖趾关节。3% ～ 14% 的患者初次发作表现为多关节。急性痛风主要累及下肢，极少累及肩关节、髋关节、脊柱、骶髂关节、胸锁关节或颞颌关节。急性痛风性滑囊炎亦较常见，主要累及髌前囊和鹰嘴滑囊。部分患者在第一次急性痛风发作之前有短暂而轻微的"踝关节扭伤"、足跟酸痛或第一跖趾关节刺痛，典型发作者常于深夜被关节痛惊醒，疼痛进行性加剧，12 小时左右达高峰，呈撕裂样、刀割样或咬噬样，疼痛难忍。受累关节红肿灼热、皮肤紧绷、触痛明显、功能受限。可有发热、寒战、头痛、心悸、恶心等全身症状，可伴有白细胞及 ESR 增高等。早期发作时 X 线仅表现为软组织肿胀。

（2）慢性痛风性关节炎：痛风石是此阶段的特征性改变。痛风石可沉积在软骨、滑膜、肌腱、软组织及其他任何地方。痛风石沉积可引起手指、手、鹰嘴、膝或足的不规则、非对称性肿大，其表面的皮肤张力大、透亮、菲薄，可能发生溃疡，排出由尿酸盐结晶形成的白色、白垩样或糊状物质。痛风石可引起形状怪异的畸形，并造成进行性残疾。典型的放射学改变伴随痛风石出现，关节软骨下骨质破坏，出现偏心性圆形或卵圆形囊性变，甚至呈虫噬样、穿凿样缺损，边界较清，相邻的骨皮质可膨起或骨刺样翘起。重者关节半脱位或脱位，甚至病理性骨折。此外，痛风石可以沉积于脊柱关节，这部分患者易被误诊为血清阴性脊柱关节病、椎间盘疾病、感染，甚至类风湿关节炎。

（3）痛风性脂膜炎：痛风性脂膜炎是痛风的一种较少见的皮肤表现，其皮损特点为分布于四肢皮肤红色的、边界清楚的、坚硬的不规则痛性斑块或结节，可伴有或不伴有痛性溃疡，并排出由尿酸盐形成的不透明白垩样糊状物质。这种皮损可在痛风发生之前出现，也可与痛风同时或者痛风发生数年后出现。

2. 肾脏及泌尿系统

（1）尿酸盐性肾病：临床表现为尿浓缩功能下降，出现夜尿增多、低比重尿、小分子蛋白尿、白细胞尿、轻度血尿及管型尿。晚期肾小球滤过功能下降，出现肾功能不全及高血压、水肿、贫血。

（2）尿酸性肾病：临床表现为少尿、无尿、急性肾功能衰竭，尿中可见大量尿酸晶体，UA 平均为 20mg/dl（12 ～ 80mg/dl）。多为继发性高尿酸血症（HUA）所致，因高白细胞白血病、淋巴瘤化疗后或者急性溶血等引起大量细胞迅速分解，释放大量尿酸。

（3）尿酸性泌尿系结石：结石较小者呈砂砾状随尿排出，可无明显症状；较大者可阻塞尿路，引起肾绞痛、血尿、排尿困难、泌尿系感染、肾盂扩张、积水等。痛风患者发生肾结石概率随着血尿酸浓度的增高和尿尿酸的排泄增加而增高，50% 以上的痛风伴肾结石患者血尿酸浓度大于13mg/dl。

3. 心脑血管

MSU 可沉积于心肌、瓣膜、心脏传导系统而引起相应的临床症状，但发生率很低。

（三）查体要点

单关节红、肿、皮温高、触痛，或多关节肿、压痛；耳廓或肘关节伸侧面皮下结节（痛风石）。

【辅助检查】

（一）实验室检查

1. 血尿酸、肝肾功能及血脂

血尿酸在痛风急性期可升高、正常，甚至降低，在间歇期和慢性期通常是增高的。合并脂肪肝的患者氨基转移酶可有轻中度升高，合并高脂血症的患者血脂可有不同程度的升高，肌酐、尿素氮可有不同程度的升高。

2. 关节液结晶检查

偏振光显微镜下检测关节液是否有尿酸盐结晶。

3. 血尿常规、ESR、CRP

白细胞、血小板、ESR、CRP 在痛风性关节炎急性期可显著增加，尿常规可了解尿 pH 及有无蛋白、红细胞。

4. 病理检查

尿酸盐晶体沉积在不同组织引起相应损伤，偏振光显微镜下可见尿酸盐晶体，若尿酸盐晶体沉积在皮下，则可表现为肉芽肿样炎症改变，尿酸盐晶体沉积并伴有栅栏样淋巴细胞和组织细胞浸润。此处病理检查并非指尿酸盐结晶本身的病理检查，而是结晶引起的组织损伤的病理检查，主要表现为肉芽肿性炎症，尤其对痛风性脂膜炎有意义。

（二）影像学检查

X线可了解关节周围软组织肿胀、骨质破坏情况；CT可了解早期骨质破坏情况，双能CT可了解尿酸盐晶体沉积；B超可了解尿酸盐晶体沉积（双轨征）；腹部彩超可了解肾脏及输尿管是否有结石，了解是否有脂肪肝。

【诊断】

如有外周关节肿痛发作史，尿酸盐结晶检测阳性，可直接诊断痛风，如无尿酸盐结晶结果，需进一步评分。2015年痛风诊断标准见表9-1。

表9-1 2015年痛风诊断标准

	项目	评分
临床表现	累及踝关节或足中段	1
	累及第一跖趾关节	2
	受累关节皮肤发红	1
	受累关节触痛明显	1
	受累关节活动障碍	1
	1次典型发作史（反复关节痛≥2次，抗感染治疗无效，疼痛24小时内达到高峰，14天内症状缓解，疼痛间歇期疼痛完全缓解）	1
	多次典型发作史	2
	痛风石	4
实验室检查	血尿酸＜40mg/L（＜240μmol/L）	-4
	血尿酸60～80mg/L（360～480μmol/L）	2
	血尿酸80～100mg/L（480～600μmol/L）	3
	血尿酸≥100mg/L（≥600μmol/L）	4
	关节液尿酸盐结晶阴性	-2

续表

项目		评分
影像学检查	影像学检查：关节B超见双轨征	4
	双能CT检测到尿酸盐结晶	4
	其他影像学检查提示痛风相关关节损伤	4

评分≥8分者诊断痛风

【鉴别诊断】

（一）急性痛风性关节炎需要鉴别的疾病

1. 蜂窝织炎

鉴别要点：①是指由金黄色葡萄球菌、溶血性链球菌或腐生性细菌引起的皮肤和皮下组织广泛性、弥漫性、化脓性炎症；②可有发热等全身症状，抗生素治疗有效；③发作无自限性，无反复发作；④血尿酸一般不高，不能检测到MSU晶体。

2. 反应性关节炎

鉴别要点：可表现为下肢单关节红肿热痛，但其无发作间歇期，关节炎呈持续性，可有腊肠趾、跟腱肿痛，关节外可有无菌性尿道炎、眼炎、结节红斑等。

（二）慢性痛风性关节炎需与类风湿关节炎鉴别

类风湿关节炎女性多见，而痛风大多发生于男性或绝经后女性，持续性小关节炎、多关节受累；可有RF、抗CCP抗体阳性；血尿酸一般不高，无MSU晶体。

（三）痛风累及骶髂关节及脊柱时需要鉴别的疾病

1. 血清阴性脊柱关节病

下腰痛特点为炎性腰痛；可有腊肠趾、跟腱炎、眼炎；HLA-B27阳性有助于诊断。

2. 感染性骶髂关节炎

可有感染的全身症状；穿刺液可培养出病原菌；穿刺液未能检测出 MSU 晶体。

3. 肿瘤中轴受累或转移

可见于淋巴瘤或白血病，患者除有腰痛外，还可有全身症状，通过淋巴结病理检查或骨髓细胞形态学、基因重排等分子生物学方法可诊断。

【治疗】

（一）治疗原则

痛风的治疗方案及具体用药根据疾病处于不同的阶段及是否合并其他代谢性疾病而定，在急性期以抗炎镇痛、缓解症状为主，在间歇期和慢性期则以控制血尿酸水平、预防反复发作为主，治疗合并其他代谢性疾病应选择不影响尿酸排泄甚至有利于排泄的药物，同时需注意药物之间的相互影响。

（二）一般治疗

对于痛风的治疗，除了调节饮食、控制总热量摄入、限制高嘌呤饮食、尽量控制饮用啤酒、运动及降低体重，多饮水以增加尿酸排泄，尽量避免使用可能使血尿酸升高的药物等一般性治疗外，更要注重分期而治、个体化治疗。目前发现能够使血尿酸升高的药物包括髓祥类和噻嗪类利尿剂、吡嗪酰胺、环孢素、烟酸、他克莫司、尼古丁林、小剂量阿司匹林。

（三）药物治疗

1. 针对痛风急性发作期的药物

此阶段的治疗目标为迅速缓解症状，减轻患者痛苦，故以抗炎镇痛为主，因急性期患者尿酸排泄增多，故需辅以碱化尿液治疗。传统有效的抗炎镇痛药物包括非甾体抗炎药（NSAIDs）、糖皮质激素和秋水仙碱，主要是非选择性抑制中性粒细胞趋化的痛风急性炎症。新一代控制痛风性关节炎急性发作的药物有选择性 COX-2 抑制剂和 IL-1 β 拮抗剂。

（1）秋水仙碱：秋水仙碱曾被列为治疗痛风性关节炎急性发作的首选药物。由于其治疗剂量与中毒剂量十分相近，容易发生中毒，且不良反应多，而减少临床用量后毒性作用明显减少，故近年来已不再主张大剂量用于临床。2016 年 EULAR 推荐在症状出现 12 小时内服用，负荷剂量 1mg，1 小时之后服用 0.5mg。秋水仙碱禁用于骨髓功能低下、肝或肾功能不全者及需要用他汀类药物的患者，其与他汀类药物联用可能会导致横纹肌溶解症。

（2）非甾体抗炎药：治疗痛风性关节炎传统的 NSAIDs 主要有双氯芬酸钠、吲哚美辛、舒林酸等，但它们易引起胃肠道出血穿孔、肾脏损伤等不良反应。新一代的 NSAIDs 主要是选择性抑制 COX-2，可减少由于 COX-1 受到抑制而引起的胃肠道不良反应。目前，选择性 COX-2 抑制剂包括塞来昔布、依托考昔等。随机对照临床试验（RCT）研究发现依托考昔治疗急性痛风性关节炎疗效优于消炎痛，且安全性及耐受性好。NSAIDs 禁用于活动性胃溃疡或近期胃出血、过敏、肾功能不全、严重高血压和充血性心力衰竭、严重肝功能不全及白细胞减少的患者。

（3）糖皮质激素：对不能耐受 NSAIDs 和秋水仙碱或 NSAIDs 和秋水仙碱治疗无效或 NSAIDs 和秋水仙碱禁忌者可选用糖皮质激素。常用的糖皮质激素为醋酸泼尼松，用量为 30 ～ 35mg 晨间顿服，持续 3 ～ 5 日。当病变局限于单个关节时，可局部关节腔内注射激素。该药起效迅速，但停药后容易复发，长期使用容易导致消化道溃疡、感染、骨质疏松等。

（4）IL-1β 拮抗剂：IL-1β 拮抗剂是一类控制痛风性关节炎急性发作的生物制剂。目前 IL-1β 拮抗剂包括 Anakinra、Rilonacept（利纳西普）和 Canakinumab 三种。Anakinra 对慢性难治性痛风的疗效佳，可抑制疼痛和炎症；Rilonacept 可明显降低难治性痛风患者的 VAS 疼痛评分和 CRP 水平，并可预防慢性痛风急性发作；Canakinumab 控制 NSAIDs 和（或）秋水仙碱禁忌或无效的急性痛风性关节炎患者症状的效果明显优于曲安奈德，且预防反复发作的效果更佳。

2. 针对痛风间歇期和慢性期的药物

此阶段的治疗目标为控制血尿酸、促进痛风石及肾脏尿酸盐结石溶解排泄、预防痛风急性炎症反复发作，对无痛风石的痛风患者血尿酸控制在

6.0mg/dl 以下，有痛风石者血尿酸应保持在 5.0mg/dl 以下有利于痛风石溶解。主要治疗手段包括予以 XOD 抑制剂以抑制尿酸生成、促尿酸排泄药物以促进肾脏对尿酸的排泄、尿酸氧化酶以促进尿酸降解。血尿酸的波动易诱发"二次痛风"，故降尿酸治疗的初期应给予 NSAIDs 或小剂量秋水仙碱预防痛风炎症急性发作，同时辅以碳酸氢钠碱化尿液。

3. 抑制尿酸生成及促进尿酸排泄药物

（1）别嘌醇：别嘌醇是治疗高尿酸血症常用的药物，其不良反应包括发热、过敏反应、肝毒性等。美国 FDA 推荐别嘌醇的用量为每日 100mg 逐渐加量到每日 800mg，直到血尿酸控制在目标值（6.0mg/dl）以下。别嘌醇禁用于重度肝肾功能损害和过敏患者。

（2）非布索坦（Febuxostat）：非布索坦是新型的 XOD 非嘌呤特异性抑制剂，主要在肝脏代谢，经肠道和尿排泄的量几乎相同，对有肾脏疾病的患者安全性较高，其不良反应有肝功能异常、皮疹、恶心等。非布索坦对有不同程度肾功能不全的高尿酸血症和痛风患者安全、有效。肾损害的痛风患者用非布索坦优于别嘌醇。非布索坦禁用于重度肝损害、冠心病和心力衰竭患者。别嘌醇和非布索坦均不宜与硫唑嘌呤、6-巯基嘌呤和茶碱合用，否则容易引起中性粒细胞重度减少。

（3）促尿酸排泄药：常见的促尿酸排泄药有丙磺舒和苯溴马隆，因其能引起尿酸盐晶体在尿路的沉积及肾功能损害，故应从小剂量开始缓慢增量，同时多饮水，碱化尿液，以利尿酸排出。

（4）尿酸氧化酶（Uricase）：尿酸氧化酶能够加速痛风石的溶解，可用于治疗其他降尿酸治疗无效或禁忌的痛风患者，在过去十年其已用于防治肿瘤溶解综合征。目前，尿酸氧化酶包括非重组氧化酶及重组氧化酶两类。研究发现非重组尿酸氧化酶临床耐受性差，易诱发过敏反应，G-6PD 缺乏的患者发生溶血和高铁血红蛋白血症。普瑞凯希是一种高聚合的重组尿酸氧化酶，于 2010 年由 FDA 批准上市。多项 II 期或 III 期临床试验研究发现静脉用 Pegloticase 对大部分难治性痛风疗效肯定，可用于传统降尿酸治疗无效的成年难治性痛风患者，长期用药安全且疗效好。Pegloticase 可能的不良反应有输液反应、发热、贫血、过敏、胃肠不适、非心源性胸痛或肌肉痉挛。

4.针对合并症的治疗药物

（1）氯沙坦：氯沙坦为血管紧张素Ⅱ受体拮抗剂，50mg每日1次。可通过抑制近曲小管对尿酸的重吸收而达到促进尿酸排泄的作用，不会增加尿路结晶，轻中度的肾功能损害不用调整剂量，故可作为痛风合并高血压降压药物的首选。

（2）非诺贝特：非诺贝特是一种以降低甘油三脂为主的降脂药，其独特的化学结构有利于尿酸排泄，研究发现每日200mg，治疗3周；每日160mg，治疗2个月可分别降低血尿酸19%和23%。阿托伐他汀是以降低胆固醇为主的降脂药，对于痛风合并高脂血症患者选用非诺贝特或阿托伐他汀类降脂药，可达到"一箭双雕"的功效。

（3）胰岛素增敏剂噻唑烷二酮（第二代罗格列酮和吡格列酮）：对痛风合并糖尿病者可选用胰岛素增敏剂噻唑烷二酮，有利于血糖、血尿酸及痛风炎症的控制。由于罗格列酮的心脏病暴发风险明显增加，在欧美已经撤市。

【随访】

若可以控制到无反复关节急性发作，对于无痛风石的患者血尿酸小于360μmol/L，可3个月随访一次，而有多发痛风石的痛风患者最好1个月内随访一次或随访更加频繁。

【预防】

中低嘌呤饮食，多饮用碱性水，注意尽量避免寒冷、疲劳，避免去海拔高的地方工作。

（青玉凤）

第十章
抗磷脂综合征

【概述】

抗磷脂综合征（antiphospholipid syndrome，APS）是以血栓形成、习惯性流产、血小板减少等为主要表现，伴有抗磷脂抗体（aPL）阳性的临床综合征。抗磷脂抗体是一组能与多种含有磷脂结构的抗原物质发生反应的抗体，包括狼疮抗凝物（LA）、抗心磷脂抗体（aCL）、抗 β2GP1 抗体等。继发于系统性红斑狼疮、干燥综合征、类风湿关节炎等自身免疫病或血液系统疾病、肿瘤等，称为继发性抗磷脂综合征。不伴有其他疾病的 APS 称为原发性抗磷脂综合征。

【临床表现】

（一）病史要点

APS 的临床表现可从无症状 aPL 阳性（无血栓或病态妊娠病史）到恶性抗磷脂综合征（数天内发生广泛的血栓形成），起病缓急与血栓部位有关。

（二）症状要点

（1）血栓形成：血栓可以发生在动脉或静脉。在血栓中，反复深静脉血栓比较常见，其中下肢深静脉血栓和肺栓塞最常见，还包括肾、视网膜及下腔静脉血栓等。动脉血栓中以脑卒中、心肌梗死、肺肾等梗死常见。患者可出现相关症状及体征。

（2）病态妊娠：APS 患者可出现习惯性流产、自发性流产，还可发生子痫前期或者 HELLP 综合征。

（3）血小板减少：血小板减少是 APS 的常见临床表现，患者可表现为鼻衄、紫癜及牙龈出血等。

（4）神经精神症状：患者可表现为脑血栓、脑出血、精神行为异常、癫痫、舞蹈病和脊髓病变。

（5）肾病：APS 相关的肾病主要表现为肾动脉或静脉血栓，肾脏缺血坏死、肾性高血压、微血管的闭塞性肾病和相关的终末期肾病。

（6）其他：如皮肤网状青斑、皮肤溃疡等。

（7）恶性抗磷脂综合征（灾难性抗磷脂综合征，catastrophic APS，CAPS）：是指数天内有 3 个或 3 个以上组织、器官或系统受累，症状同时或于 1 周内进行性发展，形成灾难性血管闭塞，是一种罕见的突发的威胁生命的并发症。

（三）查体要点

皮肤：皮肤发绀、网状青斑、皮下结节、指（趾）端坏疽、慢性下肢溃疡、类血管炎样皮疹、单侧下肢肿胀；心脏：心脏杂音、心律失常等；肺部：呼吸音减弱、肺动脉高压的体征，P2 亢进；腹部：肝脏大小、压痛、触痛，眼科检查：有无视网膜血管血栓；神经系统：有无意识障碍、失语，感觉及运动异常，有无病理征。

【辅助检查】

（一）实验室检查

（1）抗心磷脂抗体、狼疮抗凝物及抗 β2GP1 抗体阳性。

（2）继发性抗磷脂综合征可出现 ANA、抗 ENA 抗体、抗 dsDNA 抗体阳性。

（3）非特异性检查如血、尿常规，肝肾功能及电解质；免疫球蛋白、蛋白电泳，补体及血沉等。

（二）影像学检查

（1）血管超声：诊断较大动脉或静脉血栓形成首选的无创方法。

（2）血管造影：诊断血管内血栓形成的金标准。

（3）CT：对于诊断脑梗死及肺栓塞有意义。

（4）MRI：诊断脑血管疾病，有利于主动脉、腔静脉等大血管病变的诊断。

【诊断】

目前临床常用的诊断标准为 2006 年修订的 Sapporo 分类标准（表 10-1）。

表 10-1　APS 分类修订标准

分类	修订标准
血栓栓塞	任何器官或组织发生 1 次或 1 次以上的动脉、静脉或小血管血栓，血栓必须被客观的影像学或组织学证实。组织学还必须证实血管壁附有血栓，但没有显著炎症反应
病态妊娠	发生 1 次以上的在 10 周或 10 周以上不可解释的形态学正常的死胎，正常形态学的依据必须被超声或被直接检查所证实，或在妊娠 34 周之前因严重的子痫或先兆子痫或严重的胎盘功能不全所致 1 次以上的形态学正常的新生儿早产，或在妊娠 10 周以前发生 3 次或 3 次以上的不可解释的自发性流产，必须排除母亲解剖、激素异常及双亲染色体异常
实验室检查	血浆中出现 LA，至少 2 次，每次间隔至少 12 周。用标准 ELISA 在血清中检测到中／高滴度的 IgG/IgM 类 aCL 抗体（IgG 型 aCL＞40GPL；IgM 型 aCL＞40MPL；或滴度＞99 的百分位数）；至少 2 次，间隔至少 12 周。用标准 ELISA 在血清中检测到 IgG/IgM 型抗 β2GP1 抗体，至少 2 次，间隔至少 12 周（滴度＞99 的百分位数）

注：APS 的诊断应避免临床表现和 aPL 阳性之间的间隔＜12 周或＞5 年。

当共存遗传性或获得性引起血栓的因素时也能诊断 APS，但应注明存在或不存在其他引起血栓的因素。危险因素包括：年龄（男性＞55 岁，女性＞65 岁）；存在已知的心血管危险因素（如高血压、糖尿病、低密度脂蛋白升高、高密度脂蛋白胆固醇降低、吸烟、心血管病早发的家族史、体重指数 ≥ 30kg/m^2、微量白蛋白尿、肾小球滤过率＜60ml/min）；遗传性血栓倾向；口服避孕药；肾病；恶性肿瘤；卧床和外科手术。

通常可普遍接受的胎盘功能不全包括以下 4 个方面：异常或不稳定的胎儿监护试验，如非应激试验阴性提示胎儿低氧血症；异常的多普勒流量速度波形分析提示胎儿低氧血症，如脐动脉舒张末期无血流状态；羊水过少，如羊水指数 ≤ 5cm；胎儿出生体质量低于同胎龄儿平均体质量的 10%。

诊断 APS 必须具备至少一项临床标准和一项实验室标准。

【鉴别诊断】

（1）其他引起反复静脉血栓栓塞的疾病：某些抗凝血因子缺乏的疾病；纤维蛋白溶解异常、肾病综合征、真红细胞增多症、白塞病、阵发性睡眠性血红蛋白尿及口服避孕药等。

（2）其他引起动脉闭塞的疾病：高脂血症、糖尿病、高血压、血管炎、高同型半胱氨酸血症、血栓性闭塞性脉管炎和镰状细胞病等。

（3）其他导致血小板减少的疾病：再生障碍性贫血、血小板减少性紫癜等。

【治疗】

（一）治疗原则

（1）原发性 APS 的治疗主要是对症处理、防止血栓和流产再发生。抗凝是治疗原发性 APS 的关键，一般不需要用激素或免疫抑制剂治疗。

（2）继发性 APS，如合并严重血小板减少、溶血性贫血、恶性 APS 或有严重神经系统损害，则需应用激素和免疫抑制剂。

对于 aPL 阳性伴有血栓的患者或抗体阳性又有反复流产史的孕妇需抗凝治疗。

（二）一般治疗

（1）无症状性 aPL 阳性，一般不需要治疗。应避免可能导致高凝的药物（避孕药等）；不主张小剂量阿司匹林预防。

（2）合并广谱 aPL、高危因素、SLE、产科情况者，可给予小剂量阿司匹林并加用羟氯喹预防血栓。

（3）APS 合并妊娠的治疗

既往有血栓史，在妊娠期可以给予肝素或低分子肝素，产后回到华法林；aPL 阳性，但无血栓或妊娠失败史，妊娠期及妊娠后可以给予小剂量阿司匹林治疗；中至高滴度 aCL 抗体、抗 β2GP1 或 LA 阳性，同时 2 次以上第一阶段流产，或 1 次或多次死胎，或 1 次以上因胎盘功能不全导致的早产，可以在妊娠期间给予小剂量阿司匹林和预防性肝素或低分子肝素。妊娠后继续使用肝素或低分子肝素至产后 6 周，以后小剂量阿司匹林终身服用。

（4）急性血栓形成需抗凝治疗。抗凝的目标值为国际标准化比值（INR）在 2.0～3.0。如 INR＞3 出血风险加大，INR＞5 出血风险极大。

（5）CAPS：CAPS 通常突然发生，可迅速危及生命。早期诊断十分重要。急性期用肝素抗凝，此后长期用华法林维持。糖皮质激素冲击治疗联合静脉注射免疫球蛋白、免疫吸附或血浆置换。免疫抑制剂如环磷酰胺或生物制剂 CD20 单抗也可以使用。

（三）药物治疗

（1）肝素及低分子量肝素（LMWH）：近年来肝素用量趋小剂量化。临床上静脉或皮下注射使用。监测肝素治疗的实验室指标，通常用 APTT，使肝素剂量控制在健康对照的 1.5～2.0 倍为宜。LMWH 可以皮下注射，一般每日 1 次；剂量较大时亦可 1 次/12 h。LMWH 与肝素相比有以下特点：①半衰期长，肝素为 1 小时（0.4～2.5 小时），而 LMWH 是它的 2 倍；②抗血栓的作用强，而抗凝作用弱；③对血小板作用小；④不易引起骨质疏松。

（2）华法林：华法林的抗凝机制是抑制维生素 K 依赖的凝血因子的合成，因此由华法林过量引起的出血，可以用维生素 K 拮抗治疗。本药有致畸作用，孕妇禁忌。本药半衰期是 33 小时，一般要服 12～24 小时才能起作用，要从小剂量逐渐增加，初期给予 2.5～5mg/d，维持量因人而异，一般 7.5～10mg/d，平均 4～6mg/d。华法林用 PT 监测，一般 INR 维持在 2.0～3.0 之间。如 INR＞3.0，出血风险加大。

（3）抗血小板药物：抗血小板药物能抑制血小板的黏附、聚集和释放功能，防止和抑制血栓形成。可以选用：①阿司匹林：抑制血栓素（TXA2）的产生，用法 50～300mg/d，或磺吡酮 0.2g，每日 3 次；②双嘧达莫：抑制 Ca^{2+} 活性，增高血小板内 cAMP 的浓度，可与阿司匹林合用，用法 25～50mg，每日 3 次；③噻氯匹定：通过 ADP 受体抑制血小板和纤维蛋白原连接，用法 0.25g，每日 1～2 次。④氯吡格雷：可以抗血栓形成和纤维溶解，与阿司匹林、肝素、非甾体抗炎药和华法林等药物同时使用存在协同，需谨慎。剂量 75mg/d，每日 1 次。

（4）羟氯喹：可以减少 aPL 的生成，有抗血小板聚集作用，近期有研究提示它可以保护患者不发生血栓。不良反应有头晕、肝功能损害、心脏传导系统抑制、眼底药物沉着等，较少见。用法 0.2 ~ 0.4g/d。

【随访】

病程中注意监测凝血时间、分析血象，应用激素和免疫抑制剂应注意检查肝功能、肾功能。妊娠期注意长期密切监护，以早期发现先兆子痫、胎儿发育迟缓和胎盘功能不良。

【预防】

目前尚无预防方法。

（李　春）

第十一章
IgG4 相关性疾病

第一节　IgG4 相关性疾病

【概述】

IgG4 相关性疾病（IgG4 related disease，IgG4-RD）是一种新近被命名的慢性炎症性自身免疫病，以受累器官肿大，血清 IgG4 水平显著增高（≥ 1.35 g/L），组织中 IgG4 阳性浆细胞浸润（IgG4 阳性浆细胞 > 40%）为主要特点，同时或相继累及涎腺、泪腺、胰腺、胆管、腹膜后组织、肺脏、肾脏、淋巴结、甲状腺等。本病病因未明，发病率较低，流行病学资料相对匮乏。

【临床表现】

（一）病史要点

IgG4-RD 是一种系统性疾病，几乎可累及全身各个组织器官，以胰腺、泪腺和唾液腺受累最为常见。本病好发于中老年人，通常亚急性起病，很少伴有发热等全身症状，少部分患者是在影像学检查或病理检查时偶然发现。但也有少数患者起病较急，短时间内迅速进展至单个或多个器官功能衰竭，需高度重视。当累及某些重要器官时，IgG4-RD 也会出现较显著的组织器官损伤或功能障碍，如破坏性骨损伤，鼻窦、头部或中耳的炎性假瘤等。约 40% 的 IgG4-RD 患者有过敏史，如过敏性皮炎、过敏性哮喘或慢性鼻窦炎等。

（二）症状要点

总体来说，本病的临床表现与受累组织器官的分布和数目等因素有关。典型症状是器官弥漫性肿大或局灶性肿块形成及由此导致的症状，如IgG4 相关性血卟啉病（acute intermittent porphyria，AIP）患者会出现腹痛等，但一般轻微。患者可同时或先后出现多个组织器官受损，不同器官受累的表现可相互掺杂在一起，使临床症状复杂多变且不具有特异性。少数患者的病变局限于某个器官或区域，随着时间推移在数月或数年后出现其他器官受累。

（三）查体要点

作为系统性疾病，身体的各个组织器官都可能受累，因此本病缺乏特异性体征，但主要表现为受累组织器官的肿大、肥厚或结节形成所造成的查体异常，如胆系受压或阻塞导致的黄疸等。

【辅助检查】

（一）实验室检查

鉴于本病临床特点，其实验室检查结果各异。主要检查包括血清 IgG4水平，γ 球蛋白、IgG 和自身抗体等，以及其他相关组织器官功能指标。

1. 血清 IgG4 水平

作为 IgG4-RD 发现的契机，血清 IgG4 水平的检测在本病的诊断中起非常重要的作用，虽然越来越多的报道指出少部分患者 IgG4 水平可在正常范围内，血清 IgG4 浓度不能作为诊断本病的充分或必要条件。相反，有些其他疾病如肿瘤，也会出现血清 IgG4 浓度升高的现象。但实际上，当 IgG4 水平检测与临床表现、影像学检查及病理检查结果等相结合时，其在 IgG4-RD 的诊断中仍具有很高的敏感性。该检测操作简单快捷、创伤小，可作为一项筛查指标来协助判断哪部分患者需要做深入检查，以便及时发现 IgG4-RD 患者。因此，血清 IgG4 水平检测仍具有十分重要的临床意义。

2. γ 球蛋白、IgG 和自身抗体等

除血清 IgG4 水平外，还有很多研究指出 IgG4-RD 患者可出现 γ 球蛋白、血清 IgG 水平升高和常见自身抗体（如 ANA）低滴度阳性等异常，

但这些指标诊断疾病的敏感性和特异性普遍很低。低补体血症在 IgG4-RD 患者也较常见，部分患者还表现出相对较弱的炎症迹象如低滴度的 CRP。部分 IgG4-RD 患者外周血可见 IgE 水平升高及嗜酸性粒细胞增多（甚至可达外周血白细胞计数的 25%），组织中可见轻中度的嗜酸性粒细胞浸润。也有报道提示本病淋巴细胞亚群及细胞因子存在异常，但仍需大规模研究才能用于指导临床诊断。

3. 其他相关组织器官功能指标

不同器官受累时会表现其相应的实验室检查结果异常，且若同时有多个器官受累，这些异常可能会叠加，造成诊断困难。

（二）影像学检查

影像学上本病主要表现为受累组织器官的肿大或结节形成，有时很难与炎症或肿瘤等疾病相鉴别。

（1）受累组织器官本身特征（如质地）和分布位置等的影像。不同的组织器官有其特有的影像学表现，如 IgG4 相关性 AIP 患者的影像学检查胰腺可表现为"腊肠样"改变，部分患者胰周可见界限清晰、平整的低密度"被膜"（AIP 的特征性表现）。

（2）在众多影像学检查中，超声、CT、MRI 等几乎可适用于各个受累器官，在 IgG4-RD 的诊断中作用不容小觑。超声经济快捷，近年来其诊断 IgG4-RD 的有效性逐渐被认可，但对操作人员经验和知识储备的要求很高。MRI、CT 和超声等也可用来检测是否复发，主要根据是否再次出现器官体积增大。

（3）^{18}F-FDG PET/CT 是近年来的研究热点，其在 IgG4-RD 的诊断、疗效判断和评估预后等多方面均有重要作用，还可以指导病理取材，但亦有其不足之处，如费用较高、长时间射线暴露等。

（三）其他检查

根据组织结构的差异，不同器官有其适合自身的检查手段，如 IgG4 相关性 AIP 患者可行内镜逆行性胰胆管造影（ERCP）检查，而 IgG4 相关性肺病患者可行纤支镜检查及支气管肺泡灌洗液检查等。

【诊断】

IgG4-RD 的诊断是目前临床上的一个挑战。较公认的诊断思路是在充分了解患者临床资料的基础上，结合实验室、影像学、病理学检查结果并排除肿瘤等疾病后做出综合判断，而对激素治疗效果不好的患者，应再次诊断，具体的诊断流程见图 11-1。因本病几乎可见于身体各处，因此有很多器官特异性的诊断标准，但这不利于其他科室医生了解和掌握，在此背景下，日本学者于 2011 年建立了 IgG4-RD 的综合诊断标准（CDC），如下：

（1）临床上有单一或多脏器的弥漫性或特征性肿大、肿瘤、结节、肥厚的表现；

（2）血清 IgG4 水平升高 ≥ 135mg/dl；

（3）组织病理表现为：①有明显的淋巴细胞、浆细胞浸润及纤维化；② IgG4 阳性浆细胞浸润：$IgG4^+/IgG^+$ 比在 40% 以上，且 IgG4 阳性细胞超过 10 个 / 高倍镜视野（HPF）。

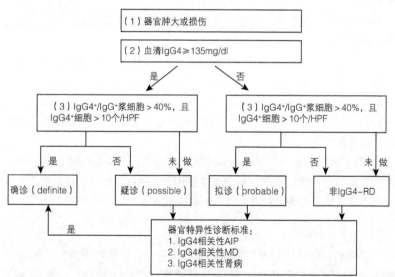

图 11-1　IgG4 相关性疾病综合诊断标准和器官特异性诊断标准相结合

当满足（1）＋（2）＋（3）时可确诊；当满足（1）＋（2），但（3）不满足或未做组织活检时，疑诊该病；当满足（1）＋（3），但不满足（2）时，为拟诊该病；当仅满足（1）时否定 IgG4-RD 的诊断。但是当患者满足器官特异性诊断标准（如 IgG4 相关性 AIP/MD/ 肾病）时，则可确诊 IgG4-RD。

需要指出的是，通过病理学检查与恶性疾病（如癌、淋巴瘤）相鉴别非常重要，此外还需与有类似表现的疾病进行鉴别，如干燥综合征、原发性胆汁硬化、Castleman 病、继发性腹膜后纤维化、结节病、嗜酸性肉芽肿性血管炎等。器官特异性的 IgG4 相关性疾病可命名如 IgG4 相关性 AIP、IgG4 相关性米库利兹病（MD）或 IgG4 相关性肾病等。

【鉴别诊断】

IgG4-RD 的疾病鉴别谱非常广泛，主要包括血清 IgG4 升高的疾病、病理表现相似的疾病和器官肿大性疾病，如结节病、肉芽肿性多血管炎（GPA）、Castleman 病等。尽管这些疾病可能会有血清 IgG4 滴度升高或是组织中 IgG4$^+$ 浆细胞数量增加，但是它们的临床病程和（或）对激素的反应不同。

（1）IgG4-RD 与肿瘤的鉴别：这是目前困扰医务工作者的一个难题，如局灶或多灶性胰腺受累有时与胰腺癌非常相似，而肾脏受累时可能因为表现为假瘤而被误诊为恶性肿瘤等，从而导致不必要的手术治疗。但首先 IgG4-RD 好发于中老年男性，常无发热、体重减轻等全身症状，且常进展缓慢，有些患者不经治疗可长时间存活甚至自发缓解。其次，IgG4-RD 患者症状较轻微，有些患者是在体检中意外发现血清 IgG4 升高或多器官肿大等证据进而发现患有该病。另外，部分 IgG4-RD 患者会伴过敏性鼻炎、哮喘等症状；且 IgG4-RD 对激素治疗反应良好，组织肿大常在用药后短时间内迅速缩小。在众多检查中，病理活检是确诊 IgG4-RD 和肿瘤的金标准，必要时可多部位、多次活检。IgG4-RD 患者组织中浸润的淋巴浆细胞为多克隆性，又以 T 细胞为主，B 细胞相对较少且常聚集在生发中心内。

（2）其他：如 Castleman 病多数为良性疾病，以浅表或深部淋巴结无痛性肿大为特征，可伴多系统受累，实验室检查常见 IL-6 升高，而 IgG4-

RD 血清 IL-6 多正常。

因此，临床工作中全面细致的收集临床资料非常关键，而对有典型器官受累病史（如胰腺）及多器官病变的患者应高度警惕本病。

【治疗】

（一）治疗原则

因病因和发病机制不详，本病治疗的首要目的是达到并维持缓解。有典型器官（如胰腺或肾脏）受累的患者，应该尽快治疗，以免导致不可逆的纤维化。

（二）一般治疗

虽然本病多进展缓慢，但累及重要器官如肺、胰腺和肾脏等时也会出现功能异常甚至可能危及生命，此时应积极针对性治疗。

（三）药物治疗

迄今为止，尚未建立一个完整的 IgG4-RD 治疗方案。

2014 年国际专家共识建议：①所有活动性、有症状的 IgG4-RD 患者均需要治疗，部分需要紧急治疗，一部分无症状的 IgG4-RD 患者也需要治疗（专家同意率 87%，推荐等级 4/C）；②对于所有活动的、初治的 IgG4-RD 患者，首选糖皮质激素诱导缓解，除非存在禁忌证（专家同意率 94%，推荐等级 2b/B）；③对于部分（而非全部）IgG4-RD 患者，仅采用糖皮质激素单药治疗最终可能无法控制病情，且长期使用患者会发生严重的不良反应，所以在初始治疗时部分患者需要在糖皮质激素治疗基础上联合使用免疫抑制剂（专家同意率 46%，推荐等级 4/C）；④诱导缓解治疗使患者达到临床缓解后，维持治疗可以使部分患者获益（专家同意率 94%，推荐等级 2b/B）；⑤如果疾病复发，可再次采用糖皮质激素治疗。而对于复发患者，再次治疗此时应考虑联合应用免疫抑制剂（专家同意率 81%，推荐等级 4/C）。

共识中指出，对于急性免疫性胰腺炎，伴或不伴硬化性胆管炎，起始泼尼松龙剂量为 30 ～ 40mg/d 或 0.6mg/（kg·d）。指南中给出的用药方案是起始激素剂量维持 2 ～ 4 周后开始减量，每 2 周减 10 ～ 20mg/d，20mg/d 维持 2 周后每 2 周减 5 mg。部分中心在 3 ～ 6 个月内停用激素。而大部分日本专家建议小剂量激素维持 3 年。

对于真性激素抵抗的患者可考虑应用其他药物。目前报道的有效的免疫调节药主要包括硫唑嘌呤、甲氨蝶呤、咪唑立宾、霉酚酸酯、环磷酰胺等。未来的治疗方向将集中在 B 细胞靶向治疗（Rituximab）、浆母细胞靶向治疗（Xmab5871）和 CD4 + CTL 靶向治疗。

（四）手术治疗

因本病为良性病程，因此手术治疗很少。

【随访】

随访应关注患者临床症状和影像学变化及药物不良反应等，长期服用激素和联用免疫调节剂者需监测血常规、血糖和肝功能。近来有研究发现本病有向恶性疾病发展的倾向，但仍缺乏确切的实验依据。影像学检查尤其是 ^{18}F-FDG PET/CT 等在随访中的作用非常重大。

【预防】

因本病病因不明，所以实施预防相对困难。但有研究称有些感染如幽门螺杆菌、革兰阴性菌和结核分枝杆菌被报道在 IgG4 相关性疾病中起一定作用。早期发现本病患者意义重大，因此要积极对本病进行宣传，对原因未明的多发肿块形成等疾病要引起重视。

（董凌莉）

第二节　米库利兹病

【概述】

米库利兹病（mikulicz disease，MD）是淋巴浆细胞弥漫性浸润涎腺或泪腺，同时腺体内肌导管上皮细胞反应性增生的一种良性病变，因

Mikulicz 在 1888 年首先描述此病而命名。Morgan 在 1953 年曾提出 MD 不是独立的病变，而是原发性干燥综合征的一个亚型。然而，2005 年，Yammoto 等的研究提示 MD 患者血液中 IgG4 水平远高于干燥综合征患者，且肿大腺体组织的病理提示 IgG4 阳性浆细胞浸润，据此认为，MD 是有别于干燥综合征的独立疾病。2011 年，IgG4 相关疾病的提出，将 MD 明确纳入到 IgG4 相关疾病中。目前尚没有大样本的关于 MD 的流行病学调查。日本研究表明该病平均发病年龄 58.6 岁，男女比例为 1：3。

【临床表现】

（一）病史要点

MD 主要累及涎腺、泪腺组织，受累器官因纤维化、慢性炎症等出现增生肿大，从而导致相应器官压迫阻塞症状或功能障碍。而且，该病有较强的临床异质性，依受累器官的不同临床表现迥异。但多数患者合并过敏表现，过敏性鼻炎、哮喘、反复荨麻疹、湿疹在该病患者中均可见到。

（二）症状要点

（1）唾液腺：包括腮腺、颌下腺、舌下腺，受累时表现为双侧对称性持续性器官肿胀，无或轻度口干。腺体受累可同时出现，亦可先后出现。

（2）泪腺：泪腺受累常表现为双侧对称性肿大，和唾液腺受累同时存在，或单独存在。

（3）淋巴结：MD 患者可同时出现浅表或深部淋巴结肿大，此时，需进一步除外 Castleman 病、淋巴瘤等恶性疾病。

（4）过敏：多数患者合并过敏表现，过敏性鼻炎、哮喘、反复荨麻疹、湿疹在该病患者中均可见到。

（5）其他：MD 也可出现其他系统性 IgG4 相关疾病的表现，如胰腺炎、腹膜后纤维化、IgG4 相关肾病、IgG4 相关肺病等。

（三）查体要点

依受累脏器的不同，患者体格检查各异。腺体肿大（腮腺、颌下腺、泪腺、舌下腺）同时或先后出现，此外，部分患者查体可及肿大的浅表淋巴结。

【辅助检查】

（一）实验室检查

（1）血清 IgG4：目前，血清 IgG4 被广泛认可的临界值为 135mg/dl，对 IgG4 相关疾病诊断的敏感性和特异性分别为 97%、79.6%。但约 30% 患者血清 IgG4 水平正常。因此，亦有学者提出用 IgG4/IgG 比值作为诊断依据，目前认为 IgG4/IgG > 8%，对 IgG4-RD 诊断的敏感性和特异性分别为 95.5%、87.5%。此外，IgG4 升高亦可见于其他疾病，如胰腺癌、原发性慢性胰腺炎、特发性胰腺炎、胆管癌、硬化性胆管炎等。因此，即使血清 IgG4 升高的患者亦应注意除外上述疾病。

（2）免疫球蛋白和自身抗体：MD 患者中存在高球蛋白血症，低补体血症，自身抗体如抗核抗体、类风湿因子低滴度阳性，但很少出现抗 ENA 抗体阳性。

（3）其他：大部分患者血清 IgE 及嗜酸性粒细胞升高，血沉及 C 反应蛋白升高。

（二）影像学检查

单纯泪腺、唾液腺受累，超声检查简便易行，必要时可行 CT、MRI 检查。此外，全身多系统受累患者，可做 PET/CT 筛查，既能发现更多潜在的病变，又能帮助鉴别恶性疾病。

【诊断】

现有 MD 诊断标准是 2008 年日本干燥协会提出的，具体标准如下：
①泪腺、腮腺、颌下腺三者中至少两者对称性肿大持续大于 3 个月；②血清 IgG4 升高（大于 135mg/dl）；③组织病理：典型的纤维化或硬化及 IgG4$^+$ 浆细胞浸润（IgG4$^+$ 浆细胞 /IgG$^+$ 浆细胞大于 50%）。

满足上述①＋②或①＋③，除外结节病、Castleman 病、肉芽肿性多血管炎、淋巴瘤及恶性肿瘤，即可诊断 MD。

【鉴别诊断】

（1）干燥综合征：多见于中年女性，口干、眼干表现较本病更重，多出现腮腺肿大，较少出现泪腺、颌下腺肿大。抗核抗体、抗 SSA 抗体、抗 SSB 抗体多阳性。而本病除可出现低滴度的抗核抗体及类风湿因子外，很少出现抗 ENA 抗体阳性。

（2）淋巴瘤：有些淋巴瘤，如黏膜相关淋巴组织淋巴瘤亦可出现腺体肿大的表现，此时病理诊断对于该病的鉴别尤为重要。此外，有报道早期诊断为 IgG4 相关疾病的患者，若干年后可能发展为淋巴瘤，因此要加强对本病的监测，必要时重复多次病理活检。

【治疗】

（一）治疗原则

目前还没有关于 MD 治疗方案的随机对照临床研究，因此，对于该病的治疗目前在国际上尚未达成共识。但仍要坚持个体化原则，依受累部位不同，选择合适的药物。

（二）一般治疗

注意休息，保持良好情绪，尽量避免感染。

（三）药物治疗

糖皮质激素是 IgG4 相关疾病的一线治疗药物，日本学者推荐使用方法如下：起始剂量 0.6mg/（kg·d），维持 2～4 周，在 3～6 个月的时间内逐渐减量至 5mg/d，此后 2.5～5mg/d 持续使用 3 年。也有学者建议激素短疗程疗法：起始剂量 40mg/d，持续应用 4 周，此后 8 周的时间内将激素减停，总疗程 12 周。大部分患者糖皮质激素是有效的，IgG4 明显下降，甚至降至正常范围以下。对于激素无效的患者，必须要重新审视疾病诊断，进一步除外癌症、淋巴瘤、肉瘤等疾病，避免误诊、误治。上述激素应用方案同样适用于 MD 患者。

有少数患者激素治疗无效或激素依赖，也有部分患者激素治疗好转后疾病复发，因此免疫抑制剂如环磷酰胺、甲氨蝶呤、硫唑嘌呤等在该病中也有广泛应用。Satoshi Ito 报道咪唑立宾亦可能对 MD 有效。难治性 IgG4 相关疾病患者可选择应用利妥昔单抗治疗，利妥昔单抗是 CD20 的单抗，可以诱导 B 细胞凋亡，短时间内 IgG4 水平明显下降，临床症状改善，但是对明显器官纤维化的患者疗效并不确切。

（刘燕鹰）

第十二章
自身炎症性疾病

【概述】

自身炎症性疾病（auto-inflammatory diseases，AIDs）是一组少见的遗传性疾病，系由于编码参与炎症反应相关蛋白的基因突变，导致炎症过程不受抑制地增强所致，常表现为婴儿期或幼年期起病的周期性全身性炎症，伴炎性指标升高及发热、皮疹、浆膜炎、淋巴结肿大和关节炎等多系统受累表现，而在发作间期，患者无任何症状，生长发育如常人，炎性指标也完全正常。部分疾病可因长期慢性的炎症过程最终导致淀粉样变和脏器功能衰竭。

一些学者认为 AIDs 还应包括一些多基因疾病，如成人斯蒂尔病、全身型幼年特发性关节炎（sJIA）、白塞病、克罗恩病等。

由于 AIDs 发病极为罕见，尚缺乏确切流行病学资料。相对常见者为家族性地中海热（FMF）和周期性发热 - 口炎 - 咽炎 - 颈淋巴结炎（PFAPA）综合征，全球约数千例，其余病种更少，全球可能仅数百例。

【临床表现】

（一）病史要点

部分 AIDs 的发病分布具有地域性，如 FMF 患者在地中海地区和北欧犹太人多见；肿瘤坏死因子受体相关周期性综合征（TRAPS）又称家族性爱尔兰热。

由于 AIDs 具有遗传特点，因此家族史是重要的诊断线索，尤其是对于部分呈常染色体显性遗传的 AIDS，如 Cryopyrin 相关周期性综合征（CAPS）、TRAPS、化脓性关节炎 - 坏疽性脓皮病 - 痤疮（PAPA）综合征、Blau 综合征，更具有提示诊断的意义。

因大多数 AIDs 是单基因病，故患者多于婴幼儿期起病，从出生后数小时到青春期均可发病，少数患者成年后发病。病程呈周期性发作特点，发作期呈全身性炎症，伴多系统受累表现；而在发作间期，患者症状则可完全消失如正常人。慢性反复发作者可因继发淀粉样变而出现神经和肾脏系统损害。

（二）症状要点

以间期长短不一的周期性发热为主要表现；可伴有皮疹、关节症状、肝脾淋巴结肿大、腹部症状；严重者可出现神经系统、眼、耳功能障碍；病程较长者可继发淀粉样变。

（三）查体要点

患者可出现生长迟缓和发育异常。

发热是重要体征，多呈周期性发作，发作间期体温多完全恢复正常；发作期可出现风团样荨麻疹、痛性水肿性红斑、脓疱、口腔和外阴溃疡等皮肤黏膜损害；可有视力缺陷、听力下降及手足麻木等外周神经病变；可触及肝脾淋巴结肿大；部分 AIDs 严重时可出现急腹症和肠梗阻体征；可出现关节疼痛、肿胀甚至变形，影响功能，多以下肢大关节受累为主；可伴有肌痛，甚至痛性痉挛；还可出现睾丸鞘膜积液等体征。

【辅助检查】

（一）实验室检查

主要是炎症指标增高，包括急性炎症指标异常：白细胞计数、血沉、C反应蛋白增高；慢性炎症指标异常：纤维蛋白原增多、血小板增高和贫血。

当后期出现淀粉样变时，可出现蛋白尿。

高 IgD 综合征时，除上述异常外，常有血清 IgD 水平 > 100U/ml，需间隔 1 个月复查明确，血清胆固醇水平也下降，而尿中甲羟戊酸激酶（MKV）水平增高。

（二）影像学检查

可行胸部 X 片、胸腹部 CT、头颅核磁共振检查来除外各部位感染、肿瘤及中枢神经病变等，以与 AIDs 相鉴别。

（三）其他检查

大多数已知的单基因 AIDs 的致病基因已经定位，针对性的基因检测是最终确诊的重要指标，随着检测手段不断成熟、准确，成本不断下降，必将广泛应用于临床。

应行自身抗体谱检测，以与自身免疫性疾病，尤其是结缔组织病和系统性血管炎相鉴别。

应行肿瘤指标和影像学筛查，应除外各种实体肿瘤和血液系统肿瘤。

应行病原学相关检查，以除外感染性疾病。

【鉴别诊断】

患者幼年起病，长期发热，可伴咽痛、皮疹、关节炎和肝脾淋巴结肿大，实验室检查显示白细胞等炎症指标增高，糖皮质激素治疗有效，容易与幼年型特发性关节炎和成人斯蒂尔病混淆，应注意鉴别。

高 IgD 综合征、PAPA 综合征和 PFAPA 综合征的患者可出现口腔、外阴溃疡或疱疹性溃疡、皮肤痤疮、脓疱甚至坏疽性脓皮病，容易与白塞病等系统性血管炎相混淆，应注意鉴别。

FMF、TRAPS、高 IgD 综合征等患者急性期可出现腹痛、肠梗阻表现，易误诊为急腹症而进行急诊手术，结果确无阳性发现，应注意鉴别。

部分患者出现睾丸痛、鞘膜积液，需要与急性附睾炎、睾丸炎相鉴别。

【治疗】

（一）治疗原则

避免诱因，如手术、外伤、遇冷等。

急性期应用糖皮质激素（以下简称激素）、生物制剂等积极控制炎症症状，并在维持期预防复发并阻断淀粉样变和内脏系统损害发生。

（二）一般治疗

物理降温、保证营养热量补充、积极处理并发症，如关节炎、皮肤脓疱等。

（三）药物治疗

非甾体抗炎药（NSAIDs）和糖皮质激素均可应用于治疗 AIDs。对于间断发作的 AIDs，多数无需持续用药，可以在发作期用药控制症状并减轻炎症，发作间期可以停药。

秋水仙碱可以应用于大多数 AIDs，尤其是 FMF，属首选用药，有效率可达 90% 以上。羟氯喹可用于治疗 AIDs。其他免疫抑制剂如甲氨蝶呤、环磷酰胺、环孢素 A、硫唑嘌呤、霉酚酸酯，有时也可应用于严重的 AIDs。

生物制剂的应用在 AIDs 越来越广泛。抗 IL-1 治疗已经被公认为秋水仙碱无效的 AIDs 的主要选择。目前已上市应用（国外）的抗 IL-1 有三种：anakinra（IL-1 受体拮抗剂），rilanocept（可溶性 IL-1 受体，可中和 IL-1β），canakinumab（抗 IL-1β 单克隆抗体）。IL-6 拮抗剂（tocilizumab）在 AIDs 的应用报道增多。TNF-α 拮抗剂已有较多治疗 AIDs 有效的报道。

（1）FMF 的治疗：NSAIDs；秋水仙碱可缓解症状，并预防淀粉样变性。

（2）CAPS 的治疗：抗组胺药、NSAIDs、秋水仙碱、氨苯砜、硫唑嘌呤、环磷酰胺、大剂量静脉丙种球蛋白已被证实无效；大剂量激素、环孢素、霉酚酸酯、沙利度胺疗效欠佳；近年来发现，IL-1 拮抗剂是治疗此类疾病的特效药物。

（3）TRAPS 的治疗：除 NSAIDs、激素可缓解症状外，特别是 TNF-α 拮抗剂（依那西普）对于各种突变型 TRAPS 均有较好疗效。

（四）其他治疗

部分 AIDs 尚有尝试应用骨髓移植等治疗，确切疗效尚有待进一步评估。

【随访】

应终身随诊。血清淀粉样物质 A（SAA）与患者出现淀粉样变的风险相关，< 10mg/L 时，风险大大减小。当无条件监测 SAA 时，可用监测 CRP 作为替代指标。

（沈　敏）

第十三章
成人斯蒂尔病

【概述】

成人斯蒂尔病（adult onset still's disease，AOSD）是一组病因不明，临床以高热、一过性皮疹、关节炎(痛)和白细胞升高为主要表现的综合征。

【临床表现】

（一）病史要点

典型的临床三联症为高热、皮疹和关节炎（痛）。大部分患者还会表现出肌痛、咽痛、肝脾淋巴结肿大。实验室检查白细胞计数 $> 10 \times 10^9/L$ 且中性粒细胞分类 $\geq 80\%$，血清铁蛋白水平显著增高。

（二）症状要点

（1）发热：是 AOSD 最常见的临床表现，几乎 60% ～ 100% 的 AOSD 患者均会出现发热。患者每日体温几乎均超过 39℃，呈弛张热或双峰热。

（2）关节及肌肉表现：表现为关节疼痛、肿胀和压痛。常见的受累关节包括膝、腕、踝、肘、近端指间关节和肩关节。多数患者可伴有肌痛，但多无肌酶升高。

（3）皮疹：是 AOSD 的另一主要临床表现。典型皮疹为橘红色斑疹或斑丘疹，主要累及躯干和四肢。皮疹常与发热伴行，热出疹出，热退疹退。

（4）咽痛：常出现于疾病的早期。

（5）其他临床表现：可出现淋巴结肿大、腹痛、肝脾大、胸膜炎、心包积液、心肌炎和肺炎等。

（三）查体要点

主要的阳性体征包括体温升高，关节肿胀、压痛，全身散在橘红色皮疹。部分患者可触及淋巴结和（或）肝、脾肿大。

【辅助检查】

（一）实验室检查

（1）血常规：98% 的患者可出现中性粒细胞升高，外周血白细胞总数可达（10～20）×10^9/L，甚至可达 50×10^9/L。

（2）血清铁蛋白和糖化铁蛋白：血清铁蛋白升高是 AOSD 的特征之一，对 AOSD 诊断具有重要意义，其水平与病情活动程度呈正相关，因此血清铁蛋白可用于监测疾病活动度和治疗反应。糖化铁蛋白是比血清铁蛋白更加特异性的 AOSD 诊断标记物。

（3）类风湿因子和抗核抗体：AOSD 患者类风湿因子及抗核抗体检测多为阴性。

（4）血液细菌培养为阴性。

（5）ESR 和 CRP：AOSD 患者的 ESR 和 CRP 几乎均升高。

（6）部分患者肝酶轻度升高。

（二）影像学检查

各种影像学检查包括 X 线、CT 或 MRI 等，均无感染或肿瘤迹象。早期关节炎患者影像学检查可发现软组织肿胀或轻度关节腔积液。晚期关节炎患者可出现关节非糜烂性狭窄、骨性强直。

（三）其他检查

患者各种细菌、病毒学检查结果均为阴性。

【诊断】

至今仍未有公认的诊断标准。较常用的诊断标准推荐应用较多的为美国 Cush 标准和日本标准，Cush 标准如下，必备条件：① 发热 ≥ 39℃；②关节炎／关节痛；③类风湿因子 < 1：80；④抗核抗体 < 1：100。同时另备下列任何两项：①血白细胞数 ≥ 15×10^9/L；②皮疹；③胸膜炎或心包炎；④肝大或脾大或全身浅表淋巴结肿大。同时需要排除其他疾病。

【鉴别诊断】

（1）败血症：本病多呈弛张热，体温多在 39℃ 以上，发热前有明显寒战。血培养或骨髓培养阳性，抗生素治疗有效。

（2）恶性肿瘤：淋巴瘤和白血病是最常需要鉴别的恶性肿瘤。二者均可表现为发热、贫血、肝脾大等，骨髓穿刺及多部位淋巴结活检可排除上述疾病。其他恶性肿瘤也易与本病混淆，常规体检基础上还需进行胸片、腹部及妇科超声、胸腹部 CT、肿瘤标志物、骨扫描、骨穿以除外各种恶性肿瘤。必要时可进行胃镜、肠镜、正电子发射计算机断层扫描（PET）、淋巴结活检及皮肤活检等检查。

（3）其他结缔组织病：类风湿关节炎、系统性红斑狼疮、血管炎、干燥综合征等结缔组织病均需与 AOSD 鉴别。各种自身抗体检测（如类风湿因子、抗核抗体谱、抗环瓜氨酸多肽抗体、抗中性粒细胞胞浆抗体等）有助于这些疾病与 AOSD 的鉴别。

【治疗】

（一）治疗原则

控制症状及实验室检查异常，防止出现合并症是本病的治疗原则。

（二）一般治疗

发热时应注意休息，加强营养。

（三）药物治疗

（1）非甾体抗炎药：病情较轻的患者可首选 NSAIDs 单药治疗。20%～25%AOSD 患者单独使用 NSAIDs 可以改善其关节肌肉症状及发热。多数情况下，NSAIDs 治疗有效常提示患者预后良好。一般 NSAIDs 使用剂量较大，病情缓解后需持续使用该类药物 1～3 个月，且 NSAIDs 应逐渐减量至停药。

（2）糖皮质激素：部分 AOSD 患者在疾病过程中均会使用糖皮质激素进行治疗。对于病情较重、NSAIDs 治疗效果不佳的患者应考虑使用糖皮质激素。通常泼尼松剂量为 0.5～1.0mg／（kg·d），病情稳定后该类药物可逐渐减量。对于病情严重、危及生命的情况，如严重肝功能异常、大量心包积液、心包填塞、心肌炎、严重肺炎、血管内凝血等，可使用甲基泼尼松龙冲击治疗。

（3）改善病情抗风湿药：患者对糖皮质激素反应不佳或不能耐受激素不良反应时，应尽早加用 DMARDs。DMARDs 包括甲氨蝶呤、柳氮磺吡啶、羟氯喹，但尚无对照研究的证据表明上述药物对 AOSD 治疗有效。硫唑嘌呤、环孢素、环磷酰胺也可用于治疗 AOSD。剂量见类风湿关节炎治疗。

（4）生物制剂：生物制剂对部分难治性 AOSD 可能有效，有助于减少激素用量。目前已报道对 AOSD 有效的生物制剂包括 TNF-α 抑制剂、IL-1 抑制剂、IL-6 受体单抗。数个开放性研究已证实 TNF-α 对 AOSD 具有一定疗效。IL-6 受体单抗和 IL-1 抑制剂对以系统性损害为主的患者疗效更明显。

（5）其他：静脉注射免疫球蛋白对于早期 AOSD 患者及诱导急性期 AOSD 缓解具有较好的疗效。在严重危及生命的 AOSD 患者中应用免疫球蛋白治疗效果较好，且妊娠期患者每月注射免疫球蛋白可以有效控制病情。

【随访】

因患者长期服用糖皮质激素和 DMARDs，为监测药物不良反应及病情变化，应定期随访。一般随访时间为开始 3 个月每 2 周随访 1 次，随访时需注意检查血、尿常规，肝功能、肾功能，以后每 1～3 个月随访 1 次。

（李　萍）

第十四章
混合性结缔组织病

【概述】

混合性结缔组织病（mixed connective tissue disease，MCTD）是一类同时或不同时具有系统性红斑狼疮（SLE）、多发性肌炎（PM）、系统性硬化病（SSc）、类风湿关节炎（RA）等疾病的相关表现，但不满足上述疾病的分类诊断标准，而且血中有高滴度 ANA 和 U_1RNP 抗体为特征的临床综合征。

【临床表现】

（一）病史要点

混合性结缔组织病急性发作少见，可以不明原因的发热起病。在疾病的早期，大多数患者主诉乏力、肌痛、关节痛和出现雷诺现象。如果发现患者手或手指肿胀并伴有高滴度的斑点型 ANA，就应该严密观察病情的进展，是否会发生 MCTD。

（二）症状要点

（1）早期症状：大多数患者有易疲劳、肌痛、关节痛和雷诺现象。急性起病的 MCTD 较少见，表现包括多发性肌炎、急性关节炎、无菌性脑膜炎、指（趾）坏疽、高热、急性腹痛和三叉神经病变。

（2）发热：不明原因发热可能是 MCTD 最显著的临床表现和首发症状。

（3）关节：关节疼痛和僵硬几乎是所有患者的早期症状之一。60% 患者最终发展成典型的关节炎。常伴有与类风湿相似的畸形，如尺侧偏斜、天鹅颈和纽扣花畸形。

（4）皮肤黏膜：大多数患者在病程中出现皮肤黏膜病变。雷诺现象是 MCTD 最常见和最早期的表现之一，常伴有手指或全手肿胀。有些患者表现为狼疮样皮疹，尤其是面颊红斑和盘状红斑。黏膜损害包括颊黏膜溃疡、干燥性复合性口生殖器溃疡、青斑血管炎、皮下结节和鼻中隔穿孔。

（5）肌肉病变：肌痛是 MCTD 常见的症状，但大多数患者没有明确的肌无力、肌电图异常或肌酶的改变。大多数患者的肌炎往往在全身疾病活动的背景下急性发作。而轻症炎性肌病者常隐匿起病。一些伴发 MCTD 相关多肌炎的患者可出现高热。

（6）心脏：心脏全层均可受累。心包炎、心包积液是心脏受累最常见的临床表现，见于 10%～30% 的患者，出现心包填塞少见。此外，还需重视心肌受累及肺动脉高压的早期诊治。

（7）肺脏：75% 的患者有肺部受累，早期通常没有症状。30%～50% 的患者可发生间质性肺病，早期症状有干咳、呼吸困难、胸膜炎性胸痛。

（8）肾脏：25% 的患者有肾脏损害。高滴度的抗 U_1RNP 抗体对弥漫性肾小球肾炎的进展有相对保护作用。肾脏受累通常表现为膜性肾小球肾炎，弥漫性肾小球肾炎和实质间质性病变很少发生，有时也可引起肾病综合征，但大多数患者没有症状。有些患者出现肾血管性高血压危象，与系统性硬化病肾危象类似。

（9）消化系统：胃肠道受累见于 60%～80% 的患者。表现为上消化道运动异常，食管下段和下段括约肌压力降低，食管远端 2/3 蠕动减弱，烧心、进食后发噎和吞咽困难。并可有腹腔出血、胆道出血、十二指肠出血、巨结肠、胰腺炎、腹腔积液、蛋白丢失性肠病、原发性胆汁性肝硬化、自身免疫性肝炎、吸收不良综合征等。腹痛可能是由于肠蠕动减退、浆膜炎、肠系膜血管炎、结肠穿孔或胰腺炎等所致。

（10）神经系统：中枢神经系统病变并不是本病显著的临床特征。最常见的是三叉神经病。头痛是常见症状，多数可能是血管性头痛。有些患者头痛伴发热、肌痛。其他神经系统受累包括无菌性脑膜炎、癫痫样发作、器质性精神综合征、多发性周围神经病变、脑栓塞和脑出血等。

（11）血管：雷诺现象几乎是所有患者的一个早期临床特征。MCTD 典型的血管病变表现为中小血管的内膜过度增生和中膜平滑肌肥厚。血管造影显示 MCTD 患者中等大小血管闭塞的发生率高。

（12）血液系统：75% 的患者有贫血，60% 的患者 Coombs 试验阳性，但溶血性贫血并不常见。75%的患者可有以淋巴细胞系为主的白细胞减少，这与疾病活动有关。血小板减少、血栓性血小板减少性紫癜、红细胞发育不全相对少见，低补体血症可见于部分病例。

（13）其他：患者可有干燥综合征（SS）、慢性淋巴细胞性甲状腺炎（桥本甲状腺炎）和持久的声音嘶哑。妊娠患者出现自发性流产。此外，1/3患者有发热、全身淋巴结肿大、肝脾肿大。

（三）查体要点

因MCTD临床表现的多样性及多系统的受累，查体需全面。可出现发热、特征性皮疹及皮肤改变、黏膜病变、肢端硬化、雷诺现象、淋巴结肿大、贫血等表现。心肺腹查体需注意有无心浊音界改变、P2亢进、心律失常、心包摩擦音、双肺啰音、胸膜摩擦音、腹部压痛、肝脾肿大等表现。同时应完善神经系统查体，明确是否有神经系统病变。

【辅助检查】

（一）实验室检查

（1）血常规、血沉：75%的患者出现贫血，血白细胞减少，主要累及淋巴细胞，偶见血小板减少。疾病活动时血沉增快。

（2）尿常规：部分患者肾脏受累时可出现少量蛋白尿、红细胞，有时可见管型。

（3）生化学检查：肌肉受累、原发或继发肝损伤时常见血清肌酶（ALT、AST、CK、LDH）升高，有超过半数的患者可出现球蛋白、IgG升高（61.15%、72.2%）。

（4）免疫学检查：高滴度抗 U_1RNP 抗体阳性是诊断MCTD必不可少的条件，同时相应斑点型ANA高滴度阳性。MCTD中抗Sm抗体为阴性，阳性者需考虑SLE。部分患者存在类风湿因子、抗心磷脂抗体、狼疮抗凝物、Coombs试验阳性。

（二）影像学检查

（1）X线：有关节炎的患者可行X线检查，放射学检查缺乏严重的骨侵蚀性病变，但有些患者也可见关节边缘侵蚀和关节破坏。胸部 X 线：双肺呈肺间质性改变，多见于两下肺野，增粗的肺纹理交织成细网状。30%的患者可出现不规则大小的片状阴影，有时可有少量胸腔积液。心脏在病程早期或活动期表现为心包积液或心肌炎，心脏阴影呈"普大心"。

（2）高分辨 CT（HRCT）：高分辨 CT 是诊断间质性肺病最敏感的检查方法。

（3）心电图及心脏彩超：20% 的患者心电图（ECG）不正常。心脏多普勒超声估测右心室收缩压能检测到亚临床的肺动脉高压，通常利用三尖瓣返流法估测肺动脉收缩压（PASP）。计算公式为：RVSP= $\triangle$ P + SRAP（RVSP= 右室收缩压；$\triangle$ P= 三尖瓣返流的最大压差；SRAP= 收缩期右房压），在测量出三尖瓣返流最大压差后，加上收缩期右房压即得出肺动脉收缩压。

（4）腹部 B 超、CT 及消化道钡餐：胃肠道受累见于 60% ~ 80% 的患者，可行消化道钡餐检查。同时可完善腹部 B 超、CT 明确是否有肝脾大、肝硬化、腹腔积液、胰腺炎等改变。

【诊断】

目前在世界范围内还没有统一的诊断标准，以下几种均被广泛应用。

1.Sharp 诊断标准（美国）

（1）主要标准：①重度肌炎；②肺部受累（二氧化碳弥散功能小于 70%、肺动脉高压、肺活检示增殖性血管损伤）；③雷诺现象／食管蠕动功能降低；④关节肿胀、压痛或手指硬化；⑤抗核抗体阳性，滴度＞1：320，和（或）ENA 抗体阳性。

（2）次要标准：①脱发；②白细胞计数减少；③贫血；④胸膜炎；⑤心包炎；⑥关节炎；⑦三叉神经病变；⑧颊部红斑；⑨血小板减少；⑩轻度肌炎；⑪手肿胀。

（3）确诊：①4 条主要标准；②血清学抗核抗体阳性，滴度＞1：320，需除外感染性或肿瘤性疾病。

（4）可能诊断：符合 3 条主要标准及抗 Sm 抗体阴性，或 2 条主要标准和 2 条次要标准，抗 U_1RNP 滴度＞1：1000。

（5）可疑诊断：符合 3 条主要标准，但抗 U_1RNP 阴性；或 2 条主要标准，伴抗 $U_1RNP > 1 ： 100$，或 1 条主要标准和 3 条次要标准，伴有抗 $U_1RNP > 1 ： 100$。

2.Alarcon-Segovia 诊断标准（墨西哥）

（1）血清学标准：抗 $U_1RNP \geq 1 ： 1600$（血凝法）。

（2）临床标准：①手肿胀；②滑膜炎；③生物学或组织学证实的肌炎；④雷诺现象；⑤肢端硬化。

（3）确诊标准：血清学标准及至少 3 条临床标准，必须包括滑膜炎或肌炎。

3.Kahn 诊断标准（法国）

（1）血清学标准：存在高滴度抗 U_1RNP 抗体，相应斑点型ANA滴度 $\geq 1 ： 1200$。

（2）临床标准：①手肿胀；②滑膜炎；③肌炎；④雷诺现象。

（3）确诊标准：血清学标准阳性，雷诺现象和以下 3 项中至少 2 项：滑膜炎、肌炎、手指肿胀。

【鉴别诊断】

MCTD 首先应与 SLE、SSc、PM、DM、RA、SS 这 6 种弥漫性结缔组织病鉴别。MCTD 患者存在高滴度斑点型 ANA 和抗 U_1RNP 抗体，并有雷诺现象、滑膜炎或肌炎、手肿胀，可与弥漫性结缔组织病鉴别。

（1）重叠综合征：该病是指同一个患者同时或先后患有明确 2 种或 2 种以上结缔组织病的重叠。尽管 MCTD 临床上有多种病的重叠症状，但它有其自身的诊断标准和特点。而重叠综合征需同时符合 2 种疾病以上的诊断标准，且无高效价的抗 U_1RNP 抗体。重叠综合征临床表现为同一时期内并存两种以上风湿性疾病，如系统性红斑狼疮与结节性多动脉炎并存，系统性红斑狼疮与系统性硬化病并存，本综合征的预后较单一的风湿性疾病要差。

（2）系统性红斑狼疮：SLE 是一种临床表现多样，多系统受累的自身免疫性疾病，发病缓慢，隐袭发生。可累及皮肤黏膜、浆膜、关节、肾、血液及中枢神经系统等。肾脏累及多程度重，存在抗 dsDNA、抗 Sm、抗

AnuA 抗体等多种自身抗体阳性，狼疮细胞阳性率高，罕见灌木丛型甲皱毛细血管异常，手面罕见肿胀和手指硬化可与混合性结缔组织病鉴别。

（3）系统性硬化病：系统性硬化病是一种全身性结缔组织病。病因与遗传和免疫异常有关，多发于育龄妇女。其病变特点是胶原增生，炎症细胞浸润，血管堵塞，缺血性萎缩，免疫异常。临床表现为硬皮、雷诺现象、关节痛和内脏损害。本病皮肤硬化不仅局限于面及手部，臂、颈和躯干部亦可累及，ANA 荧光核型除斑点外尚可见着丝点型，抗 U_1RNP 抗体阳性率低，且为低效价，对皮质类固醇的效应亦较差，可予鉴别。

（4）多发性肌炎／皮肌炎：皮肌炎是一种皮肤和肌肉的弥漫性非感染性炎症疾病。皮肤发红、水肿，肌肉发生炎症和变性引起肌无力、疼痛及肿胀。可伴有关节、心肌等多种器官损害。混合性结缔组织病尚具有皮肌炎外若干红斑狼疮和系统性硬化病特征，血清高阳性率和高效价抗 U_1RNP 抗体可予区别。

【治疗】

（一）治疗原则

MCTD 的治疗以 SLE、PM/DM、RA 和 SSc 的治疗原则为基础。

（二）一般治疗

（1）加强身体锻炼，劳逸结合，避免劳累及感染，保持良好情绪，戒烟，避免咖啡因。

（2）加强营养，补充维生素。

（3）注意保暖（有雷诺现象者），避免手外伤，避免使用震动性工具工作。

（4）若存在心肺异常应注意吸氧，避免妊娠及情绪激动，避免高原生活。

（5）对症治疗：应用抗血小板聚集药物（阿司匹林）及扩血管药物（硝苯地平）。局部可试用前列环素软膏。

（三）药物治疗

（1）疲劳、关节和肌肉痛者，可应用非甾体抗炎药、抗疟药（如羟氯喹 0.2g／次，每日 2 次）、小剂量泼尼松（＜ 10mg/d）。

（2）以关节炎为主要表现者，轻者可应用非甾体抗炎药，重症者加用抗疟药、甲氨蝶呤或肿瘤坏死因子抑制剂，但有报道示 TNF-α 拮抗剂依那西普可加重 MCTD 病情。

（3）雷诺现象：注意保暖，避免手指外伤和使用 β 受体阻滞剂、戒烟等。应用二氢吡啶类钙通道阻滞剂，如硝苯地平，每日 30mg；α 受体阻滞剂，如哌唑嗪 0.5 ～ 1mg，每日 2 ～ 3 次。

（4）急性起病的指坏疽：局部药物性交感神经阻断 [受累指（趾）基部利多卡因浸润]、抗凝、局部应用硝酸盐类药物；输注前列环素；可使用内皮素受体拮抗剂如波生坦。

（5）以肌炎为主要表现者，给予泼尼松 1 ～ 1.5 mg／（kg·d），难治者加用甲氨蝶呤、静脉滴注免疫球蛋白（IVIG）治疗。

（6）肺动脉高压是 MCTD 患者致死的主要原因，应该在治疗原发病的同时，依据肺动脉高压治疗相关指南早期积极治疗，单药或联合使用肺动脉高压靶向药物，肺动脉高压靶向药物包括针对内皮素途径、一氧化氮途径和前列环素途径三大类。同时，应酌情联合使用抗凝治疗和阿司匹林。合并右心功能不全者，积极抗心衰治疗。

（7）肾脏病变者、膜性肾小球肾炎：轻型不需要处理；进展性蛋白尿者试用 ACEI 或小剂量阿司匹林联合双嘧达莫；严重者酌情使用泼尼松 15 ～ 60mg／d，加环磷酰胺冲击治疗每个月 1 次或瘤可宁（苯丁酸氮芥）每日给药。肾病综合征：单独应用肾上腺皮质激素通常效果不佳；小剂量阿司匹林联合双嘧达莫预防血栓形成并发症；ACEI 减少蛋白丢失；试用泼尼松 15 ～ 60mg／d，加环磷酰胺冲击治疗每个月 1 次或瘤可宁每日给药。必要时可进行透析。

（8）食管功能障碍者，吞咽困难：轻者无需治疗；伴反流者应用质子泵抑制剂，严重者使用抑酸与促动药联合治疗；内科治疗无效者，可采取手术治疗。肠蠕动减退：使用胃肠促动药，如甲氧氯普胺。小肠细菌过度繁殖可应用四环素、琥乙红霉素。胃灼热、消化不良：升高床的头部、戒烟、减重、避免咖啡因；应用 H_2 受体阻断药、质子泵抑制剂；酌情使用甲氧氯普胺和抗幽门螺杆菌药物。

（9）心肌炎：试用糖皮质激素和环磷酰胺，避免应用地高辛。不完全心传导阻滞：避免应用氯喹。

在使用上述药物时应定期查血、尿常规，肝、肾功能，避免不良反应。

（四）手术治疗

无明确手术治疗，食管功能障碍内科治疗无效者可考虑手术治疗。

（五）其他治疗

自体造血干细胞移植可使部分难治性自身免疫性疾病的患者得以缓解。国外已有一例难治性肌炎和 MCTD 患者采用自体外周血干细胞移植治疗成功的报道，但随诊时间较短为 21 个月，无长期疗效观察。国内有报道示自体外周血干细胞移植对于常规治疗无效的重症、难治性自身免疫病是可供选择的治疗方案，可使病情达到短期和中期缓解，但移植后有一定的复发率，长期效果有待进一步观察。

【随访】

每 2～4 周风湿科门诊复诊，复查血常规、ESR、CRP、肝功能、肾功能、电解质、心脏超声、胸部 CT、肺功能等。注意疾病进展及药物不良反应，及时调整药物用法用量。

【预防】

（1）加强身体锻炼，合理膳食，避免劳累、寒冷及感染，规律生活，保持愉快的心情以提高机体免疫功能。

（2）早期诊断，早期治疗，个体化治疗。

（3）坚持正规治疗，并避免和减少激素、免疫抑制剂、非甾体抗炎药的不良反应。

（4）坚持功能锻炼，增强自身免疫功能。

（5）生活应有规律，劳逸适度，症状显著时可适当休息。

（6）注意肢端保暖，避免妊娠、过度劳累及剧烈精神刺激。

（潘正论）

第十五章
未分化关节炎

【概述】

在临床中，相当一部分患者有关节炎症状持续数周至数月，尚不能符合某种特定类型关节炎诊断，被定义为未分化关节炎（undifferentiated arthritis，UA）。不同文献中，也被称为"早期关节炎（early arthritis）"。对未分化关节炎的持续时间尚缺乏明确定义，通常指患者有明确的关节炎表现持续 6 周至 1 年。大多数 UA 是 RA 的早期阶段，随着"达标治疗"理念的提出，在 RA 中强调"治疗时间窗"，因而 UA 诊疗关键是识别可能发展为慢性、侵蚀性关节炎的患者，给予积极治疗。

【临床表现】

（一）病史要点

大多数 UA 患者以隐匿的方式起病，有些患者可能有感染等诱发因素。病程数周至 1 年不等，随着时间迁移，70% 患者可以发展为某种慢性特定的关节炎，其中以 RA 居多，多数患者能在出现症状 3 个月内明确诊断，也有部分患者自然缓解或多年保持未分化状态。

（二）症状要点

诊断 UA 核心是患者有关节炎症状，表现为关节肿胀和（或）关节压痛，受累关节数常小于 4 个；伴有晨僵，但通常小于半小时。一般认为，病程超过 6 周，3 个或 3 个以上关节受累，特别是出现掌指关节和（或）跖趾关节（MTP）肿痛，伴持续半小时以上的晨僵，但尚未达到 2010 年 ACR/EULAR 关于早期 RA 的分类标准。

来源于荷兰的一项 776 例早期关节炎队列研究，总结了 UA 症状特点：①症状通常持续数周至数月，中位时间为 13.4 周；② 46% 患者晨僵时间小于 30 分钟；③ 65% 患者受累关节数少于 4 个；④ 76% 患者为上肢关节受累，其中以手关节多见，约 48% 患者为对称性关节炎；⑤ 50% 患者 ESR 及 CRP 正常；⑥ RF 或抗 CCP 抗体阳性患者约 10%。

（三）查体要点

关节检查发现有 1 个或多个关节的肿胀及压痛，可有功能受限，但无明显关节畸形。

【辅助检查】

（一）实验室检查

对 UA 的实验室检查应包括以下内容：

（1）血常规、肝肾功能、尿酸、甲状腺功能等排除其他内科疾病引起的关节炎症状。

（2）自身抗体：包括抗核抗体、抗 ENA 抗体等排除其他结缔组织病引起的关节症状。

（3）HLA-B27：用以筛查和排除脊柱关节炎可能。

（4）急性相反应物：部分患者 ESR 和（或）CRP 等升高。

（5）RF 和抗 CCP 抗体：RF 和抗 CCP 抗体阳性有助于 RA 诊断。出现 RF 和抗 CCP 抗体阳性的 UA 患者，易发展为 RA。

（6）莱姆病、微小病毒 B19 或乙肝病毒感染常会出现关节炎症状，不推荐做常规检查，对部分疑似患者，建议进行相关检测。反应性关节炎患者可能合并泌尿生殖系统感染，怀疑时加做尿常规。

（二）影像学检查

（1）X 线检查：双手、腕关节及其他受累关节的 X 线常无明显异常，或仅有关节周围软组织肿胀及关节附近骨质疏松。

（2）关节超声或 MRI 有助于发现早期滑膜炎、腱鞘炎，MRI 还可检测到骨髓水肿。手腱鞘炎和骨髓水肿可能有助于预测进展为早期 RA。

【诊断】

对 UA 诊断无统一标准，其核心是排除性诊断。排除其他类型关节炎或某些其他疾病的关节表现的患者，才能诊断为 UA。2017 年 EULAR 提出了一个"疑诊可进展为 RA 的关节痛"定义，该定义为关节痛患者无临床确诊的关节炎及其他可解释的疾病或病因，临床条目包括：①近期出现的关节症状（病程＜1 年）；②症状主要表现在掌指关节；③晨僵≥60 分钟；④多于早上症状加重；⑤一级家属有 RA 病史；⑥握拳困难；⑦体检发现掌指关节压痛。≥3 个条目时，确诊可进展为 RA 的关节痛的特异性 74.4%，敏感性 90.2%。

【鉴别诊断】

（1）RA：RA 早期阶段症状类似 UA，但与 UA 相比，RA 受累关节更多，常呈对称性，晨僵明显，ESR 及 CRP 升高，RF 或抗 CCP 抗体阳性多见。

（2）除 RA 外，其他多种关节炎早期阶段类似 UA 症状，需进行仔细排查，包括病毒性关节炎、脊柱关节炎外周型、银屑病关节炎、反应性关节炎、骨关节炎、感染性关节炎、莱姆病关节炎等。

（3）其他如系统性红斑狼疮、系统性硬化病、多肌炎、皮肌炎、大动脉炎、白塞病、炎性肠病、结节病等患者均可伴发多关节炎（痛）。由于以上各个疾病都有其特有临床表现，关节只是全身表现的一部分，一般不会造成误诊。

【治疗】

（一）治疗原则

UA 治疗原则可参照 RA 等关节炎，目标是尽快达到病情缓解。70% 的 RA 骨侵蚀发生在起病后 2 年内。早期治疗在阻止影像学进展、保护关节功能和改善长期预后等方面明显优于延缓治疗患者。

（二）一般治疗

强调对患者宣教，正确认识本病规范治疗及随访的意义。适当的休息、理疗、体疗、外用药、正确的关节活动和肌肉锻炼等对于缓解症状、改善关节功能具有重要作用。

（三）药物治疗

1. 非甾体抗炎药

非甾体抗炎药具有抗炎、止痛及减轻关节肿胀的作用，对缓解 UA 患者的关节肿痛，改善全身症状有重要作用，应作为 UA 一线治疗药物。常用药有：塞来昔布：为选择性 COX-2 抑制剂，胃肠道不良反应较轻，每次 200mg，每日 1～2 次；美洛昔康：每次 7.5mg，每日 1～2 次；双氯芬酸：每次 75mg，每日 1～2 次；洛索洛芬钠：每次 60mg，每日 3 次。需注意 NSAIDs 胃肠道不良反应和对老年患者心血管安全性的影响。

2. 改善病情抗风湿药

在 UA 中，对下列情况，即使还不完全符合 RA 的分类标准，也应尽早接受 DMARDs 的积极治疗，以控制炎症，防止关节破坏：①症状类似 RA，有明显手腕关节受累，RF 和（或）抗 CCP 抗体阳性，尤其是高滴度阳性；② NSAIDs 不能控制的持续性关节炎；③ 对 RF 和抗 CCP 抗体阴性，下肢关节炎，症状类似 SpA，也应尽早接受 DMARDs 治疗。首选甲氨蝶呤（MTX），其次可以选择来氟米特、柳氮磺吡啶和羟氯喹。通过规律随访及病情评估调整治疗方案，对治疗抵抗患者可以采用 DMARDs 联合治疗方案，如 MTX 加柳氮磺吡啶、MTX 加羟氯喹等。

3. 糖皮质激素

对炎症反应较重的患者，常规 NSAIDs 和 DMARDs 不能控制病情，可以加用小剂量、尽可能短疗程的糖皮质激素（泼尼松＜10mg/d），有助于缓解 UA 的全身症状，对延缓早期 RA 的关节进展也有帮助。除口服外，也可以采用糖皮质激素肌内注射或关节腔内注射控制症状。

4. 生物制剂

对 DMARDs 治疗失败，或早期即出现进展性骨侵蚀表现的 UA 患者，重新评估病情后，仍高度疑诊 RA 时，可以使用生物制剂治疗。早期积极干预治疗 UA 持续性关节炎，能明显改善长期影像学预后。常用生物制剂有 TNF-α 抑制剂，如依那西普、英夫利西、阿达木单抗；IL-6 受体拮抗剂，如托珠单抗及小分子 JAK 抑制剂托法替布等。

【随访】

对有活动性关节炎的患者，应当每 1～3 个月随访评估关节炎活动性，调整治疗方案。此后，应当每半年至 1 年通过复查自身抗体、X 线评价关节破坏情况及关节功能，判断疾病活动度及病情转归情况。长期使用 NSAIDs 和 DMARDs 患者，应该定期复查血常规及肝肾功能等，观察有无药物不良反应。

【预防】

注意尽量避免感染、寒冷和疲劳。

（谈文峰）

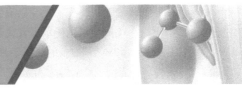

第十六章
纤维肌痛综合征

【概述】

纤维肌痛综合征（fibromyalgia syndrome，FMS）也称为纤维肌痛（fibromyalgia，FM），属于慢性疼痛综合征，是一种以全身弥漫性疼痛及发僵为主要临床特征，并常伴有疲乏无力、睡眠障碍、情感异常和认知功能障碍等多种其他症状的慢性疼痛性风湿病。本病在国内受重视程度不足，诊断率低。

【临床表现】

（一）病史要点

对于主诉全身广泛性疼痛的患者，当病史超过 3 个月，不能用损伤或炎性疾病解释，尤其当伴有睡眠障碍、乏力、晨僵、抑郁等时，应考虑 FMS 诊断的可能。

（二）症状要点

1. 疼痛症状

全身持续、广泛存在的慢性肌肉疼痛是FMS的主要特征和核心症状。一般起病隐匿，患者不能准确说明疼痛开始的具体时间。疼痛分布广泛，通常很难准确定位，尤以中轴骨骼（颈、胸椎、下腰背部）、肩胛带及骨盆带最常见，其次见于膝、头、肘、踝、足、上背、中背、腕、臀部、下肢。疼痛性质多样，多为刺痛，轻重不一，休息后常不能缓解，不适当的活动和锻炼可使症状加重。

2. 特征性伴随症状

对诊断有重要价值。主要包括睡眠障碍、疲劳、晨僵及记忆力减退等。

（1）睡眠障碍：90%左右的患者有睡眠障碍，表现为失眠、易醒、多梦、精神不振。夜间脑电图提示患者缺乏熟睡，与病情具有相关性。

（2）疲劳：50%～90%的患者有疲劳感，疲劳程度在"有点疲倦"到"筋疲力尽"之间变化；半数症状较严重，自觉无法工作，甚至卧床。疲劳在早晨起床时最严重，并可因轻微体力劳动而加重，与睡眠障碍有关。

（3）晨僵：FMS患者的常见症状，其严重程度与睡眠及病情具有相关性。

（4）记忆力减退：患者自觉记忆力明显减退，注意力难以集中，生活质量下降。精神紧张、过度劳累及气候变化等均可加重上述症状。

3. 其他伴随症状

（1）关节不适、感觉异常：患者自觉关节或关节周围肿胀、麻木，但无客观体征。

（2）头痛：患者可伴有偏头痛或非偏头痛性头痛，后者是一种在枕区或整个头部的压迫性钝痛。女性偏头痛患者中，约1/5符合FMS。

（3）情感障碍：情绪低落，对自己病情关注过度，甚至呈焦虑或抑郁状态，可见于约30%的患者。

（4）工作效率下降：日常工作难以坚持。

4. 可与多种临床综合征（情感类疾病）并存

如慢性疲劳综合征、慢性紧张性头痛、肠激惹综合征、间质性膀胱炎、不宁腿综合征、家族性自主神经功能异常、寒冷不耐受、超敏体质等。

（三）查体要点

FMS唯一可靠的体征即全身对称分布的压痛点，仔细检查这些部位均无局部红肿、皮温升高等客观改变。在压痛点部位，患者与正常人对"按压"的反应不同，对"按压"反应异常敏感。1990年美国风湿病学会（ACR）首次制定了FMS分类标准，已确定的18个（9对）压痛点（图16-1）（用拇指按压，压力约4kg/cm^2）中至少11个有压痛时可以诊断FMS。这18个压痛点包括：枕骨下肌肉附着点，第5～第7颈椎横突间隙，第二肋骨、肋软骨交界，斜方肌上缘中点，肩胛棘内上方中点，肱骨外上髁远端

2cm 处，臀外上象限，大转子后方和膝关节内侧，均为双侧对称部位。

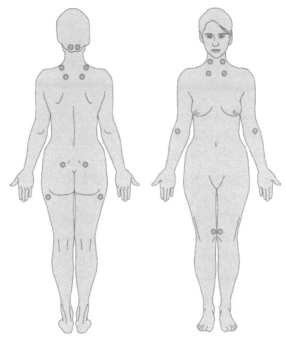

图 16-1　诊断 FMS 的压痛点

【辅助检查】

（一）实验室检查

目前无特异临床检查，常规检查一般无客观异常发现。部分患者合并自身免疫性甲状腺病时，可有甲状腺自身抗体尤其 TRAb 的升高。

（二）影像学检查

应用功能性磁共振脑成像（fMRI）对 FMS 患者进行扫描，可能发现额叶皮质、杏仁核、海马和扣带回等激活反应异常，以及相互之间的纤维联络异常。

（三）其他检查

病理检查没有关节、骨或软组织炎症和变性的证据。国外学者提出评估量表可以出现异常，有助于评价 FMS 病情，主要有纤维肌痛影响问卷（FIQ）、疼痛视觉模拟评分法（VAS）、Beck 抑郁量表（BDI）、McGi Ⅱ疼痛问卷调查、汉密尔顿焦虑和抑郁量表、缺血-过度通气试验（IHT）等。

【诊断】

1990 年 ACR 首次制定了 FMS 分类标准，当患者出现持续 3 个月以上的全身性疼痛，即身体的左右侧、腰的上下部及中轴骨骼（颈椎或前胸或胸椎或腰部）等部位都存在疼痛，且 18 个压痛点（用拇指按压，压力约 4kg/cm^2）中至少 11 个（具体部位见查体要点）有压痛时可以诊断 FMS。此分类标准的敏感性为 88.4%，特异性为 81.1%。

2010 年 ACR 更新了 FMS 的分类标准，诊断 FMS 需要同时满足 3 条：①弥漫性疼痛指数（WPI）≥ 7 分且症状严重度评分（SSS）≥ 5 分，或 WPI 3 ~ 6 分且 SSS ≥ 9 分；②患者的症状持续在相似程度至少 3 个月；③没有其他可以解释疼痛的疾病。其中，WPI 是指过去一周内疼痛区域数量的评分。身体 19 个区域包括左右肩部、左右上臂、左右前臂、左右髋部、左右大腿、左右小腿、左右颌部、胸部、腹部、上背部、下背部和颈部。每个区域 1 分，最高分 19 分。SSS 由 A 和 B 两部分组成，A 部分：就疲劳、睡醒后萎靡不振和认知障碍三种症状打分，每个症状根据各自的严重度得分（也指过去一周时间内，无 =0，轻微、间断 =1，中等、经常存在 =2，重度、持续、影响生活 =3，最高分为 3×3 = 9 分），B 部分：医生根据患者所有躯体症状严重程度的整体数量评分（无 =0，轻微 =1，中等 =2，严重 =3，最高分为 3 分），因此 SSS 的最高分为 12 分。

2016 年 ACR 发布了修订版 FM 诊断标准：①广泛性疼痛，定义为五个部位（包括左侧上肢、右侧上肢、左侧下肢、右侧下肢及中轴区域）中至少四个部位有疼痛；②症状持续至少 3 个月，且疼痛程度基本相似；③弥漫性疼痛指数（WPI）≥ 7 分且症状严重度评分（SSS）≥ 5 分，或 WPI 4 ~ 6 分且 SS ≥ 9 分；④ FM 的诊断与其他诊断无关，FM 的诊断不影响其他临床诊断。当满足以上 4 条时，可诊断为 FM。

【鉴别诊断】

（1）风湿性多肌痛：本病老年人常见，急性或亚急性起病，主要表现为颈、肩带、骨盆带肌肉对称性疼痛，可伴有发热、体重下降等全身表现，无肌无力或肌萎缩。可有正色素正细胞性贫血，实验室检查以ESR及CRP明显升高为其特征，治疗上对小剂量糖皮质激素反应敏感。

（2）肌筋膜痛综合征：本病可由外伤或过劳引起，系由肌筋膜痛性激发点受刺激所引起的局限性肌肉疼痛，常伴有远距离牵涉痛，压痛点（扳机点）周围可触及痛性拉紧的带状或条索状包块，可伴有受累肌肉的运动和牵张范围受限、肌力减弱等。通常不伴有疲劳等全身症状。

（3）神经、精神系统疾病：FM患者可伴有较多神经、精神系统症状，如出现头痛、四肢麻木、蚁走感等需与神经系统疾病进行鉴别。当患者伴有情感障碍或认知障碍（如焦虑、抑郁等）时则需注意排除原发性精神疾病或某些器质性疾病所致的精神症状（如精神性风湿病等）。

（4）其他疾病：如类风湿关节炎、系统性红斑狼疮、多发性肌炎、甲状腺功能异常等都可出现肌痛、疲劳、乏力等症状。通过针对各种疾病自身的临床表现及特征性体征，并结合各种疾病特异性的实验室检查结果不难鉴别。

【治疗】

（一）治疗原则

（1）治疗目的以减轻症状、缓解疼痛、改善生活质量为主。

（2）对患者进行宣教，非药物治疗结合药物治疗方法，目前认为个体化的多学科协作治疗是最佳治疗方案。

（二）一般治疗

（1）患者宣教：了解患者压力来源，对患者进行耐心解释和安慰，让患者对疾病有一定了解，增加自我管理能力，解除患者恐惧，增强患者信心，更好地配合治疗。

（2）病情评估：了解每个患者的差异性表现，制定个体化治疗方案。

（3）非药物治疗：对FM患者有意义。其中体疗（需氧运动）、认知行为疗法（CBT）疗效最肯定，可减轻患者疼痛、疲劳症状，改善不良情绪，调整机体功能，并可减少药物不良反应。体疗即针对性的锻炼必须根据患者病情及全身状况而循序渐进。其他如力量训练、针灸、太极、瑜伽、热水疗等可能有一定疗效。

（三）药物治疗

应针对每个患者个性化的临床表现选用适当的药物进行有针对性的治疗。常用的治疗药物主要针对中枢神经系统，包括抗抑郁药、肌松药、助眠药、抗惊厥药、镇痛药等。

1. 抗抑郁药

为治疗 FM 的首选药物，可明显缓解疼痛，改善睡眠，抗抑郁，调整全身功能状态。

（1）三环类抗抑郁药（TCAs）：阿米替林应用最为广泛，可明显缓解全身性疼痛，改善睡眠质量，提高患者情绪，但抗胆碱能作用明显，并常伴抗组胺、抗肾上腺素能等其他不良反应。从小剂量开始，初始剂量为睡前 12.5mg，可逐步增加至每晚 25mg，1～2 周起效。

（2）5- 羟色胺（5-HT）再摄取抑制剂（SSRIs）：该类药物疗效不优于 TCAs，但与 TCAs 联合使用可发挥协同作用。常用药物有氟西汀，起始剂量 20mg，2 周后疗效不明显，可增至 40mg，晨起 1 次顿服；舍曲林，每日 50mg，晨起顿服；帕罗西汀，20mg/d，晨起顿服。

（3）5- 羟色胺和去甲肾上腺素（NE）双重递质摄取抑制剂（SNRIs）：常用药物度洛西汀，对伴或不伴精神症状的 FM 患者均可明显改善疼痛、压痛、晨僵、疲劳，可提高生活质量。用药剂量为 60mg/d，不良反应包括失眠、口干、便秘、性功能障碍、恶心及烦躁不安、心率增快、血脂升高等；米那普伦，可降低 FIQ、VAS 评分，改善 FM 的疼痛及全身不适症状，用药剂量为 25～100mg/d，分 2 次口服；文拉法辛也可较好地缓解疼痛，改善抑郁症状，起始剂量为 37.5mg/d，分 3 次口服，剂量可根据疗效酌情增加至 75 mg/d。

（4）高选择性单胺氧化酶抑制剂（MAOIs）：可抗抑郁，缓解疼痛，调节情绪。对于 FM 患者，吗氯贝胺治疗剂量为 300～450mg/d，分 2～3

次口服。MAOIs 抗胆碱能不良反应或中枢兴奋作用较少。该药禁止与其他抗抑郁药物同时使用，以避免引起"高 5- 羟色胺综合征"。

2. 肌松类药物

此类药物可缓解僵硬，调整睡眠，缓解疲乏，从而缓解疼痛。可与选择性 5- 羟色胺再摄取抑制剂如氟西汀合用。环苯扎林治疗剂量为 20 ～ 40mg/d，不良反应常见，如嗜睡、口干、头晕、心动过速、恶心、消化不良、乏力等。

3. 抗惊厥药

普瑞巴林是首个被美国 FDA 批准用于 FM 治疗的药物，可减轻 FM 患者的疼痛并改善其日常生活、睡眠障碍。其不良反应与剂量相关。最常见的不良反应包括轻到中度的眩晕和困倦，其他还有体重增加、水肿等。起始剂量 150mg/d，分 3 次口服，1 周内如无不良反应，剂量增加至 450mg/d，可与 TCAs、SSRIs 或 SNRIs 等联合应用。

4. 镇痛药物

非阿片类中枢性镇痛药（曲马多）对 FM 有效，150 ～ 300mg/d，分 3 次口服，需注意药物耐受或依赖；阿片类药物可不同程度地缓解疼痛，可能对 FM 有效，但因其明显不良反应，如药物耐受、成瘾、便秘、恶心等，不推荐使用。非甾体抗炎药（NSAIDs）单独应用通常疗效不佳。

5. 非麦角碱类选择性多巴胺 D2 和 D3 受体激动剂

普拉克索对部分 FM 患者的疼痛、疲劳及躯体不适症状有缓解作用，同时对患者精神症状的改善也有一定作用。普拉克索耐受性较好，不良反应轻微，包括恶心、失眠、嗜睡、头晕、便秘、体位性低血压等。起始剂量为 0.375mg/d，分 3 次口服，剂量可逐渐增加至最佳疗效，最大剂量 4.5 mg/d。

6. 镇静催眠药

镇静催眠类药物可以缩短入睡时间，减少夜间苏醒次数，提高睡眠质量，可有助于 FM 患者改善睡眠，适用于伴有焦虑和睡眠障碍的 FM 患者。推荐间断、短期、小剂量应用。常用药物包括苯二氮䓬类，以及唑吡坦 10 mg，每晚睡前口服；佐匹克隆 3.75 ～ 7.5 mg，每晚睡前口服。

7. 激素类药物

糖皮质激素对 FM 无效，不推荐使用。

8. 其他

最新研究维生素 D 口服可明显减轻疼痛，改善 FM 症状，且相对安全和经济，但仍需更大样本的研究去证实。

2017 年 EULAR 修订了 FM 治疗管理推荐，对 FM 的治疗与管理应采取循序渐进的方式以提高生活质量为目的。基于实用性、费用、安全性和患者意愿，首先应采用非药物治疗。诊疗流程见图 16-2。

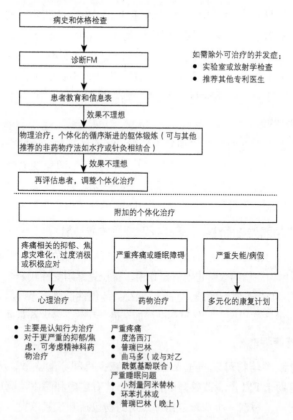

图 16-2　2017 年修订版 EULAR 纤维肌痛症治疗管理推荐

（四）手术治疗

局部交感神经阻断、痛点封闭等，疗效尚不肯定。

（五）其他治疗

FM 患者的治疗有时需要风湿科、理疗科、精神科、疼痛治疗科共同参与。

【预防】

（1）积极应对生活中负性事件，提高环境适应能力及自我管理能力，克服焦虑、紧张等不良情绪。

（2）戒烟，养成良好生活习惯，改善生活环境，防止感染，合理膳食。

（3）锻炼身体，注意劳逸结合，避免过度疲劳。

（贾 园）

第十七章
嗜酸性筋膜炎

【概述】

嗜酸性筋膜炎（eosinophilic fasciitis，EF）是一种少见的病因未明的结缔组织病，最早于 1975 年由 Shulman 报告，故旧称 Shulman 综合征。本病急性或亚急性起病，主要临床表现包括早期四肢和（或）躯干部位皮肤及皮下组织对称性红斑水肿，随后皮下深部筋膜组织肿胀变硬，皮肤表面凹凸不平，以双下肢及背部皮肤受累最常见，往往伴有高嗜酸性粒细胞血症。可伴发关节炎、腕管综合征（肘管综合征或跗管综合征）及局限性系统性硬化病表现。多数不伴有内脏受累的表现。实验室检查有外周血嗜酸性粒细胞比例增高、高球蛋白血症及升高的急性期反应物。组织病理学检查提示深筋膜胶原纤维增生及纤维化，血管周围炎细胞浸润，部分嗜酸性粒细胞浸润，炎症可累及肌肉及皮下组织，而表皮及真皮上层无明显变化。少数病例可自发缓解，多数患者需糖皮质激素治疗，部分联合免疫抑制剂有效，需长期维持治疗。

【临床表现】

（一）病史要点

出现典型皮肤改变伴有嗜酸性粒细胞增高，应考虑本病。多数需皮肤筋膜活检证实。

（二）症状要点

EF 主要表现为皮肤对称性硬化，往往急性或亚急性起病，表现为受累部位的水肿、肿胀、硬化伴随外周血嗜酸性粒细胞增高。受累皮肤的变硬变厚及不易提起与系统性硬化病类疾病有相似性。而与系统性硬化不同，EF 一般无内脏受累表现，包括肺、肾、心脏及胃肠道等。

（1）皮肤：几乎所有患者都有对称性皮肤受累。常受累的部位包括四肢、颈部及躯干，但多数不出现系统性硬化病的肢端受累，如手指变硬，甚至通常 EF 患者手足部皮肤均无受累。病程早期，往往表现为显著的肢体非可凹性肿胀，随着病程进展，肿胀可消退，受累皮肤逐渐变硬并可呈现"橘皮样"外观。抬高患肢导致静脉压力减低时，可看到沿浅表静脉走行分布在肢体表面的"沟槽征"（Groove Sign）（图 17-1）。

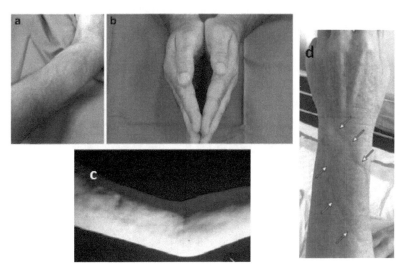

图 17-1　特发性嗜酸性筋膜炎（见彩插 8）

注：a、d 沟槽征即抬高患肢导致静脉压力减低时，可看到沿浅表静脉走行分布在肢体表面的凹槽。b 因筋膜挛缩，双手并拢时不能完全伸直称为"祈祷手"（ prayer hand）。c 受累肢体皮肤皮下筋膜组织增厚变硬挛缩，表皮因牵拉凹陷表现为类似"橘皮"的表现。

图 17-1 a ~ b 来源：Ferreli C，Gasparini G，Parodi A，et al.Cutaneous Manifestations of Scleroderma and Scleroderma-Like Disorders：a Comprehensive Review. Clin Rev Allergy Immunol，2017，53（3）：306-336. 图片 c ~ d 来源：uptodate。

（2）关节：关节炎可见于部分患者，有报道 40% 左右 EF 患者出现关节症状。另外，由于皮肤筋膜变硬导致关节运动功能障碍也较为常见，文献中 56% 的患者可出现关节屈曲挛缩畸形表现。

（3）肌肉：肌肉疼痛与无力症状较为常见。深筋膜受累患者可同时出现肌肉周围炎，但合并炎症性肌病者罕见。

（4）血液系统：血液系统疾病可与 EF 伴发，有文献报道发生率可达 10%。再生障碍性贫血、骨髓增生性疾病、骨髓异常增生综合征、获得性血小板减少、淋巴瘤、多发性骨髓瘤均有合并 EF 的报道。在一项 EF 合并淋巴结肿大的病例研究中，发现 6 例同时出现皮肤肿胀及淋巴结增大症状患者经活检证实均为淋巴结反应性增生，而 4 例先出现皮肤肿胀，继发淋巴结肿大（病程 2 ~ 36 个月）的患者则被证实为淋巴瘤。

（5）神经系统：可出现颅神经及周围神经病变。其中腕管综合征报告最为常见，文献中可达 23%。也有 EF 患者下肢出现多发性单神经炎的表现。

（6）内分泌系统：有文献报道 EF 合并甲状腺炎，但这两种疾病之间是否具有因果关系尚不清楚。

（三）查体要点

EF 查体主要为受累皮肤部位检查，可表现为皮肤及皮下组织对称性肿胀、变厚变硬感，局部可有压痛、皮温升高，并伴有部分肢体活动受限表现。另外，需关注受累肢体远端皮肤感觉及运动情况，了解有无神经受压或神经炎的症状。

【辅助检查】

（一）实验室检查

（1）血液检查：外周血嗜酸性粒细胞增多见于疾病早期，其数量与疾病严重性并无相关性，即使在疾病活跃期也不是所有患者均有嗜酸性粒细胞增高，而在晚期患者则大多正常。部分患者可出现血沉升高及多克隆免疫球蛋白升高。即使有肌痛等肌肉症状的患者，其血清肌酸激酶水平也往往正常。

（2）对于疑诊合并血液系统疾病的患者，建议行血涂片甚至骨髓穿刺的检查。

（3）抗核抗体等自身抗体检查阴性。

（二）影像学检查

影像学检查对本病的诊断和鉴别诊断有一定意义。

（1）MRI 检查：可见皮下筋膜组织的高 T_2 信号及增强压脂后的 T_1 高信号。临床表现不典型的患者可在 MRI 定位指导下进行组织活检以明确诊断。MRI 检查也可用于疗效评价（图 17-2）。

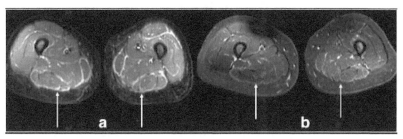

图 17-2　下肢筋膜组织信号（见彩插 9）

注：下肢筋膜组织 T_1 高信号（a 箭头所指），经泼尼松及甲氨蝶呤治疗 5 个月后复查好转（b 箭头所指）。

文　献：Mazori DR，Femia AN，Vleugels RA. Eosinophilic Fasciitis：an Updated Review on Diagnosis and Treatment. Curr Rheumatol Rep，2017，19（12）：74.

（2）PET/CT：如果增强 MRI 有禁忌（肾功能不全或造影剂过敏）者可行 ^{18}F-PDG PET/CT 检查，可发现受累筋膜部位 FDG 高摄取表现。近期有文献综述其作用，对于判断疾病范围、确定活检部位、排除合并肿瘤性疾病及随访治疗效果等均有一定的辅助意义（图 17-3）。

（3）B 型超声：有文献报道使用超声检测受累部位皮下组织可压缩性，与糖尿病患者、系统性硬化患者及正常健康人对照比较，EF 患者表现为皮下组织可压缩性明显减小。

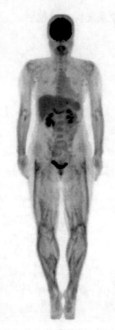

图 17-3　PET/CT 提示下肢近远端皮下筋膜弥漫性 FDG 高摄取

文献：Kim HJ，Lee SW，Kim GJ，et al. Usefulness of FDG PET/CT in the diagnosis of eosinophilic fasciitis. Clin Nucl Med，2014，39（9）：801-802.

（三）其他检查

其余的辅助检查包括肌电图、神经电图等，有助于鉴别诊断及判断相关并发症。

【诊断】

出现特征性皮肤改变伴有外周血嗜酸性粒细胞增高，应考虑本病。MRI 检查皮下筋膜组织的高 T_2 信号及增强压脂后的 T_1 高信号是诊断该病有力支持。多数需深部皮肤活检证实（图 17-4），同时需除外类似表现疾病。

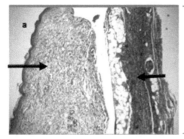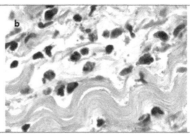

图 17-4　镜下皮肤及筋膜组织表现（见彩插 10）

注：a 低倍镜下可见皮肤及皮下组织正常（左侧箭头），皮下筋膜明显增厚（右侧箭头），深染为深蓝色，提示致密胶原增生；b 高倍镜下可见嗜酸性粒细胞浸润及束状胶原增生。（来源：uptodate）

【鉴别诊断】

（1）系统性硬化病：EF 患者无双手遇冷或精神紧张出现的变白变紫过程，即雷诺现象，而雷诺现象更支持系统性硬化病的诊断；甲襞微循环检查异常往往出现在系统性硬化而非 EF 患者。手指、足趾及颜面受累在系统性硬化多见，而在 EF 往往不出现；EF 缺乏系统性硬化患者内脏受累的表现，如肺间质病变、肾危象、食管运动功能障碍等；系统性硬化患者可出现特异性自身抗体，如抗 Scl-70 等，而 EF 患者无自身抗体。

（2）局限型系统性硬化病：局限型系统性硬化病多为不对称性，表现为斑块形或线性系统性硬化病，进展缓慢，不合并外周血嗜酸性粒细胞增高。

（3）移植物抗宿主病　皮肤纤维化为慢性移植物抗宿主病的常见表现之一。硬斑样、局部硬化或嗜酸性筋膜炎均有报道，需询问脏器移植病史进行鉴别。

（4）其他系统性硬化病样疾病：①硬化黏液性水肿：为一种特发性或肿瘤继发性硬化性疾病，是黏蛋白在皮下沉积所致的硬化水肿性疾病，表现为皮肤蜡样红黄斑，血清中往往出现单克隆免疫球蛋白升高的表现；②肾源性系统性纤维化：血液透析或肾小球滤过率小于 15ml/min 的慢性肾病患者多见，表现为皮肤纤维化，可能与钆或促红素摄入有关，但往往出现手足皮肤受累，且不伴有嗜酸性粒细胞升高，可与 EF 鉴别。

【治疗】

（一）治疗原则

尽早控制病情进展，防止皮肤筋膜广泛纤维化，保护肢体功能。

（二）药物治疗

（1）糖皮质激素：尽管缺乏大型随机对照研究，但糖皮质激素仍被认为是 EF 治疗的一线用药，推荐初始剂量为 1mg/（kg·d）。足量激素治疗后患者外周血嗜酸性粒细胞计数或比例及急性期反应物等血清学指标往往能快速下降，而受累筋膜病变恢复则需要较长的时间，建议一旦起效则开始缓慢减量。部分患者对足量激素反应不佳，嗜酸性粒细胞比值无变化或皮肤改善不明显，则可考虑更大剂量激素甚至冲击治疗。近期文献报道，激素冲击治疗效果优于常规足量治疗，可更快获得缓解及减少免疫抑制剂剂量。

（2）免疫抑制剂：激素治疗反应不佳或复发的患者，应考虑免疫抑制剂治疗。常用的免疫抑制剂包括甲氨蝶呤，15～25mg，每周 1 次。最近报道应用 MTX 冲击疗法，每月 1 次，每次 4mg/kg，甲酰四氢叶酸解救治疗，5 个月后评估病情有显著改善。另外，一项纳入严重 EF 的对照研究，应用激素单药对比激素加青霉胺治疗，结果显示后者治疗效果优于单用激素治疗组；也有霉酚酸酯、硫酸羟基氯喹、柳氮磺吡啶、硫唑嘌呤、D-青霉胺、环磷酰胺、环抱霉素等其他免疫抑制剂成功应用的报道。此外，生物制剂如肿瘤坏死因子拮抗剂英夫利西单抗、B 细胞去除治疗如抗 CD20 单抗、新型免疫抑制剂西罗莫司等也有治疗本病的报道。

（3）其他治疗：静脉注射免疫球蛋白、紫外线光疗、骨髓移植等也分别都有病例报道。尽管 20 世纪 80 年代开始有报道用西咪替丁单药或联合激素成功诱导病情缓解的病例，但目前多数学者认为该药效果有待进一步验证，且不良反应往往限制了其长期应用。

（4）并发症的治疗：合并血液系统疾病的患者应积极治疗血液病。一旦伴随疾病得到控制，EF 病情也能趋于好转。

（三）其他治疗

有个案报道骨髓移植对难治性病例有效。另外，物理治疗、康复训练及家庭、社会心理支持均为可选择的辅助治疗方法。

（四）手术治疗

对于 EF 筋膜挛缩所导致的关节挛缩畸形可采用外科干预。可考虑和激素治疗同时进行，或激素无效的患者再行外科治疗；对于慢性腕管综合征患者需手术解除神经压迫。

【随访】

对于病因未明的 EF 患者，需长期随访，激素诱导缓解起效后逐渐减至最低维持量。需长期随访监测病情复发及药物不良反应的情况。

【预防】

对有明确病因的患者，尽量去除或控制病因是可行的。而多数患者为特发性，难于预防。

（薛　静）

第十八章
复发性多软骨炎

【概述】

复发性多软骨炎（relapsing polycondritis，RP）是一种非感染性自身免疫性炎症性疾病，主要累及软骨及结缔组织，包括耳廓软骨，鼻、喉、气管、支气管等，导致菜花耳、马鞍鼻、喉部气管狭窄，关节周围软骨、动脉及结膜和巩膜等部位也可受累，病程表现为反复发作。其患病率约为3.5／百万人，从儿童到老人均可发生，发病的高峰期为50岁左右的中年人。

【临床表现】

（一）症状要点

（1）耳廓软骨炎：多数患者以此为首发症状，常为对称性。病变多局限于耳廓软骨部分，初期仅表现为耳廓红、肿、热、痛，可反复发作。严重的后期形成菜花样畸形，但不侵犯耳垂是RP重要特征。有时导致中耳炎传导性耳聋、前庭功能障碍。

（2）鼻软骨炎：可有局部疼痛、鼻出血，鼻梁和鼻尖塌陷，外观成马鞍鼻或扁平状。

（3）眼部病变：可单侧或者双侧。主要表现包括眼球突出、眼睑水肿、巩膜外层炎、巩膜炎、结膜炎、虹膜睫状体炎、视网膜病变及视神经病变。眼部病变常被认为是病情严重的标志。

（4）关节病变：关节受累的特点是非侵蚀性、非对称的，大小关节均可受累，可呈游走性。

（5）呼吸系统：累及喉、气管及支气管软骨。患者发生嘶哑、失语、窒息、喘鸣、咳嗽。常合并有上、下呼吸道的反复感染，严重者须立即行气管切开。

（6）心血管病变：主动脉受累多于二尖瓣，可致动脉瘤形成甚至破裂，血管病变以中、大动脉最常见，可发生升主动脉瘤，还可出现因血管炎导致的血栓形成。

（7）血液系统受累：可有轻度正细胞正色素性贫血和白细胞增高。

（8）皮肤病变：可表现为肢体结节性红斑、紫癜、网状红斑、多形红斑、风疹样皮疹、环形红斑、持久性隆起性红斑、脂膜炎等。

（9）神经系统病变：少数患者可有中枢神经系统受损和周围神经受损的症状，表现为头痛、癫痫、偏瘫、无菌性脑膜炎、脑膜脑炎、颅神经麻痹、小脑受累和痴呆、多发性单神经炎。

（10）肾脏病变：可出现血尿、蛋白尿及管型尿，反复发作可导致严重肾炎和肾功能不全。肾动脉受累可发生高血压。

（二）查体要点

查体可见耳廓红肿，多对称，鼻部肿胀或塌陷，四肢可及非特异性皮疹，甲状软骨及气管软骨压痛，胸骨及肋软骨压痛，肺部听诊可有哮鸣音，继发感染可有湿啰音，二尖瓣及主动脉听诊区可有杂音。

【辅助检查】

（一）实验室检查

RP 患者实验室检查没有特异性，Ⅱ型胶原抗体特异性较低，但其滴度与疾病活动性有一定相关性。ANA 阳性率约为 66%，患者可有 ANCA 阳性，尤其是在疾病活动期。

（二）影像学检查

慢性患者影像学检查可见耳、鼻、气管等处软骨钙质沉积，关节软骨的损伤使关节间隙狭窄。CT 可见喉部和气管受累，表现为气道壁增厚、钙化，管腔狭窄、软化，气道塌陷，纵隔淋巴结增大。MRI 可以更好地显示气道病变，甚至可以在疾病的早期发现软骨病变形成。PET/CT 可见多系统软骨异常摄取，被认为是判断 RP 疾病活动性的有力的放射学工具。

【鉴别诊断】

根据典型的临床表现和实验室检查在考虑到 RP 的可能时，可依据 1976 年 McAdam 的诊断标准：①双耳软骨炎；②非侵蚀性多关节炎；③鼻软骨炎；④眼炎，包括结膜炎、角膜炎、巩膜炎、浅层巩膜炎及葡萄膜炎等；⑤喉和（或）气管软骨炎；⑥耳蜗和（或）前庭受损，表现为听力丧失、耳鸣和眩晕。具有上述标准 3 条或 3 条以上者可以确诊。

以耳部病变为主要表现的 RP 需要和以下疾病鉴别：耳软骨周围感染性病变、外伤、虫咬皮炎、耳部丹毒、软骨瘤、日光性皮炎或冻伤。重要的一点是 RP 不累及耳垂，因为那里没有软骨。耳软骨常双侧同时受累。

除 RP 外，马鞍鼻还见于利什曼病、先天梅毒、麻风病、曲霉菌病、南美芽生菌病、吸食可卡因及系统性红斑狼疮。气道受累可能类似于肉芽肿性血管炎，后者 ANCA 阳性，活检可见肉芽肿，早期可以累及非软骨组织。声门下狭窄可能与此前气管插管或其他炎症如淀粉样病变或类肉瘤病有关，类肉瘤病可以表现出关节、眼睛、中耳病变，但是没有其他 RP 表现。

以关节炎为表现的 RP 可能误诊为类风湿关节炎，RP 关节炎往往是非侵蚀性的，而且类风湿因子等血清学指标通常是阴性。临床表现可以帮助专科医生区别 RP 和其他风湿病或可诊断为重叠综合征。

升主动脉和腹主动脉的动脉瘤或动脉炎伴或不伴血栓应该与大动脉炎或结节性多动脉炎相鉴别，后者没有软骨受累。前庭功能障碍应与大脑后循环中风、良性位置性眩晕、美尼尔病鉴别。

【治疗】

（一）治疗原则

尽快抑制炎症，缓解症状，避免重要脏器受累，预防复发，避免并发症及药物不良反应。

（二）一般治疗

急性发作期应充分休息，合理饮食，尽量避免上呼吸道感染，预防窒息。

（三）药物治疗

轻微的症状包括轻度关节痛或耳鼻软骨炎，可以给予非甾体解热镇痛药，也可用氨苯砜和秋水仙碱。有脏器受累的患者包括多软骨炎，眼睛或气道受累，或有系统性血管炎的患者需要系统应用肾上腺皮质激素，口服泼尼松 0.5 ～ 1mg/kg。大剂量激素或是静脉冲击适用于严重患者，缓解后逐渐减量，多数患者需要小剂量激素维持预防复发。

激素反应不佳或是不耐受常规剂量激素的患者可以选择免疫抑制剂，如甲氨蝶呤、硫唑嘌呤、环孢素、苯丁酸氮芥等。静脉环磷酰胺和血浆置换可以用于威胁生命或重要脏器受累如气道阻塞、肾小球肾炎的患者。RP患者合并坏死性巩膜炎是病情活动的标志，环磷酰胺可作为初始治疗，弥漫性巩膜炎时，甲氨蝶呤单独或联合激素有效。

（四）手术治疗

对气管软骨塌陷引起重度呼吸困难的患者，应立即行气管切开术，必要时用人工呼吸机辅助通气，以取得进一步药物治疗的机会。已有报道对于软骨炎所致的局限性气管狭窄可行外科手术切除。

（五）其他治疗

对常规治疗无效的患者，利妥昔单抗、英夫利西单抗、阿达木单抗、依那西普等被证明治疗难治性 RP 有效。沙利度胺 100 ～ 150mg/d 治疗RP 后，临床表现不同程度减轻或缓解，炎性指标下降。

【随访】

患者应定期随访，检测血常规、肝肾功能，观察药物不良反应，检测 CRP、ESR 等指标了解病情活动程度，掌握治疗反应，定期复查胸部CT，了解气道受累的情况，及时发现肺部并发感染的可能。

【预防】

清洁合理饮食，忌食辛辣食物，加强锻炼，避免感染。

（韩　锋）

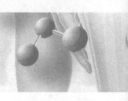

第十九章
雷诺现象与雷诺病

【概述】

雷诺现象（raynaud's phenomenon，RP）是指遇冷或受情绪等因素影响，末梢血管痉挛、缺血及再灌注导致指（趾）端颜色依次出现变白、变紫、变红的现象。可伴有不同程度的感觉异常，严重时出现指（趾）溃疡。本病可分为原发性和继发性两种，前者原因不明，称雷诺病；后者为症状性，见于系统性硬化病、SLE、混合性结缔组织病、血栓闭塞性脉管炎、冷球蛋白血症、冷凝集素血症及神经系统疾病等，称雷诺现象。好发于秋、冬季节，发病年龄多在 20～40 岁，以女性多见，男女之比为 1∶5。

【临床表现】

（一）病史要点

患者可以详细描述出肢端遇凉或情绪激动时变白的病史。

（二）症状要点

①患者肢端变化对寒冷敏感；

②发病时出现两相颜色变化，即出现苍白，继之发绀；

③ a.除寒冷外，触发因素还包括情绪变化、振动等；b.双手受累，即使不对称；c.伴有麻木及感觉异常；d.颜色改变部位与未变色部位界限清楚；e.患者提供双手变色时照片；f.受累部位可出现在鼻尖、耳、足部及口唇；g.发作时依次出现变白、变紫、变红三相颜色变化。

满足上述①＋②加上第③条中的 3 项或以上标准条件即可诊断为雷诺现象。

（三）查体要点

原发性雷诺现象无症状时通常无明显阳性体征。发病时可见指端特征性颜色改变，指端硬化、钙质沉着、纤维化、溃疡多见于继发性雷诺现象。

【辅助检查】

（一）实验室检查

原发性雷诺现象抗核抗体（ANA）一般阴性，ESR多正常。继发性雷诺现象可出现ANA、RF、抗着丝粒抗体、抗RNA多聚酶抗体及相应原发疾病的化验异常。

（二）其他检查

甲皱毛细血管镜检查可帮助鉴别原发性及继发性雷诺现象。原发性雷诺现象镜下无阳性改变，继发性雷诺现象可见血管内皮变性坏死，毛细血管消失或袢扩张。

【诊断】

诊断标准见症状要点。

【鉴别诊断】

雷诺现象需与以下疾病鉴别。

（1）手足发绀：手足发绀也可由寒冷或情绪激动等因素诱发，多发于四肢末端，表现为手指和足趾呈对称性的青紫色，但本病无顺序性颜色变化，无发作性的指（趾）端苍白，疼痛及感觉异常也很少见。

（2）冻疮：冻疮是一种与寒冷相关的皮肤病，好发于肢端及暴露部位，如手指、手背、耳廓及鼻尖等处，表现为水肿性的紫红色斑块或结节，界限清晰，伴明显痒感，复温后痒感明显加剧。

（3）红斑性肢痛病：病理变化为肢端对称性、阵发性血管扩张。多见于青年女性。起病急骤，两足同时发病，偶可累及双手。呈对称性阵发性严重灼痛。当足部温度超过临界温度（33～34℃）时，疼痛即可发作，多为烧灼样，也可为刺痛或胀痛。肢体下垂、站立、运动时均可诱发疼痛，抬高患肢、休息或将足部露在被褥外，疼痛可缓解。症状发作时，足部皮色呈潮红充血，皮温升高伴出汗，足背和胫后动脉搏动增强。根据本病特征，易与雷诺现象相鉴别。少数红斑性肢痛症可继发于真性红细胞增多症或糖尿病等。

【治疗】

（一）治疗原则

去除诱因对治疗雷诺现象十分重要，必要时应对症予以抑制血管收缩、扩张血管治疗。若为继发性雷诺现象，应首先积极治疗原发病。

（二）一般治疗

正确认识雷诺现象的诱因，改变生活习惯，避免接触寒冷环境，注意手足保暖，戒烟，避免已知与雷诺现象相关的药物及与雷诺现象相关的职业。若指（趾）端出现溃疡，则应保持溃疡面清洁、干燥，避免感染。原发性轻度雷诺现象患者经上述一般治疗即可缓解，无需用药。继发性雷诺现象应首先积极控制原发基础疾病。

（三）药物治疗

（1）钙离子通道阻断剂：抑制血管收缩，对原发性和继发性雷诺现象均有一定疗效，目前仍是治疗雷诺现象的一线用药。研究发现二氢吡啶类最为有效，常用硝苯地平，其次为尼卡地平、氨氯地平、非洛地平等。硝苯地平推荐剂量为30mg，每日1次，口服。

（2）局部应用硝酸甘油类制剂：软膏、贴剂或舌下含服均可短时间内恢复末梢血流，对缓解症状有一定疗效，但头痛、头晕等不良反应较常见。

（3）前列腺素类似物（伊洛前列素）：较前列腺素稳定，临床已用于治疗继发于系统性硬化病的雷诺现象，可扩张血管，增加末梢循环血流量，并具有一定的抗血小板作用。首选静脉应用，口服制剂的疗效目前尚不确切。伊洛前列素注射液低剂量为 0.5ng／（kg·min），标准剂量为

2ng／（kg·min）。

（4）5-型磷酸二酯酶抑制剂（西地那非、他达拉非、伐地那非）：NO主要通过生成 cGMP 起到扩张血管及抗血小板的作用，而 5-型磷酸二酯酶可以羟化 cGMP 使其失活，从而起到收缩血管的作用。西地那非等可以抑制 5-型磷酸二酯酶活性，增加 cGMP 的浓度，扩张血管。西地那非起始剂量为 25mg，每日 1 次，口服，逐渐递增至最适剂量。

（5）α-受体阻断剂（哌唑嗪）及血管紧张素Ⅱ受体拮抗剂（氯沙坦）：均可通过抑制血管收缩而用于治疗雷诺现象，但血管紧张素转化酶抑制剂无确切作用。哌唑嗪起始剂量为 0.5mg，每日 3 次，口服，逐渐增至最适剂量。氯沙坦，50mg，每日 1 次，口服。

（6）内皮素受体拮抗剂：波生坦，起始剂量为 62.5mg，每日 2 次，口服，共 4 周，再增加至维持剂量 125mg，每日 2 次，口服。

（四）手术治疗

传统的手术方式包括上胸交感神经阻断术、星状神经节术或腰交感神经切除术，但手术存在远期易复发的风险。

（五）血浆置换术

血浆置换治疗对于由系统性硬化病、SLE、冷球蛋白血症等继发的雷诺现象有效。可每周 1 次，连续 4 周。

【随访】

本病需长期随访，建议每 3～6 个月随访一次。随访中除了根据症状轻重调整用药外，尚需注意监测相关的实验室指标，尤其注意结缔组织病、丙肝、HIV 及可伴发冷球蛋白血症疾病的出现。

【预防】

避免接触寒冷环境，注意手足保暖，戒烟。避免可疑药物及相关职业环境的暴露。若指（趾）端出现溃疡、坏死及坏疽，务必注意避免局部组织的感染。

（杨婷婷）

第二十章
冷球蛋白血症

【概述】

1933 年，Wintrobe 等首先在一例多发性骨髓瘤患者血清中发现一种遇冷沉淀、温暖后又溶解的蛋白质。1947 年，Lerner 等命名其为冷球蛋白。1962 年 Losalluto 等首先报道了冷球蛋白血症。冷球蛋白是指在低温 4℃时从血清或血浆中自然沉淀，加热至 37℃后又能溶解的物质，主要由免疫球蛋白和补体组成。血液中出现冷球蛋白者称为冷球蛋白血症（cryoglobulinemia），广义上也指由含有冷球蛋白的免疫复合物引起的系统性血管炎（systemic vasculitis）。它是一个集自身免疫性疾病和淋巴增殖性疾病为特点的独特疾病。女性多见，多发年龄为 25 ～ 45 岁。冷球蛋白的组成是多相的。目前，根据克隆和冷球蛋白的类型，冷球蛋白血症可分为三大类：Ⅰ 型（单克隆冷球蛋白）：占 5% ～ 25%，冷球蛋白仅由单克隆 Ig 构成，以 IgG 或 IgM 常见，亦有 IgA 和轻链，多见于淋巴增殖性疾病，如多发性骨髓瘤、巨球蛋白血症等，易出现高黏滞血症和血栓表现；Ⅱ 型（单克隆和多克隆的混合型冷球蛋白）：亦称原发性混合性冷球蛋白血症，占 40% ～ 60%，由多克隆 IgG 及单克隆 IgM 或 IgA 构成，Ⅱ型冷球蛋白的组成部分 IgM 具有类风湿因子活性（这些免疫球蛋白结合 IgG 抗体的 FC 部分）。主要见于持续性病毒感染，尤其是丙型肝炎、HIV 病毒和乙型肝炎感染。感染 HIV 又同时伴有冷球蛋白血症的比率可以达到 HIV 患者总人数的 7% ～ 17%，而在丙型肝炎患者中这一比率可以达到 35% ～ 64%；Ⅲ 型（混合多克隆冷球蛋白）：占 40% ～ 50%，冷球蛋白均由多克隆 Ig 构成，多继发于结缔组织病。Ⅱ 型和Ⅲ型冷球蛋白血症因其既含有 IgG 的组成部分又含有 IgM 的组成部分，所以共同被称为混合型冷球蛋白血症。患有丙型肝炎又同时伴有混合型冷球蛋白血症的发生率为

30%～90%，在地中海地区患者的患病率最高。

【临床表现】

（一）病史要点

冷球蛋白血症起病方式可急可缓，但多数患者为缓慢发病，部分患者可无症状。常见症状包括雷诺现象（即寒冷性肢端发绀）、皮肤紫癜、坏死、溃疡、寒冷性荨麻疹、关节痛、感觉麻木等，以及深部血管受累时所涉及的肾、脑、肝和脾等器官损害。

（1）问卷内容：以下至少满足 2 个。

①是否记得皮肤上有过一处或多处小红点，尤其是下肢皮肤？②曾有过远端肢体红点且遗留褐色色素沉着？③是否曾由医生诊断为病毒性肝炎？

（2）临床表现：以下 4 项至少满足 3 项（现在或过去）。

①全身症状：疲劳、低热（＞37℃，≤37.9℃，10 天，无诱因）；发热（＞38℃，无诱因）；纤维肌痛。②关节表现：关节痛、关节炎。③血管表现：紫癜、皮肤溃疡、坏死性血管炎、高黏滞综合征、雷诺现象。④神经表现：外周神经病变、颅神经改变、血管中枢神经改变。

（3）实验室指标：以下 3 项至少满足 2 项（目前）。

①血清 C4 降低；②血清 RF（＋）；③血清 M 蛋白（＋）。

3 项（问卷、临床、实验室）中至少 2 项阳性可满足诊断。

（二）症状要点

部分冷球蛋白血症患者有临床症状。病程初期常见的临床表现有紫癜、关节痛和乏力。原发性冷球蛋白血症的临床表现如下：

（1）皮疹：几乎见于所有患者，常见为反复发作的非血小板减少性紫癜，无瘙痒，常分布于下肢，也可在鼻、耳、口腔等其他暴露部位。紫癜呈间歇发作，成批出现，每次发作可持续数天到 1 周，多数病例可反复发作多年，消退后局部可留色素沉着。踝关节处的皮肤溃疡和远端区域缺血（手、脚、耳朵、嘴唇、鼻子）及溃疡提示本病预后不良。

（2）关节肌肉：多关节疼痛也是常见表现。全身任何关节均可受累，但以手和踝关节最为常见，小于10%的患者有关节炎，为非侵蚀性关节炎，这种关节病变常无明显的晨僵现象，有时症状发作可伴有肌痛。关节肌肉的症状有时与整个病情不平行，可随着病情的发展而消失。

（3）神经系统：部分患者可见周围神经损害引起的感觉、运动障碍，Ⅰ型冷球蛋白血症患者易因高黏滞综合征累及神经系统，表现如视力下降、复视、头痛、头晕、眩晕、眼震、突发性耳聋、痴呆、意识障碍直至昏迷。17%～60%的冷球蛋白血症患者的外周神经病变可能是本病最早的临床表现。主要症状有下肢感觉异常，疼痛或烧灼感，或两者同时存在，常夜间加重，并发生在运动神经受累之前。多神经病变比多发性单一神经炎常见。据报道6%的患者有中枢神经系统受累，最常见的临床表现是脑卒中（运动或感觉异常、失语或构音障碍）。

（4）肾脏：多因免疫复合物沉积所致，少数因血栓所致。可出现急、慢性肾小球肾炎或肾病综合征的临床表现，严重者可致肾衰，但单纯性血尿和蛋白尿更为常见。其中肾小球肾炎中以膜增生性肾小球肾炎最常见。约20%的冷球蛋白血症患者在疾病诊断过程中有肾脏疾病，30%有肾脏疾病的并发症发生。近一半的患者肾功能较差，有蛋白尿、镜下血尿、红细胞管型及肾功能不同程度的衰竭。肾病综合征不是很常见。70%的患者可出现高血压，40%～60%的患者血清肌酐浓度增高。

（5）呼吸系统：Ⅱ、Ⅲ型常见亚临床的肺部病变。40%～50%的患者可出现症状，包括呼吸困难、咳嗽和胸膜炎。闭塞性细支气管炎伴机会性肺炎、肺泡出血和肺血管炎亦有报道。不到5%的患者有肺受累。

（6）消化系统：有2/3的患者可出现肝脏不同程度的肿大，或伴有脾大，有更多的患者伴有肝功能异常，通常是无症状的。严重的患者由于肝病甚至肝硬化而致门脉高压，或急进性肝功能衰竭。胃肠道血管炎有不定位性腹痛，遇冷腹痛可发作或加剧，有时患者可出现上消化道出血或便血，肠系膜动脉供血不足时可引起腹泻或便秘。有些患者有胃肠道穿孔和休克。

（7）其他：本病也可累及心脏，表现为心肌炎、冠状动脉炎、一过性心包炎和心律失常等，常是无症状性的，但较少见。有时可出现全身浅表淋巴结肿大或下肢淋巴结肿大。

（三）查体要点

（1）皮肤黏膜：有无皮疹、紫癜、淤斑、网状青紫、指端溃疡和色素沉着等。

（2）雷诺现象：占 28% ～ 50%。

（3）四肢关节：有无关节肿胀和压痛，有无双下肢水肿，有无肌肉压痛。

（4）神经系统：肌张力和肌力是否异常，腱反射是否正常对称。感觉和运动功能是否正常。

（5）其他系统检查：有无肝、脾和淋巴结肿大，有无肺部啰音和心脏杂音，有无移动性浊音。

【辅助检查】

（一）实验室检查

1. 一般性检查

（1）血常规及 ESR：轻度正细胞正色素贫血常见。冷球蛋白含量高时可析出形成云雾状结构，被自动血细胞计数仪误读为白细胞和血小板，造成假性白细胞和血小板增多，ESR 常极度增快，血液黏稠度增加，红细胞呈串钱样排列，多数患者 ESR 增快。

（2）尿常规：半数以上患者可出现蛋白尿、血尿、管型和脓细胞。

（3）生化学检查：约 2/3 的患者可有肝功能异常，血清 GPT 升高和胆红素升高等。当肾功能受累时可出现 BUN 升高、血钾升高和二氧化碳结合力（CO_2CP）降低，蛋白电泳示 γ 球蛋白升高。

2. 免疫学检查

总补体活性和早期成分（C1q、C2、C4）下降，而 C3 无下降或仅轻度下降。类风湿因子阳性且滴度较高，抗核抗体阳性。

3. 冷球蛋白

健康的人可能也会有低浓度的冷球蛋白。目前常用免疫印迹、双向电泳、免疫固定等方法对冷球蛋白的特性做进一步鉴定。90% 以上 I 型和 80% 以上 Ⅱ 型患者血中冷球蛋白含量 > 1mg/ml，80% 以上 Ⅲ 型患者 < 1mg/ml。冷球蛋白的检测在临床应用中比较受限：①检测时间长；②标本采集缺乏统一的标准，在血清分离前样本温度应维持在 37 ℃；③冷球蛋白含量高低与临床症状不平行，各实验室的参考范围也不尽相同。

（二）影像学检查

（1）肺部影像学检查可见肺间质病变。

（2）腹部 B 超可见肝脏不同程度的肿大或伴有脾大。

（三）其他检查

病理发现沉淀的冷球蛋白出现在体内透明血栓阻塞的小血管内，包括肾小球和神经内的微血管丛。透明血栓在 Ⅰ 型和 Ⅱ 型冷球蛋白血症的单克隆成分丰富时更可能出现。电子显微镜下可见血管内皮下沉积物中冷结晶包涵体及纤维素和管状结构。免疫病理学检查在栓子内和血管壁内可出现 IgM、IgG 和 C3 沉着。这些物质也沉着在基底膜上而呈颗粒状分布，从而证明了免疫在本病发病中所起的作用。

（1）皮肤活检显示白细胞破碎性血管炎。

（2）肾脏活检可见广泛性增生性肾小球肾炎，受累的肾小球基膜增厚伴中性粒细胞浸润，也可见有局灶性肾炎和膜增殖型肾炎。肾活检检测到 Ⅰ 型膜增生性肾小球肾炎的患者超过 70%。新月体肾小球肾炎（10% ～ 20%）、肾坏死性血管炎（5% ～ 30%）和间质性炎症出现较少。

（3）神经病理检查可见神经周围及神经内血管的血管炎，伴随着不同程度的轴索变性和脱髓鞘。神经内的微血管比其他全身性血管更易受累。神经内毛细血管增厚、有炎症，外渗的红细胞和巨噬细胞（内神经性紫癜）可以观察到。间接免疫荧光确定在皮肤、肾脏、神经活检中免疫球蛋白（为血清冷球蛋白相同类型）和补体沉积。

（4）肝脏活组织常显示为不同程度的肝炎、血管炎、肝硬化和纤维化，有浆细胞和淋巴细胞浸润。

【鉴别诊断】

（1）巨球蛋白血症：患者有高黏滞综合征、免疫球蛋白 IgM 增高，免疫固定电泳可发现单克隆带。

（2）冷凝集素血症：该病是由于血清中高效价凝集素受冷后，小血管内发生的自身凝集现象，突出症状为肢端及鼻、耳处发绀现象，伴麻木感和疼痛感，并可见溶血性贫血和阵发性血红蛋白尿。

（3）冷纤维蛋白原血症：其血浆中有冷凝作用的蛋白质，临床表现为荨麻疹、肢端麻木和出血等，可为原发或继发于某些恶性疾病。

（4）原发性寒冷荨麻疹：本病为常染色体显性遗传性疾病，部分为获得性。患者体内既无冷寒血素也无冷凝集素和冷球蛋白，遇冷时全身出现荨麻疹，可能是由于冷刺激使肥大细胞释放组织胺所致。此病在病情发作过程中不出现关节痛、肾炎及其他症状。

（5）冷溶血素综合征：该综合征是由体内存在的冷溶血素（其本质为IgG 抗体）于温度低于 20℃时，在补体介导下与红细胞结合并使其发生溶血所致。其临床特征为遇冷后出现畏寒、高热、头痛、腹痛、恶心、呕吐、支气管哮喘、高血压、心动过速、全身性寒性荨麻疹和酱油色血红蛋白尿伴有急性溶血性贫血。Donath-Landsteiner 试验阳性，Coombs 试验阳性。一般无关节症状、肾炎及其他系统表现，体内冷球蛋白不高，类风湿因子及抗核抗体阴性，补体水平正常。

【治疗】

（一）治疗原则

强调个体化，无症状则不必治疗。在治疗上有三大策略：常规免疫抑制剂、抗病毒治疗和生物治疗。

（二）一般治疗

患者应防止寒冷刺激，注意保暖，关节痛给予非甾类消炎镇痛药。下肢紫癜者避免久立，有雷诺现象者可给予血管扩张剂如硝苯地平（心痛定）、妥拉唑啉及抗凝剂如肠溶阿司匹林（50 ～ 100mg/d）。

（三）药物治疗

仅有非特异性炎症症状而无内脏受累的患者可采用保温、非甾体抗炎药（NSAIDs）和小剂量激素治疗。应注意 NSAIDs 可能对肾功能造成影响，用药时应密切监测肌酐水平变化。

因血管炎或高黏滞综合征累及重要脏器或危及生命者，需积极采取免疫抑制治疗及针对原发病治疗。

既往存在 HCV 感染，可单独使用 IFN-α 或联用利巴韦林抗病毒治疗。对于非 HCV 相关冷球蛋白血症，免疫抑制疗法是一线治疗，特别是 IFN-α 治疗无效的病例，其治疗措施包括糖皮质激素、低抗原成分饮食和免疫抑制剂（主要是环磷酰胺）。

有持续的 HCV 感染伴严重器官损害，特别是合并慢性活动性肝炎的患者首选治疗是 α 干扰素和利巴韦林的组合。接受常规治疗的 HCV 感染患者尽管使用持续抗病毒治疗，但仍有 1/3 的患者伴发了血管炎。表明 B 细胞的增殖可以独立于丙型肝炎病毒感染，利用 α 干扰素和利巴韦林能有针对性控制病毒相关的 B 细胞的增殖。但部分患者耐受性差，使得丙型肝炎根除率低。

对冷球蛋白血症迄今采用的最有前途的生物疗法是使 B 细胞耗竭的利妥昔单抗（CD20 单抗）。外周 B 淋巴细胞耗竭会导致产生冷球蛋白的 B 细胞克隆的减少。对活动性混合型冷球蛋白血症患者的多中心病例回顾分析发现，利妥昔单抗可作为冷球蛋白血症病因治疗的安全有效方法，因此可以用于皮肤和内脏器官受累的混合型患者。

总结：（1）仅侵及皮肤（40%～45%）：抗病毒和（或）糖皮质激素。（2）合并器官损伤（20%～30%）：抗病毒＋B 细胞单克隆单抗＋糖皮质激素。（3）合并非霍奇金 B 细胞淋巴瘤（7%～12%）：抗病毒＋B 细胞单克隆单抗治疗和（或）化疗。（4）急进性（2%～5%）：①急进期：血浆置换＋B 细胞单克隆单抗＋糖皮质激素和（或）CTX；②缓解期：抗病毒。（5）临床无症状（25%～30%）：临床观察，无需抗病毒治疗。

（四）其他治疗

（1）血浆置换法：以除去免疫球蛋白或免疫复合物，迅速减少循环冷球蛋白来缓解寒冷激发的症状。

（2）大剂量免疫球蛋白静脉冲击治疗，剂量 400mg/（kg·d），连用 5 天。

（3）脾脏切除术有一定疗效。

【随访】

注意监测血尿常规、ESR 及肝肾功能。

【预防】

避免寒冷刺激，注意保暖。下肢有紫癜的患者应减少站立时间。早诊断，早治疗。

（舒　强）

第二十一章
重叠综合征

第一节 重叠综合征

【概述】

重叠综合征（overlap syndrome，OS）指的是患者具有两种或两种以上结缔组织病或结缔组织近缘病的重叠。这种重叠可同时发生，即患者在同一时间符合两种或两种以上结缔组织病的诊断；亦可在不同时期先后发生不同的结缔组织病；或先患某一种结缔组织病，以后移行转变为另一种结缔组织病。任何一种结缔组织病均可能重叠其他类型结缔组织病诊断为 OS，但 OS 通常发生于 5 个弥漫性结缔组织病（diffuse connective tissue diseases，DCTD），即系统性红斑狼疮（SLE）、类风湿关节炎（RA）、多发性肌炎／皮肌炎（PM/DM）、系统性硬化症（SSc）、原发性干燥综合征（pSS）的重叠。

【临床表现】

（一）症状要点

1. 系统性红斑狼疮与系统性硬化症重叠（SLE-SSc）

此类患者与单纯 SSc 患者相比，发病年龄较小，常以 SLE 起病，以后出现皮肤硬化、吞咽困难及肺纤维化等表现。一般面部红斑发生率较单纯 SLE 低，雷诺现象发生率高。狼疮肾炎与系统性硬化症肾危象均可造成肾功能不全，但治疗方法不同，肾活检有助于鉴别。

2. 系统性红斑狼疮与多发性肌炎 / 皮肌炎重叠（SLE-PM/DM）

除 SLE 表现外，还有近端肌无力、肌痛及压痛、肌萎缩及皮下硬结。与单纯 SLE 患者相比，此类型 OS 患者脱发、口腔溃疡及关节炎发生率较高，而肾损害较少。

3. 系统性红斑狼疮与类风湿关节炎重叠（SLE-RA，即 Rhupus 综合征）

与单纯 SLE 相比，Rhupus 综合征患者关节外表现相对较轻，侵袭性关节炎及关节畸形等 RA 的表现突出。Rhupus 综合征以 RA 起病多见，对于 RA 病史较长者，如其性激素水平出现剧烈变化，应加强随访，警惕 Rhupus 综合征发生可能。

4. 系统性硬化症与多发性肌炎 / 皮肌炎重叠（SSc-PM/DM）

此型 OS 是比较常见的类型，患者雷诺现象、间质性肺病、关节炎及消化道受累发生率较高，与单纯 PM/DM 相比，肌痛症状发生率较低，血清肌酶一般为中度增高，相对于单纯 PM 患者增高程度较低。SSc 改变常局限于四肢，毛细血管扩张及肢端溃疡少见。

5. 系统性红斑狼疮与原发性干燥综合征重叠（SLE-pSS）

SLE-SS 患者较单纯 SLE 患者年龄偏大，雷诺现象、光敏感、口腔溃疡、关节炎的发生率高，但肾脏受累相对较轻；与单纯 pSS 患者相比，SLE-SS 发病年龄小，雷诺现象、关节炎、皮肤黏膜病变发生率高，具有 SS 相似的口和（或）眼干燥表现。

6. 系统性硬化症与类风湿关节炎重叠（SSc-RA）

SSc 合并其他 CTD 时更易出现脏器受累。而 SSc-RA 者则主要表现为骨质破坏、关节间隙狭窄甚至融合，雷诺现象和指端溃疡常见，50% 左右患者出现食管蠕动障碍和心脏受累。此外，有资料显示，此类 OS 中硬化病患者局限型要明显多于弥漫型（82.1% *vs.* 17.9%）。

7. 系统性硬化症与原发性干燥综合征重叠（SSc-pSS）

SSc 患者出现口眼干燥症状比较常见，约为 68% ~ 83%，但仅有 14% 的 SSc 患者符合 pSS 的诊断标准。此型 OS 中硬化病患者局限型约占

83.6%，而弥漫型约为 16.4%，与单纯 SSc 相比，指端溃疡发生率较低。此外，上消化道、肺及关节受累较常见。

（二）查体要点

（1）RA 相关的重叠综合征：有无关节肿痛、畸形等。

（2）SLE 相关的重叠综合征：有无颊部红斑、盘状红斑、亚急性皮肤红斑、光过敏及荨麻疹等皮肤改变；有无口腔黏膜溃疡、阴部溃疡、鼻中隔糜烂等黏膜病变；有无脱发、甲周红斑、雷诺征、血管炎性皮肤改变及网状青斑等血管性皮肤改变；有无关节炎、关节痛、心包炎、心肌炎、中枢神经系统及全身症状。

（3）pSS 相关的重叠综合征：有无口干、眼干及其他腺体干燥等症状体征；有无猖獗齿、大片牙齿脱落等症状体征。

（4）PM/DM 相关的重叠综合征：有无向阳疹、Gottron 征、颈前"V"区和"披肩部"紫红色皮疹、甲周红斑、皮肤异色病、恶性红斑、"技工手"等皮肤改变；有无肌无力等症状体征及皮肤肌肉外的临床症状体征。

（5）SSc 相关的重叠综合征：有无皮肤水肿、硬化或萎缩；有无雷诺现象；有无黏膜萎缩等改变。

【辅助检查】

（一）实验室检查

1. 一般检查

（1）SLE 相关的 OS 多呈现贫血、白细胞少、血小板少等血液系统受累的表现。

（2）PM/DM 相关的 OS 可发现肌酶谱增高，如磷酸肌酸激酶（CK）、醛缩酶（aldolase）、AST、ALT 及乳酸脱氢酶（LDH）等，其中 CK 在临床最常用，是反映肌肉损伤敏感而特异的指标。

（3）病情活动时，各重叠综合征可出现 ESR、CRP 等升高。

2. 自身抗体检测

（1）SSc-RA：SSc-RA 患者可同时出现抗着丝点抗体（ACA）和

hnRNP-A2/RA33 抗体的阳性。50% 会出现 RF 阳性，但 RF 滴度与 SSc-RA 的诊断无关。抗 CCP 抗体滴度水平在 SSc-RA 患者中较单纯 SSc 关节受累患者明显升高，而几乎所有存在高滴度抗 CCP 抗体的 SSc-RA 患者均合并间质性肺病。

（2）SSc-PM/DM：抗 PM/Scl 抗体与 SSc-PM/DM 密切相关，33.1% 的此型 OS 患者抗 PM/Scl 抗体阳性，抗 PM/Scl 抗体阳性的患者食管蠕动障碍等胃肠道受累的发生率相对较低；抗 Ku 抗体是 SSc-PM/DM 比较特异的自身抗体，阳性率可达 55%；抗 RuvBL1/RuvBL2 抗体与发病晚、合并间质性肺病及弥漫性皮肤增厚的男性 SSc-PM/DM 患者密切相关；10% SLE/SSc 患者 ACA 为阳性，而在 SSc-PM/DM 阳性率较低。

（3）SLE-pSS：抗 SSA 抗体、抗 SSB 抗体、RF 阳性率明显高于单纯 SLE 患者，与 pSS 患者较为接近；但抗 dsDNA 抗体及抗 Sm 抗体阳性率低于单纯 SLE 患者。

（4）SLE-PM/DM：抗 U_1RNP 抗体在 SLE-PM/DM 患者阳性率较高。

（5）Rhupus 综合征：ANA、抗 dsDNA 抗体及抗 ENA 抗体与其他 SLE 相似，抗 CCP 抗体与 Rhupus 综合征密切相关。

（6）RF 在多种类型的 OS 患者中均为阳性，其中伴关节痛的 pSS 患者若出现高效价的 RF，应高度警惕 pSS-RA 重叠综合征；而 RA-SSc 血清 RF 阳性率也较单纯 SSc 患者显著增高（60% ～ 72% *vs.* 25.3%）。

（二）影像学检查

1. CT 及 X 线

SLE 相关的重叠综合征可见胸膜炎改变，伴狼疮肺炎急性期可见双肺弥漫性斑片状阴影，慢性期可见弥漫性颗粒状、网状改变。SSc 相关的重叠综合征累及肺时胸部 X 线和 CT 可见双下肺和胸膜下的磨玻璃影和网格状影，还可出现支气管扩张及蜂窝肺等。PM/DM 相关的重叠综合征累及肺时胸部 X 线和 CT 可见磨玻璃影和网格状影，还可出现实变及蜂窝肺等。SSc-RA 的 X 线表现为骨质破坏、关节间隙狭窄甚至融合，但几乎不会出现肢端骨质溶解。

2. MRI

SSc-RA 早期手部 MRI 除了周围组织炎症表现外，还有滑膜炎、滑膜增生、骨髓水肿、软骨及骨质破坏表现。MRI 还可有效检测 PM/DM 相关的 OS 急慢性肌炎部位，协助临床肌活检定位。

3. 超声

（1）肌骨超声：高分辨率的超声可以提供肌腱、韧带、肌肉、神经、关节囊等相关组织清晰的超声下解剖图像，可以用超声诊断出肌腱炎症、肌肉损伤和关节肿胀、骨及软骨侵蚀破坏等，还可以实施超声引导下的实时治疗。

（2）心脏彩超：可以进行肺动脉高压的筛查。

（三）其他检查

1. 病理活检

（1）PM/DM 相关的 OS：肌活检可见淋巴细胞、巨噬细胞及浆细胞等炎性细胞，肌纤维变形坏死、被吞噬、再生及胶原结缔组织增生，束周萎缩等改变；在 PM，特征性改变为肌细胞表达 MHC Ⅰ 分子，浸润的炎性细胞主要为 CD8$^+$T 淋巴细胞，呈多灶状分布在肌纤维周围及肌纤维内；在 DM，肌纤维表达 MHC Ⅰ 分子也明显上调，但浸润的炎性细胞以 B 细胞和 CD4$^+$T 细胞为主，束周萎缩是 DM 的特征性表现。皮肤活检：暗紫色水肿性斑的皮损活检可见表皮萎缩，基底细胞液化、变性，真皮浅层有少量淋巴细胞浸润；Gottron 疹的组织病理示表皮角化过度，棘层肥厚和乳头瘤样增殖，有时可见棘层肥厚与萎缩交替，有基底细胞液化变性或空泡变性，皮肤病理改变属非特异性，不作为诊断本病的依据。

（2）SSc 相关的 OS：伸侧皮肤组织病理可见胶原纤维肿胀和纤维化。

（3）SLE-pSS 的 OS：肾脏损伤时除可表现为肾小球有明显的免疫球蛋白沉积外，多数肾小管亦有免疫球蛋白沉积，肾小球损害以系膜增殖性肾炎及弥漫增殖性肾炎多见，肾间质损害主要以间质淋巴细胞、浆细胞浸润，间质纤维化和肾小管萎缩为主。

（4）pSS 相关的 OS：唇黏膜活检可见单核细胞浸润灶 ≥ 1/4mm^2。

2.肌电图检查

PM/DM 相关的 OS，肌电图多数符合肌源性改变，表现为小力收缩时运动电位时间缩短、多相波电位增多、波幅下降，大力收缩时呈病理干扰相或运动单位减少，常可见异常的重复高频放电。

3.内窥镜检查

SSc 相关的 OS，内窥镜检查可协助了解胃肠道受累。

4.肺功能

由于 PM/DM 及 SSc 相关的 OS 发生易合并间质性肺病，肺功能检测肺容量及弥散功能均可降低。

（四）不同临床类型的辅助检查特点

（1）SLE-SSc：抗 dsDNA 效价较低，狼疮细胞阳性率低。ANA 呈高效价、高阳性率，成分为抗 ENA 抗体，荧光核型呈斑点型。

（2）SLE-DM：血清 ANA 阳性率高，狼疮细胞检出率低。低补体血症、高 γ 球蛋白血症。血清肌酶如 CPK、LDH 及醛缩酶等增高，24 小时尿肌酸排出量增加。

（3）Rhupus 综合征：RF 及 RA 特异性抗体（抗 CCP、AKA、APF 等）可阳性。Rhupus 综合征具有 RA 与 SLE 的临床表现，通常 RA 的表现更为明显，而 SLE 表现一般较轻，以血液系统损害为突出表现可表现为血细胞的减少。Rhupus 综合征合并蛋白尿及血小板减少等表现者预后较差。

（4）SSc-PM/DM：血清肌酶谱一般为中度增高，相对于单纯 PM 患者增高程度较低。血清抗 Ku、PM-Scl-70、U_1RNP 和抗 RuvBL1/RuvBL2 抗体阳性为其特征。

（5）SLE-pSS：抗 Sm、抗 dsDNA 抗体阳性率较单纯 SLE 低，抗 SSA/SSB 抗体的阳性率明显高于单纯 SLE 患者，与 pSS 患者较为接近。

（6）SSc-RA：单纯 SSc 关节受累一般不出现 RF 阳性，且双手 X 线常表现为指端骨质溶解、钙质沉着和屈曲挛缩，很少发生关节间隙狭窄及骨质囊变或破坏，而 SSc-RA 者则主要表现为骨质破坏、关节间隙狭窄甚至融合，几乎不会出现肢端骨质溶解。SSc-RA 往往出现高水平 CRP。

（7）SSc-pSS：此型上消化道、肺及关节受累较常见，完善相关影像学及内窥镜等检查有助于早期诊断及治疗，评估预后。

（8）其他：各种形式重叠均可变化。还可出现三种或三种以上的结缔组织重叠综合征，如：SLE、SSc 和 PM/DM 重叠综合征，SLE、RA、SSc 和桥本甲状腺炎重叠等。

【诊断】

（1）RA：2009 年 ACR/EULAR 类风湿关节炎分类诊断标准。

（2）SLE：2009 年 ACR 关于 SLE 修改的分类标准。

（3）SS：参照欧洲诊断标准及 2002 年修订的干燥综合征国际诊断（分类）标准。

（4）PM/DM：欧洲神经肌肉疾病中心和美国肌肉研究协作组（ENMC）在 2004 年提出的 IIM 分类诊断标准。

（5）SSc：1998 年 ACR 推荐的 1988 的系统性硬皮病的诊断标准。

【鉴别诊断】

1. 混合性结缔组织病（MCTD）

MCTD 为一独立疾病。MCTD 临床表现为严重肌炎、肺受累、雷诺现象或食道功能障碍，以及手肿胀或指端硬化，实验室检查有较高滴度的抗 U_1RNP 抗体（> 1：1000）。重叠综合征中类似 MCTD 的硬皮病、系统性红斑狼疮和多发性肌炎的重叠综合征一般预后较差，且并无高滴度的抗 U_1RNP 抗体。MCTD 也可有类 SLE、类 SSc 和类 RA 表现，但一般有手指肿胀，并且血清中抗 Sm 和抗 Sel-70 抗体等特异性抗体阴性，补体水平不低。

2. 未分化结缔组织病（UCTD）

该病指的是患者具有结缔组织病的一些临床表现，但一时尚不能确诊其为哪一种结缔组织病，往往需通过一段时期的临床观察和定期的实验室检查随访才能获得诊断。该病的共同特点是：可表现为雷诺现象、关节痛、肌痛、食管功能障碍和 ANA 阳性。此类患者中，部分最终可分化为某种明确的结缔组织病，部分可自发或经治疗后好转，部分始终处于未分化状态。

【治疗】

（一）治疗原则

激素、免疫抑制剂等按临床类型分类侧重治疗。

（二）一般治疗

合并 SS 的 OS 口干者多饮水，眼干者可使用人工泪液，皮肤干者可予润肤品，注意口腔卫生。合并 SLE 的重叠综合征做好日晒防护、避免感染及少食增加光敏感食物。对各型重叠综合征患者进行生活指导，如防止受寒、避免感染和疲劳。

（三）药物治疗

由于 OS 的本质尚不清楚，其治疗方法也有待研究。以 SLE 为中心病的 OS，其免疫异常显著，临床症状明显，常呈现血管炎的病理特点。一般均采用大剂量激素治疗，酌情应用免疫抑制剂。对于 RA 相关重叠综合征出现严重的关节畸形，可行适当的手术矫形，以助病变关节恢复功能。对与结缔组织病近缘性疾病重叠的患者，则应遵循相重叠的两个原发病的治疗原则，既针对疾病本质进行免疫抑制治疗，也应注意对病变器官的对症处理。

（1）SSc-PM/DM：糖皮质激素、硫唑嘌呤、甲氨蝶呤及环磷酰胺均广泛应用。大剂量糖皮质激素 [1 ~ 1.5mg/（kg·d）] 治疗 PM/DM 有效，但是可能诱导 SSc 患者肾危象，所以需酌情调整剂量。另外，合并间质性肺病的患者不推荐应用甲氨蝶呤，此型 OS 更易合并间质性肺病，治疗中需注意。静脉注射用免疫球蛋白及霉酚酸酯可有效改善皮肤、肌肉症状，缓解胃肠道及间质性肺病。前列腺素、内皮素受体拮抗剂和（或）磷酸二酯酶抑制剂可缓解雷诺现象及指尖溃疡。抗 TNF-α 制剂在此 OS 中可能造成间质性肺病加重，尤其是联合应用甲氨蝶呤者。

（2）Rhupus 综合征：关节受累为主者治疗则多予 NSAIDs，改善病情抗风湿药治疗，对于有脏器损害者则予糖皮质激素及免疫抑制剂治疗。由于抗 TNF-α 治疗可能导致 SLE 症状加重，所以目前此类制剂在治疗 Rhupus 时仍有争议。有资料表明，利妥昔单抗及阿巴西普在 Rhupus 治疗中似乎更为有效。

（3）SLE-SS：多数学者主张以治疗 SLE 为主，同时兼顾 SS 在口眼干燥等症状方面的改善。

（4）SLE-SSc：糖皮质激素和免疫抑制剂，如甲氨蝶呤、硫唑嘌呤及环磷酰胺可用于控制 SLE 活动，但应避免大剂量的糖皮质激素治疗，以防止 SSc 相关肾危象的发生。合并肺动脉高压者，应用伊洛前列素、波生坦及西地那非治疗安全有效。

（5）SSc-RA：治疗主要依据 RA 治疗方案，甲氨蝶呤、来氟米特及环孢素均可选择应用。对于合并间质性肺病患者，糖皮质激素联合免疫抑制剂治疗是有效的，且临床建议免疫抑制剂首选环磷酰胺。TNF-α 拮抗剂亦可作为 SSc 合并 RA 的治疗，但由于可能引起严重感染、肺结核及肺间质纤维化及类狼疮样综合征的发生，治疗中需要密切监测；治疗 RA 的托珠单抗注射液或阿巴西普注射液治疗 SSc-RA 或 SSc 合并多关节炎也是安全和有效的。利妥昔单抗治疗 SSc，可改善皮肤硬化及肺间质病变，有望在 SSc-RA 患者中得以安全应用。

（6）SSc-pSS：小剂量糖皮质激素及羟氯喹可以应用。对于有肺受累、弥漫性皮肤硬化及肾小球肾炎的重症患者，可考虑免疫抑制剂如霉酚酸酯、硫唑嘌呤和环磷酰胺治疗，大剂量静脉注射用免疫球蛋白对于 SSc-pSS 有效。

（7）PM/DM-pSS：此类 OS 治疗基础方案是糖皮质激素及免疫抑制剂，如甲氨蝶呤、硫唑嘌呤和环孢素 A，重症患者可以应用甲基强的松龙冲击治疗及环磷酰胺口服或静脉注射。

（四）手术治疗

合并 RA 时，出现肌腱断裂、神经压迫、类风湿结节伴疼痛、严重畸形等时需要手术治疗。

（五）其他治疗

中药针剂基础上，酌情选用外敷、针灸、理疗、熏蒸、药浴等。

【常见并发症】

重叠综合征的常见并发症主要有心血管并发症、血液系统并发症、肺间质病变及肾功能不全。

【预后】

OS 的预后均取决于其类型以哪一种结缔组织病为主。

【随访】

OS 临床表现多样，往往病情复杂，主要取决于共存的病种，对风湿病患者不能满足于一种诊断，需要进行必要的实验室检查，以免并存另一种风湿病，临床医生需予以重视。因此，对结缔组织病的患者应注意结合临床症状、体格检查和实验室及辅助检查，特别是抗核抗体谱、抗 ENA 抗体、血管炎及 SLE 相关免疫学检查进行全面分析，以提高重叠综合征诊治水平。例如，临床上对于无典型关节症状的 SSc 患者，要积极筛查 RF 抗体、抗 CCP 抗体等免疫学指标，而对于有关节症状的 SSc 患者，除血清免疫学检查外，还要进行双手及腕关节的影像学检查，必要时行 MRI 检查，以早诊断早治疗，避免严重和（或）不可逆性并发症的发生。免疫抑制剂及激素使用过程需监测相应指标，好转后缓慢减量。

【预防】

对有病因的患者，控制病因是可行的。

（苏　娟）

第二节　Rhupus 综合征

【概述】

Rhupus 综合征，又称类风湿关节炎（RA）与系统性红斑狼疮（SLE）重叠综合征，指患者同时出现 RA 与 SLE 的特征性临床表现，是临床少见的综合征。1960 年 Toone 等发现部分 RA 患者中可检出狼疮细胞，1971

年 Schur 等首先对本病的特征进行描述，并提出了 Rhupus 的名称。此后，国外陆续有不同角度的相关临床研究报道。

Rhupus 估计发生于 0.01% ～ 2% 的类风湿关节炎患者，患病率的差异可能主要是由于各研究入组条件不同。本病好发于育龄期女性，患者多以 RA 起病，但也有以 SLE 表现首发或 SLE 与致畸性关节炎同时出现者。

【临床表现】

（一）病史要点

Rhupus 综合征临床表现多样，诊断需同时符合 RA 和 SLE 的分类标准，并且具有 X 线、超声或 MRI 证实的关节骨质破坏，即侵蚀性关节炎，并且诊断 SLE 的条件中不包括关节炎，但不要求必须具备抗 dsDNA 或抗 Sm 抗体阳性。

（二）症状要点

Rhupus 综合征患者的关节症状与其他 RA 患者相似，表现为侵蚀性对称性多关节炎，关节畸形者也占半数以上。

Rhupus 综合征的 SLE 表现一般较轻。SLE 相关表现中以血液系统受累较为突出。少数患者可累及肺，出现轻中度肺动脉高压及肺间质纤维化。严重肾损害及神经精神性狼疮患者少见，多数患者肾功能正常。约有 1/5 的患者出现继发性干燥综合征。抗磷脂综合征很少出现。

本病多以 RA 首发，患者多经 4.3 ～ 11 年后出现 SLE 表现，但也有以 SLE 表现首发或 SLE 与致畸性关节炎同时出现者。不同的间隔时间可能与筛选方法、判断标准不同及种族差异有关。

（三）查体要点

与 RA 及 SLE 相同。

【辅助检查】

（一）实验室检查

Rhupus 患者的特异性抗体，如类风湿因子、抗环瓜氨酸多肽抗体等的阳性率和滴度均与 RA 患者相似。RA 共同表位 HLA-DR β 1*0405 的阳性率也与 RA 近似。患者常出现较高滴度 ANA，抗 dsDNA 抗体的阳性率在 50% 左右，抗 SSA 抗体、ACL 等抗体滴度与其他 SLE 类似。

（二）影像学检查

X 线表现与其他 RA 患者类似，均可表现为关节骨质破坏。关节超声可见滑膜增生及骨质破坏。MRI 的关节表现较 SLE 严重，和 RA 类似，均可见骨髓水肿、滑膜炎及骨质破坏等致畸性关节炎的表现。

【鉴别诊断】

对 SLE 患者合并关节畸形，应与 Jaccoud 综合征进行鉴别：Jaccoud 综合征主要因为关节囊纤维化，多表现为掌指关节屈曲畸形向尺侧偏斜，近端或远端指间关节过度伸直，但关节肿痛症状不重，X 线片无关节腔狭窄和骨质破坏改变。影像学是鉴别诊断的主要手段。

【治疗】

（一）治疗原则

需要对患者进行分层，根据病情进行个体化治疗。如无脏器损害，可以对症治疗，加用改善病情抗风湿药。如有脏器损害，需要激素及免疫抑制剂治疗。

（二）一般治疗

对症治疗，受累关节进行功能锻炼，如果合并重要脏器损害，需要卧床休息。

（三）药物治疗

参见 RA 和 SLE 的对应治疗。

【常见并发症】

见症状要点。

【预后】

本病患者的关节畸形发生率高，但严重脏器损害发生率较 SLE 低，如能及时诊治，多数患者预后良好。抗 CCP 抗体能预测患者关节破坏的发生。

【随访】

随访情况同 RA 及 SLE。出现性激素水平剧烈变化的 RA 或 SLE 患者应注意随访其病情变化。

（穆　荣）

第二十二章
未分化结缔组织病

【概述】

未分化结缔组织病（undifferentiated connective tissue disease，UCTD）是指具有结缔组织病（connective tissue disease，CTD）的临床表现，但又不符合某一特定疾病诊断标准的一类疾病。这一概念最早由LeRoy 于 1980 年提出，UCTD 可能属于独立的疾病，或为某种弥漫性结缔组织病的早期阶段或顿挫型。

本病80% ～ 99% 的患者为女性，平均发病年龄 32 ～ 44 岁。由于选择的研究对象不同，文献报道的 UCTD 患病率也有很大差异。在意大利Pisa 大学的内科学中心，UCTD 的比例在所有结缔组织病中约为 13%。

我国目前还没有本病流行病学方面的相关报道。但是，国外的初步研究结果显示，UCTD 并不少见，应当引起临床医生尤其是风湿病专科医生的充分重视。

【临床表现】

（一）病史要点

UCTD 多慢性起病，病情相对较轻。部分患者有自身免疫病的家族史。

诊断方面目前多应用 2001 年 Mosca 等提出的初步诊断分类标准：

（1）症状和体征提示为 CTD，但不能符合任何一种确定的 CTD。

（2）抗核抗体（ANA）阳性，且随访 3 年时间仍未达到某一特定结缔组织病的诊断标准。对随访时间较短的患者，可以诊断为 UCTD 早期，包括以后发展成为特定 CTD 的患者，以及一过性 UCTD 患者。

（二）症状要点

本病常隐匿起病，患者从出现临床症状至就诊的平均时间为 2～3 年（平均 38 个月）。临床表现常较轻，呈良性经过。乏力、低热、淋巴结肿大等非特异性症状常见。一些较大规模的临床研究发现，最常出现的症状为关节肿痛、雷诺现象和皮肤黏膜表现，而重要脏器如肾脏和中枢神经系统等受累者少见。

（1）皮肤黏膜病变：皮肤病变相当常见，表现多样，部分患者以皮疹为首发症状。

盘状红斑比 SLE 患者更为常见，出现于约 34% 的患者。表现为身体暴露部位的高于皮面的红色丘疹，以头颈部最常见。皮疹大小不等，形态不一，表面多有鳞屑。愈合后常遗留瘢痕，局部皮肤萎缩。

颧部红斑发生率为 4%～23.4%，为面颊部红色斑丘疹，可呈典型蝴蝶样分布，也可形状不规则，好转后多不留瘢痕。

光过敏发生率在 13%～34%。各有约 18% 的患者可出现口干及眼干。脱发、黏膜溃疡较 SLE 发生率低，约 3% 左右。双手弥漫肿胀及皮下结节也有报道。也有其他少见皮疹如毛发红糠疹等。

（2）关节及肌肉病变：较为常见。37%～86% 的患者可出现关节痛或关节炎的表现，平均发生率为 55%，而关节炎的平均发生率为 42%，多为非侵袭性多关节炎，很少有发生关节破坏畸形者。可累及全身各大小关节，包括指间关节、跖趾关节、下颌关节等，但以大关节炎更为常见。可伴有晨僵，但多半时间较短。

UCTD 患者也可见肌肉受累，多表现为四肢近端肌群肌痛和肌无力。个别报道甚至可出现肌酶轻中度升高，但肌电图无异常或轻度肌源性损害，肌活检无明显异常，不符合肌炎或其他结缔组织病诊断标准。

（3）血管炎：雷诺现象是 UCTD 最常见的临床表现之一，见于约 50% 的患者，并可能作为唯一的临床症状持续多年。表现为发作性的肢端苍白、青紫和潮红，伴局部疼痛或麻木。发作前多有受凉或情绪激动等诱因，数分钟或数十分钟后逐渐缓解。小动脉痉挛是其病理基础。长期频繁发作者可出现局部软组织萎缩、坏死等营养不良表现，严重者出现肢端骨溶解或骨吸收。

另外，约有 5% 左右的患者可出现血管炎性高血压，影像学检查局部血管壁有增生、狭窄。重要脏器血管炎如心脏血管炎、肾动脉狭窄、动静脉栓塞等少见。

（4）血液系统病变：出现于约 20% 的患者。表现为白细胞减低（11% ～ 41%）、血小板减低（2% ～ 33%）、贫血（9% ～ 30.3%）等。

（5）浆膜炎：部分患者可有胸膜炎、心包炎，浆膜炎的发生率约为 5% ～ 16%。

（6）其他：由于 UCTD 病情相对较轻，几乎不累及肾、肝、肺和脑等重要脏器，故绝大多数不危及生命。

（三）查体要点

部分患者查体可有淋巴结肿大。皮肤黏膜受累者查体可以出现蝶形红斑、盘状红斑、脱发等。有关节炎患者查体可以发现关节肿胀、压痛，但多无关节畸形出现。雷诺现象患者查体可以发现双手皮肤遇冷或情绪激动时皮肤变白、变紫，随后潮红的现象。口干患者可以观察到口底唾液池减少、舌面干燥甚至牛肉舌等表现。总之，UCTD 患者查体可以发现与临床表现对应的各种体征。

（四）临床类型

（1）UCTD 早期（early UCTD）：疾病早期符合具有一种或以上特定的诊断标准，未达到某一特定自身免疫病的诊断标准，但随访时间较短，有可能发展成特定的自身免疫病，为某种疾病的短暂表现或持续 UCTD 状态。

（2）稳定 UCTD（Stable UCTD）：指早期符合 UCTD 的诊断标准，3 年内仍维持此状态。稳定性 UCTD 是经典意义上的 UCTD。

【辅助检查】

（一）实验室检查

血液常规检查可发现白细胞减低、血小板减低及轻度贫血。由于较少累及到肾脏，故尿液常规检查多无蛋白尿等异常。免疫学检查可以有部分患者免疫球蛋白升高，类风湿因子阳性。在 UCTD 中，患者血清中可以检测到某些自身抗体。抗核抗体的阳性率为 58% ～ 100%，其他较多出现的抗体如抗 SSA 抗体的阳性率为 8% ～ 64%，抗 SSB 抗体的阳性率为 1% ～ 32%，抗 RNP 抗体的阳性率为 2% ～ 28%，抗 dsDNA 抗体的阳性率为 4% ～ 21%，而抗 Smith 抗体的阳性率仅在 1% 水平。

（二）影像学检查

部分患者胸部 X 线检查可有胸腔积液，超声心动图可发现患者少量心包积液，腹部超声可以发现轻度脾肿大。

【鉴别诊断】

（1）混合性结缔组织病（MCTD）：是一种有系统性硬化病、系统性红斑狼疮、类风湿关节炎（RA）及多发性肌炎／皮肌炎等风湿性疾病特征，血清中又可检测到高滴度的抗核抗体（ANA）和抗 UIRNP（nRNP）抗体的临床综合征。MCTD 是特定的一类疾病，血清中有抗 UIRNP（nRNP）抗体，可与 UCTD 鉴别。

（2）重叠综合征：重叠综合征（OS）是有两种或两种以上自身免疫病组成的累及多系统、多器官的自身免疫病。重叠综合征虽有多种自身免疫病的临床特征，但能达到两种及以上自身免疫病的诊断标准，且临床症状相对较重，可与 UCTD 鉴别。

【治疗】

（一）治疗原则

治疗目的主要是减轻临床症状，使病情处于缓解状态，保持一个良好的预后，尽可能避免不良转归。

（二）一般治疗

（1）包括适当休息、避免过度劳累。

（2）有光过敏者需避免紫外线照射；有雷诺现象者注意保暖；干眼征患者尽量不佩戴隐形眼镜，以避免感染等；UCTD 患者还应尽量不接触油漆、化妆品等石油蒸馏物等。

（三）药物治疗

1. 对症治疗

乏力、发热、关节痛或关节炎者可选用非甾体抗炎药治疗。无消化性溃疡患者可选用传统 NSAIDs，如洛索洛芬钠 60mg，每日 3 次，有消化性溃疡患者可口服特异性 COX-2 抑制剂，如塞来昔布 0.2g，每日 2 次。

出现雷诺现象的患者可视病情程度给予扩血管药物如钙通道拮抗剂和活血药物治疗。症状严重甚至伴有肢端溃疡者可给予前列腺素静点，临床观察在多数患者中有较好疗效。

有口眼干燥的患者可口服环戊硫酮 25mg，每日 3 次，改善症状。

2. 肾上腺皮质激素

面部皮疹者可局部应用激素类软膏。难以缓解的关节炎也可局部注射激素抗炎。

有器官受累者可应用全身激素治疗，如心包炎、血小板减少或溶血性贫血等，但不宜采用大剂量激素。除特殊情况外，一般 0.5mg/（kg·d）的激素量即可使病情改善，此时应尽快减至 10mg/d 以下小剂量维持，以减少激素不良反应的发生。鉴于本病常可完全缓解，如病情稳定可以考虑停用激素治疗。

3. 免疫抑制剂

对于常规治疗无效的患者也可试用免疫抑制剂。可以根据临床症状的不同，参照其他结缔组织病的治疗给予不同方案，但是更宜采用小剂量、短疗程方案。常用免疫抑制剂包括 MTX 和硫唑嘌呤等。

4. 抗疟药

对于发热、面部皮疹、关节炎的患者可试用抗疟药治疗，并可与非甾体抗炎药合并应用。其中羟基氯喹不良反应较轻，更值得推荐，常用剂量为 200～400mg/d。应在用药前和用药后每 6～12 个月进行 1 次眼科检查，注意视野变化和眼底等病变的发生。

某些有特定器官受累的患者包括浆膜炎、血管炎及滑膜炎等可能需要糖皮质激素治疗及其他免疫抑制剂治疗。

【随访】

UCTD 临床症状相对较轻、预后相对良好。UCTD 早期患者由于在疾病的病程中可能转化为其他特定自身免疫病，故应对患者进行定期随访，尤其在疾病发病一年之内更需密切随访。对应用药物治疗的患者，需监测病情变化及药物的不良反应。特殊情况下如妊娠可改变自身免疫病的稳定状态，对此类患者更需要严密监测。

【预防】

适当休息、避免过度劳累。高危患者避免紫外线照射，尽量不接触油漆、化妆用品等石油蒸馏物等，可能能够避免 UCTD 的发生及病情复燃。

（程永静）

第二十三章
原发性胆汁性胆管炎

【概述】

原发性胆汁性胆管炎（primary biliary cholangitis，PBC），旧称原发性胆汁性肝硬化（primary biliary cirrhosis，PBC），是一种原因不明的、以慢性、进行性、非化脓性肝内小胆管炎及小胆管内胆汁淤积，进而肝纤维化为特征性病理改变的自身免疫性疾病，部分数患者最终可能导致肝硬化和肝衰竭。2015 年国际专家倡议将原发性胆汁性肝硬化更名为原发性胆汁性胆管炎。PBC 能更准确地描述疾病特征及其自然发展史。血清多种自身免疫抗体阳性，常伴随其他自身免疫病。好发于中年女性，女性和男性的比例约为（9 ~ 10）：1。血清碱性磷酸酶及 γ - 谷氨酰转肽酶升高、抗线粒体抗体阳性是本病的重要特征。PBC 发病率随地区不同而差异很大，国外报道患病率为 19 ~ 402/ 百万人。我国没有相关流行病学方面的研究。

【临床表现】

PBC 病情进展临床阶段可以分为：临床前阶段 [血清抗线粒体抗体（AMA）阳性，没有任何症状且肝功能正常]；无症状期（肝功能异常，但无临床症状）；症状期（全身症状如乏力、瘙痒等，及门脉高压性静脉曲张、腹水、下肢水肿等）；肝功能不全期（进行性黄疸、肝性脑病、肝衰竭等）。许多无症状患者在诊断后 5 年内发生症状性 PBC，但仍有 1/3 的患者多年后仍无症状。

近年来随着大家对 PBC 认识的提高、体检的普及和自身抗体检查的广泛开展，PBC 检出率越来越高，许多患者诊断时都没有症状。AMA 阳性率很高，但并非 100%。尽管 PBC 通常进展缓慢，但其生存率较同性别及同龄人群低。

本病起病较隐匿，最常见的症状是乏力和瘙痒。乏力尽管是非特异性的症状，但是最常见的症状，80% 的患者都存在，疾病早期即可出现。严重的乏力影响患者生活质量，并与死亡率相关。瘙痒是另一种常见的临床表现，影响 20% ～ 70% 的患者，更常见于肝硬化前患者，在黄疸出现前几个月到几年。

消化不良如腹胀、纳差、嗳气等也可出现。骨质疏松较常见，也可并发骨质软化，表现为骨痛、病理性骨折。高胆固醇血症可引起皮肤黄色瘤。吸收不良、脂肪泻、脂溶性维生素的缺乏是 PBC 病程较晚时的表现。梗阻性黄疸是 PBC 的重要临床表现之一，提示肝内胆管受损显著。病程晚期将出现肝硬化的各种表现和并发症，如肝、脾大，门脉高压和食管静脉曲张，肝性脑病，腹水等。

合并重叠综合征的患者可出现合并疾病的相应临床症状。

【辅助检查】

（一）实验室检查

PBC 实验室检查结果表现为胆汁淤积的特征，血清胆红素升高，伴碱性磷酸酶和 γ - 谷氨酰转肽酶显著增高，提示肝内胆汁淤积和小胆管损伤。血清胆固醇和脂蛋白可升高。PBC 患者免疫球蛋白的升高以 IgM 为主，IgA 和 IgG 正常或轻度升高，合并其他自身免疫病（如干燥综合征）较易出现 IgG 升高。

AMA 阳性是诊断 PBC 的重要免疫指标，对于 PBC 的诊断非常重要，检出率可高达 90% 以上。AMA 滴度高低与疾病严重度或预后并不相关。AMA 可分为 9 种亚型（M1 ～ M9），不同亚型其临床意义存在差异，M2 亚型最具特异性，对 PBC 诊断的特异性可高达 95%，对本病的诊断具有重要意义。

PBC 中临床意义较重要的抗核包膜（被）蛋白抗体包括抗 gp210 抗体、抗板层素抗体、抗核板层 B 受体抗体等。抗 gp210 抗体是 PBC 的高度特异性抗体。其诊断 PBC 的特异性可高达 96% ～ 99%，极少出现于自身免疫性肝炎（AIH）、类风湿关节炎、多发性肌炎、干燥综合征及非自身免疫性肝病患者中。抗 sp100 抗体在 PBC 患者中的阳性率为 10% ～ 30%，其他肝病患者均为阴性。抗 sp100 抗体对 AMA 阴性 PBC 患者的诊断具有重要意义。

部分患者具有 PBC 的典型临床症状、生化特征和组织学的所有表现，但 AMA 持续阴性。这些患者血清中可能存在其他自身抗体如抗 gp210 抗体、抗 sp100 抗体等，现被认为是 PBC 的亚型。多种 PBC 相关自身抗体同时出现，可增加对 PBC 诊断的特异性。

（二）影像学检查

对所有胆汁淤积患者均应进行肝胆系统的 B 超检查。B 超提示胆管系统正常而 AMA 阳性的患者，一般不需进行胆管成像来排除原发性硬化性胆管炎。如果 PBC 的诊断不明确或有血清胆红素的突然升高，则需进行胆管成像检查，排除原发性硬化性胆管炎及其他疾病。早期 PBC 超声检查无特异性表现，晚期 PBC 超声下的影像学表现与其他类型肝硬化相似。

【诊断】

PBC 患者常合并其他自身免疫性疾病的发生，主要是干燥综合征、甲状腺疾病和类风湿关节炎、系统性硬化症、自身免疫性肝炎等。

还应注意的是，PBC 可与自身免疫性肝炎发生重叠综合征，发生率 2%～20%。此时，患者有 PBC 和自身免疫性肝炎的临床特点。诊断标准是分别符合相应疾病诊断 3 条标准中的 2 条及以上。PBC 诊断标准是：血清碱性磷酸酶（ALP）超过 2 倍正常值高限；AMA 阳性；肝活检胆管病变符合 PBC。自身免疫性肝炎诊断标准：血清谷丙转氨酶超过 5 倍正常值高限；血清 IgG 至少 2 倍于正常值高限；肝标本中门静脉周围或间隔区周围淋巴细胞碎屑样坏死。

【鉴别诊断】

如患者有难以解释的碱性磷酸酶升高（超声示胆管正常）需警惕 PBC，可进行 AMA 检查。如 AMA 阴性，应进行 ANA、SMA 和免疫球蛋白的测定，甚至肝活检组织学检查。需要鉴别的疾病包括：肝内外胆管梗阻、自身免疫性肝炎、病毒性肝炎、酒精性肝病、药物性肝损伤、妊娠期肝内胆汁淤积症、原发性硬化性胆管炎、重叠综合征、其他自身免疫性疾病或系统性疾病的肝损伤等。一般按 2009 年美国肝病研究学会

（AASLD）PBC 的临床实践指南来诊断应该没有问题。

【治疗】

（一）治疗原则

所有肝功能异常的患者均应进行治疗。AMA 阳性而碱性磷酸酶正常的患者，应随访并每年进行肝功能检查。没有生物化学异常的 AMA 阳性的个体是否最终会发展为 PBC 目前仍存争议。对 PBC 治疗应着重两个方面：首先是对黄疸、乏力、瘙痒等症状和腹水、高胆固醇血症、代谢性骨病、贫血等并发症的治疗；另一方面是针对小叶间胆管炎发病机制的治疗。如果出现系统性硬化症、干燥综合征等伴发疾病应按相应的疾病一起治疗。

（二）一般治疗

目前对皮肤瘙痒尚无非常有效的治疗方法。熊去氧胆酸（UDCA）可减轻瘙痒，另外可选用口服阴离子交换树脂消胆胺。如果患者不能耐受消胆胺的不良反应，可考虑利福平。利福平并非对所有患者均有效，因其潜在肝毒性，不主张长期应用。其他如环丙甲羟二羟吗啡酮等鸦片类拮抗药、紫外线、光照和血浆置换疗法可能对 PBC 瘙痒症状的控制有效，但缺乏很好的循证医学证据。

高胆红素血症可以并发脂溶性维生素缺乏和钙质吸收不良，应警惕骨质疏松，定期检测骨密度。教育患者养成良好的生活习惯（如正常作息、戒烟），并可补充维生素 D 和钙。适当的运动对预防骨质疏松有帮助。如果有腹水，低盐饮食，最好不饮酒。如果骨质疏松很明显，可应用双膦酸盐治疗。

乏力治疗效果差，肝移植能改善部分患者乏力症状。抗抑郁药可减轻部分伴有抑郁患者的疲乏。

（三）药物治疗

UDCA 是通过美国 FDA 认证的用于治疗 PBC 的药物，推荐剂量为 $13 \sim 15mg/$（kg·d）。目前已肯定 UDCA 治疗 PBC 的效果，长期应用 UDCA 可提高 PBC 患者的生存率，减少肝移植。UDCA 能改善疲劳、瘙痒等症状，可全面改善胆汁淤积的血清生化指标。应长期服用 UDCA，一旦停用，可能发生反弹。UDCA 不良反应少见，主要为腹泻。40% 的患者对 UDCA 治疗反应不佳，对此类患者应考虑使用联合治疗。

由于 PBC 是一种自身免疫性疾病，已有数个随机对照试验来研究免疫抑制药物的疗效，但尚无足够的证据支持免疫抑制剂治疗 PBC 有效，包括糖皮质激素、环孢素 A、硫唑嘌呤、甲氨蝶呤等。有研究提示对于合并干燥综合征或自身免疫性肝炎伴 IgG 升高患者，可合并应用免疫抑制剂，但需警惕药物不良反应。

抗纤维化药物如青霉胺、秋水仙碱等有抗炎、抗纤维化作用，但由于使用不良反应超过疗效或缺乏疗效，目前不推荐使用。

奥贝胆酸（ocaliva）是一种法尼醇 X 受体激动剂，2016 年美国 FDA 宣布批准奥贝胆酸联合 UDCA 用于 UDCA 单药治疗应答不佳的 PBC 成人患者，或单药用于无法耐受 UDCA 的 PBC 成人患者。

其他新药如贝特类降脂药，生物制剂如抗 CD20 单抗及抗 CTLA4 单克隆抗体等可能在治疗 PBC 方面有一定的应用前景，但还需要进一步的临床试验来验证。

（四）手术治疗

肝移植是治疗终末期 PBC 唯一有效的方法，可很快缓解瘙痒和乏力等症状，改善生活质量，患者的肝脏生化、免疫指标等也会明显改善。目前 PBC 在肝脏移植的主要适应证中排第 3 位，相比其他肝病，PBC 患者肝移植后效果更好。实施肝移植的 PBC 患者中，10 年后有 18% ～ 25% 会出现疾病复发。

【常见并发症】

肝硬化的并发症包括肝细胞癌、门脉高压和静脉曲张；慢性胆汁淤积的并发症包括骨量减少、骨质疏松、高脂血症等。

【预后】

临床中发现，是否对 UDCA 有较好的生化应答，在某种程度上决定着患者的预后。判断 PBC 预后最可靠的指标是血清胆红素升高的程度和

Mayo 危险度评分。存在抗着丝点抗体、anti-gp210、anti-sp100 提示预后不佳。

【随访】

本病不能根治，故需长期随诊。与其他肝硬化患者类似，长期进展型 PBC 患者肝细胞癌的发生率较正常人高，且影响 PBC 患者的生存率，故晚期 PBC 患者随诊中需筛查肝细胞癌，以期早期发现。可定期行超声检查和甲胎蛋白（AFP）检查。PBC 患者骨量减少和骨质疏松发生率高，故每 2～3 年应行骨密度检查。推荐 3～6 个月查肝功能，每年查甲状腺功能，如果有门脉高压，定期行胃镜检查。

【预防】

本病病因不清，故无明确预防手段。主要还是早发现、早治疗。对不明原因的肝功能异常患者，特别是中年女性以胆管酶升高为主的患者，一定需排除 PBC。

（侯　勇）

第二十四章
淀粉样变病

【概述】

淀粉样变病（amyloidosis）是由错误折叠的淀粉样蛋白形成的，无定形、嗜酸性淀粉样蛋白物质在组织中沉积所引起的一种疾病。淀粉样物质既可浸润全身多个脏器，也可仅局限性地浸润单个脏器，每一脏器浸润程度不同，其临床症状多种多样，误诊率高。

淀粉样变病是一少见病，少数报告为住院患者的 0.09% ～ 0.8%，尸检病例淀粉样变病的发生率为 0.4‰ ～ 0.5%，以男性为主。原发性淀粉样变病发病年龄多数在 40 岁以上，而继发性淀粉样变病则可见于各个年龄阶段。文献报告原发性淀粉样变病诊断时的平均年龄为 65 岁，类似于多发性骨髓瘤。

【临床表现】

（一）病史要点

本病常表现为全身的非特异性症状，如疲劳和体重减轻。

（二）症状要点

淀粉样变病可累及多系统器官，临床表现取决于所累及的器官，肾脏与心脏是最常累及的器官。由于最常见的形式是轻链蛋白淀粉样变（amyloid light chain，AL）和 A 蛋白淀粉样变（amyloid A protein，AA），所以患者通常表现出以 AL 和 AA 为特性所累及器官损伤的症状。

（1）肾脏：表现为蛋白尿、血尿或肾病综合征。

（2）心脏：心肌肥厚、限制性心肌病、传导紊乱和顽固性心功能不全。

（3）舌肥大：可导致言语困难、舌疼痛。

（4）脾脏：有脾脏肿大，但多无任何症状。

（5）胃肠道：表现为胃肠运动功能异常，胃张力低，吸收不良，假性肠梗阻和出血。

（6）皮肤：出现丘疹、结节、紫癜等。

（7）神经系统：自主功能异常、腕管综合征、末端多发性神经病。

（8）关节骨骼：对称性关节炎。

（9）获得性 X 因子缺乏。

（三）查体要点

查体示体位性低血压或因心脏传导障碍而致的心动过缓。

神经系统受累可有腕管综合征或多发性神经病变。

皮肤检查表现为易碰伤，包括眶周淤斑。皮肤的淀粉样沉淀表现为苍白色隆起丘疹。若累及胃肠道，可出现巨舌症或肝大。

【辅助检查】

（一）实验室检查

本病常因肾病综合征而出现蛋白尿。尿或血清的免疫电泳通常出现一个单克隆峰值。

其他非特异性实验室表现包括碱性磷酸酶升高（由肝纤维化胆汁淤积所致）、白蛋白降低（吸收不良和肾病综合征）和 PT 增高（获得性 X 因子缺乏）。

在心电图检查中，若疾病累及心脏，则表现为传导紊乱（房室传导阻滞）和 QRS 低电压。在超声心动图中，表现为特征性的心肌"闪烁"，并且心室壁常增厚（特别在心电图呈低电压时）。

（二）影像学检查

缺乏特异性影像学检查。

【鉴别诊断】

本病应与轻链沉积病相鉴别，后者由组织免疫球蛋白轻链沉积所致，但不伴发纤维形成。轻链沉淀病突出的表现是伴有肾炎综合征的肾衰竭，但不常累及心脏和肝脏。而淀粉样变病除了肾病综合征外，常同时伴有体位性低血压或限制性心肌病。

【治疗】

（一）治疗原则

降低淀粉样变前体蛋白的生成，对受损脏器保护、替代和支持治疗。

（二）一般治疗

对症治疗。

（三）药物治疗

（1）AA 淀粉样变的治疗关键是积极治疗诱发本病的原发疾病。如慢性化脓性感染病灶或结核灶的切除，可使本病停止发展和好转。最近发现 TNF-α 抑制剂在减轻类风湿关节炎的炎症反应同时，可减少肾淀粉样变。

（2）标准 AL 治疗是口服美法仑和泼尼松。美法仑为烷化剂，能抑制肿瘤细胞和增生迅速组织的细胞核分裂。糖皮质激素具有抗炎和免疫抑制作用，此疗法对改善临床症状及器官功能不明显，患者的中位生存期仅延长 13 ～ 17 个月。

（3）秋水仙碱对家族地中海热引起的 AA 淀粉样变性有积极的预防作用，但对其他 AA、AL 治疗效果不佳。

（四）其他治疗

大剂量静脉美法仑合并自身外周血干细胞移植能有效改善 AL 患者的临床症状和器官功能，并有效延长患者中位生存期。可适用于一般情况较好、心脏受累较局限的患者，但对心脏明显受累、年龄大于 50 岁并有两个以上器官受累的患者不宜应用。

【随访】

用药期间每 1 ～ 2 个月定期随访。

【预防】

原发性淀粉样变病的病因不清，无法预防。对于继发性淀粉样变病，可预防或治疗原发性疾病，控制病情进展。

（王　勇）

第二十五章
风湿热

【概述】

风湿热（rheumatic fever）多见于儿童和青少年，是一种与 A 组 β 溶血性链球菌感染有关的非化脓性炎症性疾病，可影响全身结缔组织，主要表现为心脏炎、关节炎、环形红斑、舞蹈病和皮下结节，其中以心脏炎和关节炎最为突出，少数累及血管、浆膜、肺、肾等。多为自限性，急性或慢性反复发作，部分患者逐渐进展为慢性风湿性心脏病。居住环境拥挤、营养不良和医疗水平有限是导致风湿热流行的重要原因。随着人们生活水平的提高和抗生素的使用，各国风湿热发病率在 20 世纪中后期明显下降，但近 20 年来有所回升，而其流行病学特点和临床表现也发生了改变，多见于城市较富裕家庭，暴发型少，隐匿型、轻度或不典型病例增多。

【临床表现】

（一）病史要点

在典型症状出现前 1 ～ 6 周常有咽喉炎或扁桃体炎等上呼吸道链球菌感染症状，如发热、咽痛、颌下淋巴结肿大、咳嗽等，部分患者伴心悸、多汗、疲倦、纳差等非特异性症状。

（二）症状要点

风湿热主要表现为游走性多发性关节炎、心脏炎、皮下结节、环形红斑和舞蹈病，它们可单独或同时出现。环形红斑和皮下结节通常发生在已有关节炎、舞蹈病或心脏炎的患者。

（1）关节炎：常为首发症状，表现为游走性、多发性。主要累及膝、踝、肘、腕、肩等关节，轻型患者可仅累及单个关节或少数关节，偶可出现髋、指、下颌、胸锁、胸肋关节炎。关节炎症一般在 2 周内消失，多不超过 1 个月，水杨酸制剂通常可在 24 ～ 48 小时缓解症状。炎症缓解后关节功能可完全恢复，不遗留畸形或关节破坏，但可反复发作。

（2）心脏炎：心脏炎为风湿热最重要的病变，包括心肌炎、心内膜炎、心包炎或全心炎，可单独出现，也可与风湿热其他症状同时出现。患者常有运动后心悸、气短、心前区不适等，严重时可出现充血性心力衰竭。

（3）环形红斑：多见于风湿热后期，分布于四肢近端和躯干，数小时或 1 ～ 2 天内消退，可反复出现甚至持续数月。

（4）皮下结节：为稍硬无痛小结节，位于关节伸侧的皮下组织，常与心脏炎同时出现。

（5）Sydenham 舞蹈病：多发生于儿童，因锥体外系受累所致，表现为无目的、不自主的面部、躯干或肢体动作，肌肉软弱无力和情绪不稳定，面部可表现为挤眉眨眼、摇头转颈、努嘴伸舌，肢体表现为伸直和屈曲、内收和外展、旋前和旋后等无节律的交替动作，激动兴奋时加重，睡眠时消失。

（6）其他症状：几乎所有急性风湿热的患者都出现发热，一般 2 周体温可正常，少数可持续低热 3 ～ 4 周。鼻出血、淤斑、腹痛也不少见，腹痛可能为肠系膜血管炎所致，有时被误诊为急性阑尾炎。肾脏受损时可出现血尿和蛋白尿。

（三）查体要点

（1）关节炎：体检见关节发红、肿胀，皮温升高，明显压痛，关节活动受限等。

（2）心脏炎：二尖瓣炎听诊可有心尖区高调、收缩期吹风样杂音或短促低调隆隆样舒张中期杂音。主动脉瓣炎时在心底部可听到舒张中期柔和吹风样杂音。

（3）环形红斑：为淡红色环状红斑，边缘稍隆起，中央苍白，可融合为不规则形，多分布在四肢近端和躯干。

（4）皮下结节：1.5 ～ 2.0cm 大小，多位于关节伸侧骨隆起处，如肘、膝、腕、枕或胸腰椎棘突处，可单发也可数个聚集在一起，与皮肤无粘连，表面皮肤无异常。

【辅助检查】

（一）实验室检查

（1）一般检查：活动期患者可有外周血白细胞和中性粒细胞升高，并有核左移现象，可伴轻度贫血。ESR 增快，CRP 升高。血清蛋白电泳可见白蛋白降低、α_2 及 γ 球蛋白增加。血清免疫球蛋白 IgM、IgG 和循环免疫复合物可升高，补体 C1q、C3、C4 可下降。

（2）链球菌感染证据：咽拭子培养链球菌阳性率不高，为 20%～25%。如有条件，可行 A 组链球菌抗原快速试验。抗链球菌溶血素"O"（ASO）在感染后 2 周左右出现，4～5 周时达高峰，8～10 周后逐渐恢复正常，部分可持续半年。近年来，随着抗生素的广泛应用及临床表现的不典型造成取材延误，导致 ASO 的阳性率降低。抗 DNA 酶 -B 阳性率与 ASO 无明显差异，但两者联合可提高诊断准确率。此外，抗透明质酸酶和抗链激酶抗体阳性也提示链球菌感染，但尚未广泛应用于临床，当 ASO 阴性时可考虑检测这些抗体。值得注意的是，这些检查只能证实患者在近期感染过 A 组 β 溶血性链球菌，不能提示体内是否存在感染诱发的自身免疫反应，也不能判断风湿热是否活动。

（3）其他自身抗体：除上述抗体外，有两类其他抗体水平的升高也有助于急性风湿热的诊断，尤其是诊断有疑问时。第一类是针对肌纤维膜抗原的心脏反应性抗体水平升高，这类抗体在不复杂的链球菌感染和急性链球菌感染后肾小球肾炎中很罕见，还有针对原肌球蛋白和肌球蛋白抗体水平的升高。第二类是抗 D8/17 单克隆抗体阳性，该抗体针对的是一种 B 细胞抗原，几乎所有的风湿热患者都存在 D8/17$^+$ B 细胞的水平异常，尤其是急性发作期，检测抗 D8/17 单抗和抗 D8/17$^+$ B 细胞有利于不典型风湿热的诊断。

（二）影像学检查

（1）心电图检查：可发现窦性心动过速或过缓、P-R 间期延长、Q-T 间期延长、ST-T 的改变、房室传导阻滞等心律失常。

（2）超声心动图：可发现患者心脏增大，心瓣膜水肿和增厚、关闭不全或狭窄，心包积液。

（3）病变早期或无心脏受累的患者胸部 X 线可表现为正常；晚期可出现心脏增大、肺淤血等征象。

（三）其他检查

心肌核素检查（ECT）可检测出轻症及亚临床型心肌炎。

【诊断】

如有前驱的链球菌感染证据，并有 2 项主要表现或 1 项主要表现加 2 项次要表现者高度提示可能为急性风湿热（表 25-1）。

表 25-1 Jones（1992 年）修订标准

主要表现	次要表现	有前驱的链球菌感染证据
心脏炎	关节痛	咽喉拭子培养或快速链球菌抗原试验阳性
多关节炎	发热	链球菌抗体效价升高
舞蹈病	急性反应物（ESR、CRP）增高	
环形红斑	心电图 P-R 间期延长	
皮下结节		

由于此标准主要针对急性风湿热，故又对下列情况进行了特殊说明，即：①舞蹈病者；②隐匿发病或缓慢出现的心脏炎；③有风湿热病史或现患风湿性心脏病，当再感染 A 组链球菌时，有风湿热复发高度危险者，不必严格执行该标准。

2002—2003 年世界卫生组织（World Health Organization，WHO）风湿热和风湿性心脏病的诊断标准（表 25-2）相比 1992 年 Jones 修订标准更加详细，诊断标准中的主要表现有心脏炎、多关节炎、舞蹈病、环形红斑、皮下结节；次要表现包括临床和实验室两方面，临床次要表现有发热、多关节痛，实验室次要表现有急性期反应物升高（ESR 或 CRP）。近 45 天内有前驱链球菌感染证据：抗链球菌溶血素"O"或其他链球菌抗体升高，咽拭子培养阳性或 A 组链球菌抗原快速试验阳性或新近患猩红热。

表 25-2　2002—2003 年 WHO 风湿热和风湿性心脏病诊断标准

诊断分类	标准
初发风湿热 [a]	2 项主要表现或 1 项主要及 2 项次要表现加上前驱的 A 组链球菌感染证据
复发性风湿热不患有风湿性心脏病 [b]	2 项主要表现或 1 项主要及 2 项次要表现加上前驱的 A 组链球菌感染证据
复发性风湿热患有风湿性心脏病	2 项主要表现加上前驱的 A 组链球菌感染证据 [c]
风湿性舞蹈病 隐匿发病的风湿性心脏炎 [b]	其他主要表现或 A 组链球菌感染证据可不需要
慢性风湿性心瓣膜病 [患者第一时间表现为单纯二尖瓣狭窄或复合性二尖瓣病和（或）主动脉瓣病] [d]	不需要其他任何标准即可诊断风湿性心脏病

注：a. 患者可能有多关节炎（或仅有多关节痛或单关节炎）及有数项（3 个或 3 个以上）次要表现，联合有近期 A 组链球菌感染证据。其中有些病例后来发展为风湿热，一旦其他诊断被排除，应慎重地把这些病例视为"可能风湿热"，建议进行继发预防。这些患者需予以密切追踪并定期检查其心脏情况。对高发地区和易患年龄的患者尤为适用。

b. 必须排除感染性心内膜炎。

c. 有些复发性病例可能不满足这些标准。

d. 应排除先天性心脏病。

【鉴别诊断】

急性风湿热应与下列疾病鉴别：

（1）类风湿关节炎：表现为慢性持续性关节炎，小关节受累为主，伴晨僵，RF 和（或）抗 CCP 抗体滴度升高，可出现骨侵蚀和关节畸形。

（2）反应性关节炎：有肠道或泌尿道感染史，以下肢大关节炎症为主，伴肌腱端炎、腰痛，HLA-B27 可阳性，但无前驱链球菌感染依据。

（3）结核感染过敏性关节炎（Poncet 病）：有结核感染史，结核菌素试验或 γ 干扰素释放试验阳性，非甾体抗炎药疗效不佳，抗结核治疗有效。

（4）急性感染性心内膜炎：可出现发热、心悸、进行性贫血、淤斑、脾肿大、栓塞；血培养阳性；心脏彩超可发现心瓣膜赘生物。

（5）病毒性心脏炎：有鼻塞、流涕等病毒感染前驱症状，病毒中和试验抗体效价明显增高，有明显及顽固的心律失常。

（6）系统性红斑狼疮、原发性干燥综合征、血管炎等表现为关节炎、发热、皮疹的自身免疫性疾病，其他器官、系统损害表现和特异性自身抗体检测可鉴别。

【治疗】

（一）治疗原则

早期诊断、合理治疗，防止病情进展造成心脏不可逆的病变。

治疗目标为清除链球菌感染灶，控制临床症状，使心肌炎、关节炎、舞蹈病等风湿热症状迅速缓解；预防链球菌的再次感染和心脏炎的发生；处理各种并发症，提高患者身体素质和生活质量，延长寿命。

（二）一般治疗

注意保暖，避免潮湿和受寒。有心脏炎者应卧床休息，病情缓解3～4周后逐渐恢复活动。心脏扩大伴有心力衰竭者，需6个月左右才可逐渐恢复正常活动。有充血性心力衰竭者还应适当限制盐和水分。急性关节炎早期亦应卧床休息，至ESR、体温正常后开始活动。

（三）药物治疗

（1）清除链球菌感染灶：一旦诊断急性风湿热，需开始抗生素治疗，常规青霉素10日疗程，或者选择苄星青霉素（体重27kg以下者可肌内注射苄星青霉素60万U，体重27kg以上者120万U，一次给药）。对少数耐青霉素菌株感染或青霉素过敏者，可选用红霉素0.25g，每日4次，疗程10日。对红霉素耐药者，可选用其他药物替代，包括氨苄青霉素／克拉维酸盐、新大环内酯类、克林霉素及窄谱头孢菌素类等，疗程10日。

（2）抗风湿治疗：对单纯关节受累者首选非甾体抗炎药，常用乙酰水杨酸（阿司匹林），开始剂量成人3～4g/d，小儿80～100mg/（kg·d），分3～4次口服，使血药浓度达到20～30mg/dl，直至病情完全缓解后停用。有严重心脏炎患者（包括心脏显著扩大、充血性心力衰竭或Ⅲ度房室传导阻滞等）需要糖皮质激素治疗，第 1 ～第 2 周 2mg/（kg·d），症状和实验室指标改善后，在接下来的 2 周内激素逐渐减量，为防止停用激素后出现反跳现象，可于停用激素前 1 周加用阿司匹林。必要时可静脉使用激素，病情改善后改为口服。

（3）舞蹈病的治疗：患者应避免强光、噪声刺激，在抗风湿治疗基础上，首选丙戊酸控制症状，若无效或病情严重，可选用利培酮，多巴胺受体阻断剂如氟哌啶醇可能有一定效果。研究显示，糖皮质激素可有效缓解舞蹈病症状，尤其适用于上述药物无效或不耐受的患者。血浆置换和静脉输注丙种球蛋白也可试用于难治性患者。

（四）手术治疗

瓣膜损害严重时可给予手术治疗，行瓣膜成形术或置换术。

【随访】

风湿热尤其是合并心脏炎患者易于复发，因此应定期随访、规律用药以预防。

【预防】

风湿热急性发作控制后即可马上开始使用抗生素预防风湿热复发。根据患者年龄、链球菌易感程度、既往心脏瓣膜受累情况和风湿热复发次数决定预防用药方案。单纯关节炎的患者，儿童需要预防至少 8 年或者到 21 岁，成人至少 5 年；曾有心脏炎而无遗留瓣膜病者至少预防 10 年或者至成年；年幼、链球菌易感、反复发作和有心脏炎或瓣膜病变者，需预防至少 10 年，或到 40 岁甚至终生。预防方法：每 4 周给予苄星青霉素 60 万 U（体重 ≤ 27kg）或 120 万 U（体重 > 27kg）。青霉素过敏者可以给予红霉素口服，250 ～ 500mg/d，或罗红霉素 150mg，每日 2 次，其他可选择林可霉素、阿奇霉素、头孢类或喹诺酮类。

（叶玉津）

第二十六章
感染性关节炎

【概述】

感染性关节炎（infectious arthritis）是由来源于滑膜或关节周围组织的细菌、真菌或病毒引起的炎症。感染性关节炎约 93% 累及单侧关节，尤其是下肢关节如膝关节（39%）、髋关节（26%）和踝关节（13%）。感染源有中耳炎、脐炎、中枢神经炎、股静脉穿刺、脑膜炎和临近的骨髓炎。

【临床表现】

（一）病史要点

诊断感染性关节炎要有高度可疑指征，尤其是有无非关节的外源性感染病灶，因为各种关节炎的症状是相似的。临床表现和感染部位的微生物检查有利于诊断。1/2 的病例可显示血白细胞计数增多、ESR 增快及 CRP 增高。

（二）症状要点

关节感染根据起病急缓可表现为急性（关节突发的红肿疼痛）或者是慢性表现（症状轻微，起病隐匿）。

1. 急性细菌性关节炎

起病急（数小时到数天），关节疼痛剧烈、发热和压痛伴运动受限。患者若无其他症状易引起误诊。患感染性关节炎的儿童表现为一侧肢体的主动运动受限（假瘫），易激惹，体温正常或低热。成年人中急性细菌性关节炎分为淋球菌性和非淋球菌性，两者的临床表现和治疗反应是不一样的。

（1）淋球菌性关节炎：由奈瑟淋球菌引起，有典型的皮炎 - 关节炎 -

腱鞘炎综合征。扩散的淋球菌感染的特征为：持续 5～7 天的发热，寒战，皮损（淤斑、丘疹、脓疱、血疱、坏疽）多见于黏膜表面、躯干及下肢，游走性关节痛，腱鞘炎，累及一个或多个关节。然而，缺少黏膜感染现象，奈瑟淋球菌也会引起关节炎 - 皮炎综合征，同时伴发上呼吸道感染或脑膜炎和严重休克状态。

（2）非淋球菌感染性关节炎：通常累及单个关节，伴中重度的疼痛，运动或加压可加剧疼痛，从而表现为运动受限。受累关节大多表现为红、肿、热。50% 的患者体温正常或有低热，20% 的患者有寒战。厌氧菌感染多数是单关节炎，易累及髋关节或膝关节（占 50%）。关节外的厌氧菌感染包括腹部生殖器、牙周脓肿、窦道炎、缺血性肢体炎症和褥疮。

2. 慢性细菌性关节炎

起病隐匿，关节轻度肿胀，局部皮温略升高发红，疼痛轻微。

3. 其他

吸毒者引起的关节感染主要累及中轴骨骼（胸锁骨、肋骨、髋骨、肩关节、脊柱、耻骨联合、骶髂关节），也可累及四肢关节。革兰阴性菌感染关节常为无痛性，较暴发性葡萄球菌感染难以诊断。人咬后关节感染多是无痛性，1 周后出现症状。被猫或狗咬后会在 24 小时内出现手部关节的红、肿、痛。鼠咬后还会有发热、皮疹、关节痛及局部淋巴结病（2～10 天的潜伏期）。置换关节引起的关节感染可致置换处松动、失效和脓肿，有较高的发病率和病死率。在术后 1 年内发病的，多有术后伤口感染持续数月才愈，修复关节在休息或承重时出现疼痛。近 1/3 的手术患者在 1 年以后出现关节感染，多由关节外感染源引起菌血症所致（如肺炎、UTI、皮肤感染、牙周炎、器械伤）。25% 的患者有关节痛发作，2 周内有摔跤史，20% 的患者有手术史。患者可能无发热或白细胞增多，但血沉加快。

（三）查体要点

受累关节大多表现为红、肿、热，运动或加压可加剧疼痛，从而表现为运动受限。

【辅助检查】

（一）实验室检查

急性感染肿胀关节的滑液样本中白细胞数 > 20 000/μl（常大于 100 000/μl），中性粒细胞 > 95%。滑液黏度和糖含量均有下降。革兰染色可以鉴别 50% ～ 75% 的关节感染中的革兰阴性菌和革兰阳性菌，但不能区分葡萄球菌和链球菌。滑液还需进行厌氧和需氧培养。滑液有臭味或 X 线见关节内或软组织周围有气体阴影，提示为厌氧菌感染。具有典型病史的性活跃患者要高度怀疑淋球菌感染，尤其已确诊其他地方有淋球菌感染时。因淋球菌对干燥敏感故难以培养。若怀疑是播散性淋球菌感染，可取血样和滑液即刻接种于非选择巧克力平板上。此外，从子宫颈黏膜、直肠、尿道、咽部采集的样本也可以进行选择培养。在第 1 周内 60% ～ 75% 血培养呈阳性结果，可作为唯一的诊断依据。早期的腱鞘炎培养结果为阴性。单纯化脓性关节炎的滑液培养结果多为阳性，皮肤损伤的分泌物培养也可有阳性结果。

（二）影像学检查

早期急性细菌性关节炎在 X 线上的唯一表现是肿胀软组织阴影和滑膜渗液现象。细菌感染 10 ～ 14 天后，关节间隙变窄（反应关节软骨破坏），软骨下骨腐蚀和骨髓炎征象出现。关节腔内有气体表明感染的是大肠杆菌和厌氧菌。慢性细菌性关节炎关节间隙增大，出现边缘骨腐蚀和骨质硬化现象。

X 线对无创伤史患者早期细菌性关节炎的诊断很少有价值，但可作为以后病情变化的对照资料。超声检查有助于鉴别实体和液体病变，也有助于将完整的关节囊和部分破裂或完全破裂的关节囊加以区别，超声检查尤其有助于检查儿童的髋部积液。

放射性核素检查最常用于了解骶髂关节、胸锁关节或其他小关节受累情况。^{99m} 锝骨扫描在感染性关节炎中可见异常表现，特别是中轴骨骼关节。扫描见感染滑膜血流丰富，摄入增加，骨的新陈代谢加快，在无菌性和细菌性关节炎均呈阳性结果。但是 ^{99m} 锝的精确度仅 77%，因为血管收缩、血管网未形成、血管栓塞都会抵消感染引起的摄入量增加。[67]镓扫描的精确度可达 91%，但其放射剂量大。较早期的感染可见缺血冷斑。[67]镓扫描（或用铟标记的 WBC 或抗体）在化脓性滑液中的摄入量增加，急性感染较慢性感染表现更为敏感。在置换关节感染中[67]镓扫描的敏感性低，铟标记的白细胞扫描尚未得到验证。

CT 断层检查对怀疑骶髂关节或胸锁关节病变最有意义，突发的髋痛，怀疑深处的骨关节感染或无菌性骨坏死宜选择 MRI 检查加以鉴别。

【诊断】

仅在关节滑液培养后才能做出肯定的诊断。疑有感染的关节应做穿刺，迅速检验穿得的液体，感染性渗液中白细胞计数达 10 000/mm[3] 或更多些，分类计数中性粒细胞 > 90% 者，都是细菌感染的有力证据，但渗液中白细胞数低或中性粒细胞分类百分比不高时不能除外关节感染。

【鉴别诊断】

1. 类风湿关节炎

鉴别要点：①早晨关节僵硬持续至少一个小时；②具有三个以上关节肿胀；③手关节、掌关节及近端指间关节肿胀；④关节肿胀呈对称性；⑤包括手部关节 X 线改变（表现为关节及其邻近骨质疏松或明显的脱钙现象）；⑥皮下结节；⑦类风湿因子阳性。其中①、②、③项应持续 6 周以上。

2. 强直性脊柱炎

绝大多数为男性发病，发病年龄多在 15 ～ 30 岁。与遗传基因有关，同一家族有较高发病率，HLA-B27 阳性达 90% ～ 95%。主要侵犯骶髂关节及脊柱，四肢大关节也可发病，易导致关节骨性强直，椎间韧带钙化，脊柱呈竹节状。

3. 系统性红斑狼疮

多见于青年女性。面部有蝶形红斑，有心、肾、肺、脑等多脏器损害，雷诺现象常见，皮下结节罕见。血清抗核抗体阳性，可找到狼疮细胞。

4. 风湿性关节炎

多见于儿童及青年，以急性发热及关节肿痛起病。主要侵犯大关节，如膝关节、踝关节、腕关节、肘肩关节等，关节红、肿、热、痛，呈游走性，关节炎症消退后不留永久性损害，X线关节摄片骨质无异常。血清类风湿因子阴性，抗链球菌溶血素、抗链激酶及抗透明质酸酶阳性。

【治疗】

（一）治疗原则

（1）早期有效的抗生素治疗，以消灭病原菌，杜绝感染源。一开始就要用足量有效的抗生素，这是治疗感染性关节炎最根本的措施。在众多的抗生素中可应用青霉素、新青霉素、万古霉素、红霉素、卡那霉素、丁胺卡那、多黏菌素、四环素、磺胺类药物等。最好是根据关节滑液细菌培养及药物敏感试验的结果选择抗生素。

（2）充分有效的局部引流，减低关节腔内压力，减少关节的破坏及后遗症。充分的关节引流包括穿刺引流、手术引流及关节镜下引流。

（3）采取积极的全身支持疗法，以提高机体抵抗力。急性期患者症状十分明显者，应卧床休息。患病关节应予适当休息，如用夹板固定关节，每天帮助该关节做一定活动，预防粘连。局部炎症消失后，关节才能负重，可以逐渐增加关节活动量，并可应用热敷、推拿等，促进关节功能恢复。炎症治愈后关节如果发生严重畸形影响运动功能，则可用非手术疗法或手术疗法进行矫正。

（二）一般治疗

抗感染治疗、手术治疗及物理疗法。

（三）药物治疗

1. 细菌性关节炎

革兰阳性球菌首选萘夫西林 30mg/kg，每日 6 次，革兰阴性球菌首选青霉素 5000U/kg，每日 6 次，革兰染色阴性杆菌首选庆大霉素 1.5mg/kg，每日 3 次，或哌拉西林 50mg/kg，每日 6 次，可疑为其他细菌时，首选萘夫西林 30mg/kg，每日 6 次，或者庆大霉素 1.5mg/kg，每日 3 次。当细菌药敏结果出来后，据初选抗生素的疗效酌情调整药物。抗生素剂量要足，为常规剂量的 2～3 倍。给药途径为胃肠外给药，因滑膜是高度血管化组织，抗生素很容易从血液循环进入关节腔内，使关节腔内药物浓度达到有效剂量，而不需要将抗生素直接注射关节腔内。

2. 结核性关节炎

其对症支持治疗包括加强营养，保证休息，适当局部制动，脊柱结核可用皮围腰支架保护。抗结核治疗除可采用 1 年半标准方案外，还可以采用 6 个月疗法和 9 个月疗法。6 个月疗法前两个月每日用异烟肼、利福平、吡嗪酰胺，以后 4 个月每日用异烟肼、利福平，也可每周 2 次。9 个月疗法先每日用异烟肼、利福平 1～2 个月，以后每周用药 2 次。但具体的治疗时间应根据临床症状、体征和 X 线检查来调整。

3. 病毒性关节炎

该病是由病毒感染引起的关节炎，治疗以对症为主。急性期卧床休息，非甾体抗炎药可迅速缓解症状。大多数病毒性关节炎预后好，应避免使用免疫抑制剂。

4. 真菌性关节炎

真菌性关节炎包括孢子丝菌病、念珠菌病、球孢子菌病、放线菌病、隐球菌病、曲霉菌病、足菌肿病、组织胞浆菌病、牙生菌病。孢子丝菌病分为皮肤淋巴管型和播散型。前者可用碘化钾饱和溶液口服治疗，从 1ml 每日 3 次增至 3～4ml 每日 3 次。后者可用两性霉素 B 治疗，无效者用氟胞嘧啶。球孢子菌病治疗宜早期、足量使用两性霉素 B。念珠菌病是在全身或局部抵抗力降低情况下发生的，如早产儿，慢性消耗性疾病、长期使用抗生素、激素、免疫抑制剂者。膝关节最常受累，多伴有骨髓炎。治疗需祛除诱因，使用两性霉素 B 静点或克毒唑、酮康唑、氟胞嘧啶、氟康唑口服。有关节腔积液者需闭式引流或手术清创。牙生菌病是肺、皮肤原发感染播散的结果。播散型可用两性霉素 B 静点或酮康唑、氟胞嘧啶口服。

5. 莱姆病

早期局限性莱姆病口服治疗，成人多用多西环素100mg，每日2次，四环素250～500mg，每日4次，阿莫西林250～500mg，每日4次，疗程均为3～4周。儿童可用阿莫西林40mg／（kg·d），分次口服，红霉素30mg／（kg·d），分次口服，青霉素25～50mg／（kg·d），分次口服，疗程3～4周。早期播散型和晚期莱姆病静脉用药，成人可用头孢曲松2g，每日1次，或1g，每日2次，头孢噻肟3g，每日2次；青霉素2000万U／d，分6次；氯霉素50mg／（kg·d），分4次。疗程均为2～4周。儿童可用头孢曲松75～100mg/（kg·d），头孢噻肟90～180mg/（kg·d），青霉素30万U／（kg·d），疗程2～4周。然而，仍有10%对抗生素治疗反应不佳。

【预防】

（1）预防治疗似乎仅适合于患有皮肤感染、泌尿生殖道感染及呼吸道感染的易感性增高患者；而对于进行过微侵袭手术的患者，预防性治疗仅适合于高度易感的患者。

（2）经药敏试验选择抗生素，全身连续应用数周，直至感染控制、平息。

（3）适当活动关节，防止粘连。但病程较久者，由于关节软骨和关节骨的破坏严重，炎症控制以后往往转化为骨关节病，功能难以恢复。

（农卫霞）

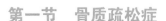

第二十七章
代谢性骨病

第一节 骨质疏松症

【概述】

骨质疏松症（osteoporosis，OP）是一种以骨量减少、骨组织显微结构退化为特征，导致骨脆性增加及骨折危险性增加的一种全身代谢性骨病。WHO将骨质疏松症定义为"使用双能X线吸光测定法测量骨密度低于健康年轻成人骨密度峰值的2.5个标准差即为骨质疏松"。骨质疏松最终导致骨的脆性增加并容易发生骨折及骨骼疼痛。

【临床表现】

（一）病史要点

骨质疏松分为原发性骨质疏松症和继发性骨质疏松症（由许多疾病和药物引起）。在骨质疏松性骨折中，以脊椎压缩性骨折发生率最高。此外，骨折最常见部位还有近端股骨、桡骨远端、肱骨近端和踝部。骨质疏松往往与年龄成正相关且性别特征明显，基于骨量丢失的方式不同，原发性骨质疏松症分为绝经后型（Ⅰ型）和老年型（Ⅱ型），在60岁以下病例中，男女构成差异尤为显著，骨量达峰值后，随年龄增大而逐渐下降，其下降速度男女不同，女性较快，且妇女在绝经后有一快速骨量丢失期。

（二）症状要点

1. 疼痛

以腰背痛多见，其特点是难以明确指出何处疼痛，疼痛的性质从酸痛至剧痛不等，后者常常出现在发生骨折时。疼痛多在清晨睡醒时加重，或者在久坐不动后稍一活动即出现疼痛，而在充分活动后，疼痛就可缓解。如果负荷过重、过久，症状又重复加重。

2. 身高缩短、驼背

脊椎椎体为松质骨组成，且负重量大，尤其在胸腰段易受压变形，使脊椎前倾，形成驼背。随着年龄的增长，骨质疏松加重，驼背曲度加大。老年人骨质疏松时椎体压缩，每节椎体可缩短 2mm 左右，身高平均可缩短 3～6cm。

3. 骨折

这是最常见和最严重的并发症。由于骨质疏松患者骨质丢失量的 30% 来自脊柱，因此患者常因发生脊柱骨折而来就医，但有 20%～50% 的脊柱压缩性骨折患者并无明显的症状。脊柱骨折好发于 65～75 岁，一般骨量丢失 20% 以上时即可发生骨折，骨密度每减少 1 个标准差（SD），脊柱骨折发生率增加 1.5～2 倍。

4. 吸气功能下降

胸腰椎压缩性骨折、脊椎后凸、胸廓畸形均可以使肺活量和最大换气量显著减少。不少老年人有肺气肿，肺功能随着增龄而下降，若再合并骨质疏松症所致胸廓畸形，患者往往可出现胸闷、气短、呼吸困难等症状。

（三）查体要点

观察患者是否有胸椎后凸，测量患者身高，与发病前比有无缩短。脊柱及四肢是否有压痛，以及疼痛的部位及性质。腰椎是否活动受限，有无压痛及叩击痛。

【辅助检查】

（一）实验室检查

1. 骨形成指标

碱性磷酸酶（AKP）：骨 AKP 同工酶较敏感，其在骨更新率增加的代谢性骨病中显著增加。绝经后妇女骨质疏松症约 60% 骨 AKP 升高，老年骨质疏松症进展缓慢，AKP 变化不显著。骨钙素（BGP）：老年性骨质疏松症可有轻度升高，BGP 水平与绝经后骨质疏松的骨丢失率明显相关，其 BGP 升高明显。血清 I 型前胶原羧基端前肽（PICP）：是成骨细胞合成胶原时的中间产物，与骨形成正相关。

2. 骨吸收指标

尿羟脯氨酸（HOP）：绝经后骨质疏松症 HOP 升高，而老年性骨质疏松症 HOP 变化不显著。尿羟赖氨酸糖苷（HOLG）：HOLG 较 HOP 更敏感。血浆抗酒石酸盐酸性磷酸酶（TRAP）：是反映破骨细胞活性和骨吸收状态的敏感指标。尿中胶原吡啶交联（PYr）或 I 型胶原交联 N 末端肽（NTX）：是反映骨吸收的指标，较 HOP 更为灵敏和特异。

（二）影像学检查

双能 X 线吸收测定法（DXA）测量值反映的骨密度值是目前国际学术界公认的骨质疏松症诊断的金标准；X 线可以观察骨骼密度、形状，骨小梁数量、形态、分布及骨皮质的厚度，尤其在诊断骨质疏松的病因，判断是否合并骨折、骨质增生及变形，并与其他骨病相鉴别上仍然必不可少；CT 扫描可以显示骨质疏松的形态和密度改变；MRI 检查的主要目的在于鉴别诊断，尤其是排除恶性肿瘤；放射性核素骨显像便于动态观察及定量分析，尤其在鉴别诊断及查找某些继发性骨质疏松症的病因上，已渐渐成为临床应用中常规的检查项目；定量超声骨量分析系统（QUS）间接反映骨量和结构完整性。

【诊断】

1. 基于骨密度测定的诊断标准

建议参照 WHO 推荐的诊断标准（表 27-1）。基于 DXA 测定（建议测定部位为腰椎 $L_1 \sim L_4$ 及股骨近端），符合骨质疏松诊断标准同时伴有一处或多处骨折时为严重骨质疏松。

骨密度通常用 T-Score（T 值）表示，T 值＝（测定值－骨峰值）／同性别、同种族正常成人骨密度标准差。

表 27-1　基于骨密度测定的诊断标准

诊　断	T 值
正常	> -1
骨量低下	$-2.5 \sim -1$
骨质疏松	< -2.5

T 值用于表示绝经后妇女和 50 岁以上男性的骨密度水平。对于儿童、绝经前妇女和 50 岁以下的男性，其骨密度水平建议用 Z 值表示。Z 值 =（测定值 - 同龄人骨密度均值）／同龄人骨密度标准差。

2. X 线

骨质疏松症 X 线早期表现为非应力部分骨小梁变细、减少、稀疏，在椎体、股骨颈、股骨髁及其他骨端关节面下的骨小梁更明显。在椎体，椎体中央部出现透亮区，并且逐渐向周围扩大，横向骨小梁减少，纵向骨小梁异常突出。随着病情的进展，纵向骨小梁也随之减少，椎体不同程度的变扁，上下缘内凹如鱼脊样，椎间隙增宽呈梭形，第 11 胸椎、第 12 胸椎或第 1 腰椎、第 2 腰椎常有压缩骨折、椎体变扁或呈楔形，多数病例常同时伴有椎体边缘不同程度的增生、骨赘形成。严重者，椎体内的骨小梁可完全消失，残存的椎体轮廓呈"画框样"。骨质疏松时皮质骨的 X 表现主要为骨皮质变薄，及皮质内哈佛氏管扩大所显现的皮质内隧道征，如合并骨折，X 线出现骨折部位的特异性改变。

3. CT

以椎体为例，CT 上可表现为椎体中央或整个区域骨松质密度减低，CT 值有时可达 -90Hu 以上，有时椎体松质骨骨小梁也可呈粗点状、蜂窝状或不规则小片状低密度改变；骨皮质可见普遍变薄，椎体周边及后角可因增生性骨赘而呈高密度突起。除此之外，多排螺旋 CT 可以从矢状面、冠状面等多个角度查看骨质疏松所致的椎体压缩变形、椎体的退行性病变及伴有的变形椎体邻近椎间盘的膨出或突出。

4. MRI

MRI 扫描显示多个腰椎体不同程度的压缩变形，凹陷形、扁平形、楔形为常见特点。有新鲜骨折时可表现为 T_1WI 椎体终板下呈带状、片状低信号改变，不出现结节状病灶，这是鉴别的要点。

5. 核素骨显像法

用核素骨显像定量分析法评估骨转换的方法包括骨软组织摄取比值法、骨/骨放射性比值法和全身骨显像定量分析法等。该方法灵敏度高，但特异性较差，必须结合病史进行分析。

6. 定量超声骨量分析系统（QUS）

主要测量两个部位——趾骨和足跟。在绝经期女性及男性中，就预测骨质疏松骨折风险来说，已证明此种技术不亚于腰部或臀部 DXA。QUS 各参数独立于骨折风险预测因子，因为这些参数受其他骨特性影响。例如，QUS 不能用 WHO 的标准（T-Score < -2.5）来诊断骨质疏松。QUS 的局限性表现在，因超声仪器不稳定，所以它提供的数据值经常是不可比的。QUS 可用于无法对腰椎与臀部实施 DXA 检查时，鉴于其低成本，建议做流行病学研究和一线筛选，轻便可携带，并且可免于接受辐射。因此，在某些情况下，当 DXA 不适用时，低 QUS 值连同其他骨折的临床风险因素可能证明按骨质疏松骨折的治疗是正确的，然而在不存在危险因素时，高 QUS 值说明骨质疏松骨折的风险很低，无需再做进一步的检查。

【鉴别诊断】

1. 骨质软化症

骨质软化症临床上常伴有消化系统的疾病及肾病，早期 X 线常不易与骨质疏松区别，但如果出现假骨折线或骨骼变形则多属骨质软化症。晚期骨质软化症的生化指标较骨质疏松症明显。

2. 转移癌性骨病变

临床上通常有原发性癌症的表现，血及尿钙通常增高，可通过全身性骨显像与骨质疏松鉴别。

3. 骨髓瘤

典型患者的骨骼 X 线表现常有边缘清晰的脱钙，须和骨质疏松区别。患者血碱性磷酸酶均正常，血钙、磷变化不定，但常有血浆球蛋白（免疫球蛋白 M）增高及尿中出现本 - 周蛋白。CT 扫描对骨质疏松的鉴别诊断很有帮助，单纯骨折 CT 扫描可以见到骨折线，不出现软组织肿块，椎弓根完整，而骨髓瘤或骨转移瘤则表现为局部骨破坏，常见椎弓根破坏，以及软组织肿块等征象。

4. 遗传性成骨不全症

本病血及尿中钙、磷及碱性磷酸酶均正常，患者常伴其他先天性缺陷，如耳聋等。

【治疗】

（一）治疗原则

减缓骨丢失率和恢复已丢失的骨量，以减缓症状，预防骨折等并发症。

（二）一般治疗

均衡营养，适当补钙，增强体育锻炼、进行适量的室外运动。积极治疗与骨质疏松有关的疾病，如糖尿病、类风湿关节炎等。如已发生骨折，应积极手术，并推荐合理使用内固定。

（三）药物治疗

1. 矿化类制剂

（1）钙制剂：已经成为骨质疏松患者的基础治疗用药，按照我国老年人每日需钙量 1000 ～ 1200mg 计算，除每日饮食供给 500 ～ 600mg 外，还应补充钙 500 ～ 600mg/d。常用钙制剂分无机钙及有机钙两类，无机钙含钙高，作用快，但对胃刺激性大。有机钙含量低，吸收好，刺激性小。

（2）骨活化剂：具有活性的维生素 D 能促进骨形成，与钙剂合用时，剂量要小，防止高钙血症的发生。老年人每日维生素 D 摄取量为

400 ～ 800U。

2. 双膦酸盐

目前使用最广泛的治疗骨质疏松的一线药物是双膦酸盐，如阿仑膦酸钠、利塞膦酸钠、伊班膦酸盐、唑来膦酸。双膦酸盐可以口服或者静脉注射，但是双膦酸盐不能用于患有食管、胃肠道疾病及长期卧床的患者。口服双膦酸盐可以带来极好的治疗效果，但是长期口服双膦酸盐会产生一些不良反应，如恶心、腹痛、眼部炎症、吞咽困难，以及有患食管炎和食管溃疡的风险，有的患者甚至出现了胃肠道功能紊乱。静脉注射双膦酸盐的疗程可以是 3 个月或者是 1 年。静脉注射双膦酸盐尤其对高龄患者或者伴随有高血压、糖尿病的患者更有效。口服双膦酸盐只有0.6% ～ 1% 被重吸收，但是静脉注射双膦酸盐的生物利用度高达 100%。此外，静脉注射双膦酸盐很少出现胃肠功能紊乱的不良反应。

3. 雷尼酸锶

雷尼酸锶可有效减少绝经后妇女骨质疏松的椎骨、非椎骨及股骨骨折。在治疗观察中发现，50% 骨密度（BMD）增加的原因都归因于锶的重要作用，而最近一些研究表明 BMD 的增加与椎骨骨折和股骨骨折风险减少直接相关。雷尼酸锶治疗时会伴随轻微的肠蠕动模式改变并且会增加血栓栓塞风险，这常发于老年人。该药物禁用于有静脉血栓（VTE）或相关病史的患者及创伤后进行暂时或永久固定的患者。此外，年龄超过 80 岁的患者如需要继续使用该药物，应当首先重新评估发生 VTE 的风险。用雷尼酸锶治疗会增加患心肌梗死的风险，因此也不适用于患有缺血性心肌病、外周动脉疾病、脑血管疾病及顽固型高血压或相关病史的患者。严重的皮肤过敏反应有时会引起一些潜在的危及生命的全身症状 [药疹伴随嗜酸性粒细胞增多及全身性症状（DRESS）、史蒂文斯 - 约翰逊综合征、中毒性表皮坏死溶解症]，以上提到的都是雷尼酸锶非常罕见的不良反应，若出现以上症状应立即停药并避免再次服药。雷尼酸锶仅适用于绝经后女性严重骨质疏松、成年男性高骨折风险者及对其他治疗方法不适用者的治疗。

4.激素替代疗法

激素替代疗法也是一个已经明确的治疗及阻止骨质疏松症的方法。它可以显著改善骨密度，减少髋关节及脊柱骨折的风险。更年期后不久开始雌激素治疗可以维持骨密度。但是雌激素治疗可以增加女性患子宫内膜癌、乳腺癌及心脏病的风险。选择性雌激素受体调节剂（SERMs）——雷诺昔芬也可以显著改善绝经期妇女的骨密度，但它不会产生与雌激素相关的不良反应，如乳腺癌。男性的骨质疏松症可能与睾酮随年龄逐渐下降有关，可以给予睾酮替代治疗。

5.甲状旁腺激素相关治疗

（1）甲状旁腺激素（PTH）：PTH 是由 84 个氨基酸组成的肽类激素，它在调节钙稳态方面起关键作用。间断低剂量甲状旁腺激素治疗可以提高骨量。在绝经后妇女及由类固醇诱导的骨质疏松的男性患者中，PTH 可以提高骨密度并减少骨折的发生。PTH 的用法：hPTH 400 ～ 800U/d，皮下注射，给药 1 ～ 6 个月。

（2）特立帕肽：目前的研究发现，PTH 其中片段 1 ～ 34 是有活性的，这段片段又称特立帕肽，其主要刺激骨生成，在治疗的最初 12 个月，这种作用尤为明显。比起仅用双膦酸盐的患者，采用特立帕肽的患者脊椎松质骨 BMD 在 18 个月内明显增加了 10%。特立帕肽治疗也引起了密质骨结构特征的改善，使患者不易发生骨折，其可减少 65% 的脊椎骨折和 53% 的非脊椎骨折（治疗 21 个月后），停药后 BMD 会快速减少。目前为止，特立帕肽与唑来膦酸或者地诺单抗联合用药对 BMD 影响最大。联合用药适用于危重患者，如混合性脊椎骨折或者股骨骨折等，特立帕肽也被批准用于治疗糖皮质激素诱发的骨质疏松。由于特立帕肽比较昂贵，因此仅限于严重骨质疏松并伴有骨折风险升高或者使用抗吸收药物无效患者的二级预防。特立帕肽治疗经常会出现轻度的不良反应（恶心、下肢痉挛）和高血钙发生率增加，但高血钙通常是无症状的，不易发现。根据特立帕肽的产品说明，其治疗周期不应超过 24 个月，并且在患者生命结束前都不应再次用药。现有的用药指南参考了《药物特性概要》，建议治疗周期为 24 个月且需每日给药。

（3）钙敏感受体拮抗剂：显示出强大的 PTH 应答，它可以增加啮齿类动物皮质骨及小梁骨的形成。但是在临床试验中，在经过 6 个月治疗后，其仅能轻微地提高人腰椎的骨密度。

6. 单克隆抗体

（1）地诺单抗：是人来源的单克隆抗体，是一个抗骨吸收的药物，皮下给药几乎完全抑制破骨细胞的骨吸收，之后会抑制骨生成。规定地诺单抗剂量为每 6 个月 60mg 皮下注射。这个剂量能够几乎完全抑制骨转换，但在 6 个月治疗周期完成 2 ～ 4 年后，骨转换的水平又会恢复到治疗前。对于绝经后的妇女，在 3 年治疗中，从已记录的数据可看出地诺单抗可以减少 68% 的椎骨骨折，减少 40% 的股骨骨折，减少 20% 的非椎骨骨折。严重骨质疏松患者联合使用特立帕肽和地诺单抗治疗或者先使用地诺单抗后再使用特立帕肽治疗（顺序不能颠倒）可获得骨密度的明显改善。目前临床试验中还未发现明显的不良反应。地诺单抗治疗可能会导致低钙血症，因此在使用地诺单抗治疗之前，应先治疗可能导致低钙血症的危险因子。一些研究发现，极少数情况下地诺单抗可导致骨坏死，其病因可能与骨转换减少有关。同样的，使用地诺单抗在极少情况下也可导致非典型性股骨骨折。在临床试验中发现地诺单抗可导致更大的感染概率，主要类型是皮肤感染，所以，应保持药物安全监测及风险评估。

（2）DKK1（Wnt 信号通路的抑制剂）的单克隆抗体：其被证实对多种骨疾病的动物模型有效，如性腺完整的啮齿类动物、骨折愈合的啮齿动物模型、切开复位内固定的啮齿动物模型。但是，DKK1 单抗对切除卵巢的大鼠无效。总之，DKK1 单抗和硬化蛋白单抗作为新的合成代谢及抗骨吸收药物，为骨质疏松患者的治疗带来新的希望。

7. 新方法

奥当卡替（odanacatib）为一个选择性组织蛋白酶 K 抑制剂，可减少 50% 骨吸收而不影响骨生成，从而大大增加 BMD 和减少骨质疏松导致的骨折，因此可将其视为治疗骨质疏松的新思路。

（四）手术治疗

椎体成形术和椎体后凸成形术。

【随访】

目前，临床上对骨质疏松药物的疗效评估和监测内容包括：①评估疼痛、活动功能和生活质量等是否改善；②骨密度检测，使用双能量 X 线吸收测量法检测腰椎 1 ～ 4 和股骨近端部位的骨密度，对了解治疗后的骨量变化、预测骨折发生风险具有重要意义，可每年检测 1 次。骨密度变化达到 3% ～ 5% 以上具有临床意义，骨密度没有变化或者轻微下降说明药物治疗失败，但应注意检测的误差。良好的质量控制和规范操作对双能量 X 线吸收测量法检测非常重要；③骨生化指标的检查，至少在骨吸收和骨形成指标中各选一项，可半年检测一次。

【预防】

均衡营养，适当补钙；提倡体育锻炼，增加成年骨的储备；积极治疗与骨质疏松症有关的疾病；保护肝肾功能；预防骨折。

（武淑芳）

第二节　维生素 D 缺乏性佝偻病

【概述】

维生素 D 缺乏性佝偻病（vitamin D deficiency rickets，DR）又称骨软化症，即骨矿化不足，为生长板矿化及骨化发生障碍，是以维生素 D 缺乏导致钙、磷代谢紊乱和临床骨骼钙化障碍最终导致骨的畸形及生长萎缩为主要特征的疾病，除外骨骼症状，同时影响神经、肌肉、免疫等器官组织功能。维生素 D 不足导致的佝偻病，是一种慢性营养缺乏病，发病缓慢，影响生长发育，多发生于 3 个月～ 2 岁的小儿。

【临床表现】

（一）病史要点

Fraser 首先提出佝偻病可以分为经典的 3 个阶段：

第 1 阶段：低钙血症初期，可无临床症状，或仅出现神经精神表现，如易激惹、哭闹不安、多汗、低钙性手足搐搦，甚至癫痫等，及继发甲状旁腺功能亢进；第 2 阶段：出现低磷血症，骨化三醇 [1α，25-（OH）$_2$-D$_3$] 水平升高。此阶段，患儿出现明显的临床骨骼症状及影像学表现；第 3 阶段：低钙血症进一步加重，继发甲状旁腺功能亢进进一步恶化，低磷血症更加明显。患儿出现更加典型的临床症状及影像学改变。

（二）症状要点

（1）头部表现：前额变大突出，颅骨变薄。两侧额骨、顶骨及枕骨都向外隆起，形成方颅。严重时尚可呈十字颅、鞍状颅。此外尚有前囟迟闭、出牙迟、齿质不坚、排列不整齐。多见于 3 ～ 6 个月婴儿。

（2）胸部表现：胸部两侧肋骨与肋软骨交界处呈钝圆形隆起称"肋串珠"，以第 7 ～ 10 肋为显著；肋骨软化，受膈肌牵拉，其附着处的肋骨内陷形成横沟（称为赫氏沟）；严重佝偻病胸骨前突形成鸡胸；多见于 6 个月～ 1 岁婴儿。

（3）脊柱表现：常见为后凸，偶有侧凸。

（4）盆骨表现：前后径变小。

（5）四肢表现：所有长骨骨骺扩大变宽，腕部如手镯，踝部如脚镯。1 岁后开始行走，下肢因负重可出现膝内翻、膝外翻、军刀腿、平足等畸形。

（三）查体要点

（1）头颅：视诊应注意大小、外形有无变化；触诊时用双手仔细触摸头颅的每一个部位，了解外形，有无异常隆起或乒乓球样触感。

（2）胸廓：观察胸廓有无畸形，肋软骨有无异常隆起。

（3）脊柱：生理弯曲是否正常，有无脊柱后凸。

（4）四肢：主要检查腕部及膝关节。

【辅助检查】

（一）实验室检查

在佝偻病早期，血清生化值的主要改变是血清磷降低，血清骨碱性磷酸酶活性显著升高，PTH 升高。血清钙亦可降低，钙磷乘积低于 30。在恢复期血清磷先恢复，随后血钙正常，骨碱性磷酸酶活性逐渐下降。

（二）影像学检查

长骨骨骺端 X 线检查可了解骺板预备钙化带改变，骨骺端形态改变，骨质及骨干形态或是否骨折。X 线骨龄片了解骨龄是否落后。

【诊断】

依据维生素 D 缺乏的病因、临床表现、血生化及骨骼 X 线检查，以血生化与骨骼 X 线为主，不论婴儿还是儿童，血浆 25-（OH）-D$_3$ 浓度应当 ≥ 50nmol/L（20ng/ml），30 ～ 50nmol/L 为不足，＜ 30 nmol/L 为缺乏。早期神经兴奋性增高的症状无特异性。

【鉴别诊断】

1. 肠、肝、胰、肾功能不全及其他原因所致的佝偻病

肾性佝偻病呈钙磷代谢紊乱，血钙低，血磷高，甲状旁腺继发性功能亢进，骨质普遍脱钙，骨骼呈佝偻病改变。多于幼儿后期症状逐渐明显，形成侏儒状态。

2. 软骨发育不全，干骺端发育不良

出生时即可见四肢短、头大、前额突出、腰椎前突、臀部后凸。根据特殊的体态（短肢型矮小）及骨骼 X 线做出诊断。

3. 抗低血磷抗维生素 D 佝偻病

佝偻病的症状多发生于 1 岁以后，因而 2 ～ 3 岁后仍有活动性佝偻病表现。血钙多正常，血磷明显降低，尿磷增加。对用一般治疗剂量维生素 D 治疗佝偻病无效时应与本病鉴别。

4. 维生素 D 依赖性佝偻病

可分两型：I 型为肾脏 1α- 羟化酶缺陷，血中 25-（OH）-D$_3$ 浓度正常；II 型为靶器官受体缺陷，血中 1α，25-（OH）$_2$-D$_3$ 浓度增高。两型临床均有严重的佝偻病体征，低钙血症、低磷血症、碱性磷酸酶明显升高及继发性甲状旁腺功能亢进，I 型患儿可有高氨基酸尿症，II 型患儿的一

个重要特征为脱发。

5.远端肾小管性酸中毒

患儿骨骼畸形显著，身材矮小，有代谢性酸中毒、多尿、碱性尿，除低血钙、低血磷之外，血钾亦低，血氨增高，并常有低血钾症状。

【治疗】

（一）治疗原则

及早发现，综合治疗，控制疾病活动，防止复发和畸形。

（二）一般治疗

按科学方法喂养小儿，多给予蔬菜、水果及蛋黄类饮食，适当补充钙剂，但每天不超过 1g，让小儿经常在日光下进行活动及锻炼。在疾病进展期，勿使患儿久坐、久立，防止骨骼畸形。

（三）药物治疗

维生素 D 缺乏性佝偻病的药物治疗是简单的、有效的。对于饮食摄入不足或低钙血症的患儿，通常给予口服维生素 D 并辅以钙剂。维生素 D 制剂（维生素 D_2 或维生素 D_3）及给药方案的选择，目前仍存在争议。和维生素 D_3 相比，维生素 D_2 的作用受到越来越多的关注，它既能够升高血清中 25-（OH）-D 的水平，同时在治疗结束后其血清浓度能迅速下降。已经报道使用维生素 D_2 或维生素 D_3 在提高 25-（OH）-D 的浓度方面是等效的。大多数的临床共识及治疗指南并没有强烈推荐一种制剂而排挤另一种制剂。《英国国家儿童处方集》建议使用任何一种形式钙化醇的治疗剂量（1～6 个月是 3000U/d，6 个月～12 岁是 6000U/d，12～18 岁是 10 000U/d）口服 8～12 周后，改为其维持剂量（1 个月以内的婴儿是 400U/d，1 个月～18 岁是 400～600U/d）继续口服，直到完成线性生长。对于维生素 D 不足的患儿（< 50 nmol/L，但是 > 25 nmol/L），通常使用维持剂量而不是治疗剂量。《英国国家儿童处方集》建议所有接受药物治疗的患者在刚开始及发生恶心、呕吐时都必须监测血钙浓度（通常 1～2 次／周）。在美国，内分泌学会临床实践指南推荐对于 1 岁以内的婴儿使

用维生素 D_2 或维生素 D_3 的治疗剂量为 2000U/d 或 5000U/d，口服 6 周后给予 400U/d 的维持剂量。这也同样适用于 1 ～ 18 岁的患者，但是维持剂量是 600U/d。

通常不推荐肌内注射维生素 D 作为治疗患儿的常规措施。600 000U 维生素 D 的冲击疗法会导致高钙血症及肾钙化。在维生素 D 缺乏性佝偻病，通常也不使用 1α- 羟基化制剂（如阿法骨化醇和骨化三醇），这些药物是用来治疗伴随 FGF23 增加的低磷酸盐血症性佝偻病，以及一些罕见的维生素 D 通路缺陷。

（四）手术治疗

对佝偻病患儿处理不当常遗留骨关节畸形，最多见的是膝内、外翻畸形，对此畸形的手术治疗是截骨矫正术。手术种类多，主要有楔形截骨术、V 形截骨术、弧形截骨术、L 形嵌插截骨术，可根据年龄、病情等因素选用。

【随访】

主要随访的检查包括生化检查及影像学检查。生化指标主要检测血清钙、磷的浓度及骨碱性磷酸酶的活性，影像学检查主要是 X 线。同时注意观察相关精神症状及体征的改变。

【预防】

佝偻病是一种可以预防的疾病，它的预防应开始于妊娠期间。最简单的预防是接受充足的光照，如果无法满足该条件应该积极进行维生素 D 的补充治疗。维生素 D 的补充剂量目前在国际上尚未统一。美国医学研究所建议妊娠及母乳喂养的妇女每天需补充 600U 的维生素 D，1 岁以内母乳喂养的婴儿每天需补充 400U 的维生素 D。美国儿科科学院建议对于儿童及青少年通常需补充 400U/d 的维生素 D，对于高危组需加大剂量。

（武淑芳）

第三节　佩吉特骨病

【概述】

佩吉特骨病（Paget disease of bone，PDB）是一种迟发性骨骼疾病，以局部区域骨吸收大幅度增加且伴有旺盛的异常新骨形成为特点，并最终导致相关骨的膨胀及骨结构的缺陷，表现为骨畸形或骨折、颅骨增厚、骨痛、继发性骨关节炎，还可以压迫神经根引起相应症状。

【临床表现】

（一）病史要点

佩吉特骨病常单发，也可多发，可累及全身任何骨骼，最常受累的骨骼包括颅骨、脊柱、骨盆及下肢，尤其是股骨近端。大部分 PDB 患者长期无任何临床表现。有时患者会因伴发的关节炎表现就诊，所以很多 PDB 病患者因其并发症的检查而被明确诊断。

（二）症状要点

（1）骨痛：骨痛是 PDB 最常见的症状，多发生于病损周围靠近关节的部位。典型的骨痛呈持续性，在夜间静息状态下加重，日常锻炼不会加重症状，休息时无法缓解。然而，这些特征在临床上并非总是出现，并且我们很难区别 PDB 本身引起的骨痛和 PDB 并发症引起的骨痛。因此，PDB 患者需经过临床评估判断骨痛的原因。

（2）头颅增大、肢体弯曲、脊柱畸形、头颅增大、肢体弯曲、脊柱畸形是 PDB 在进展中出现的症状。

（3）臀部痛：病损侵及骨盆及大腿骨时出现臀部痛。

（4）关节痛：关节软骨受损时出现关节痛。

（5）常见并发症：①长骨骨折，多为不完全断离的横断骨折，好发于长骨的凸面，如股骨的外侧凸面及胫骨的前凸面，也可发展为完全断离的病理骨折；②骨关节炎，由于 PDB 患者骨的增大、结构的不牢固及软骨下骨的骨硬化导致异常关节的生物机械负荷，最终引起继发性骨关节炎；

③神经学并发症，由于颅骨增大导致神经压迫进而引起神经系统并发症，如头痛、听觉减退、神经压迫综合征及椎管狭窄；④骨肉瘤，为 PDB 罕见的并发症，有不超过 0.5% 的患者会出现这种并发症。

（三）查体要点

主要检查头颅有无增大，四肢有无弯曲及畸形，脊柱有无畸形；骨痛的部位、性质，关节软骨是否受累，注意区分 PDB 引起的关节痛和继发性骨关节炎引起的疼痛。

【辅助检查】

（一）实验室检查

PDB 患者的碱性磷酸酶水平升高。碱性磷酸酶由成骨细胞产生，是骨形成的标记分子。在进展期的 PDB 患者中，碱性磷酸酶的水平经常是升高的。其他有关骨形成及骨吸收的分子标记也可以用来分析骨的重建，但是它们和血清碱性磷酸酶相比没有明显的优势。

（二）影像学检查

MR（T_1WI，骨皮质条纹状增厚；溶骨区呈低信号。T_2WI，溶骨区呈高信号）及 CT 有助于评估脊柱、骨盆、颅骨的佩吉特病变及恶变的情况；骨扫描（ECT）可以捕捉活动性的病灶，尤其适用于血清碱性磷酸酶水平正常的患者；核素骨扫描有助于评估病变范围及治疗的效果，但病变晚期时病灶核素摄取率会降低，佩吉特骨病恶变时也可出现核素低摄取区；PET 则可评估有恶变倾向的病灶。当影像学诊断存在困难或者怀疑佩吉特骨病有肉瘤变时则需要行穿刺活检。

【诊断】

PDB 因其症状不明显，不易被确诊。一般来说，它需结合血液和放射学检验的指标来诊断。最明显的症状就是疼痛，最先受累的就是骨。其次的并发症如听力减退、关节炎或者神经病变都是骨膨胀所导致的结果。罕见的并发症包括骨肉瘤、高血钙（患者僵直）、高输出心脏衰竭、下肢轻瘫及颅底凹陷伴随脑干压缩等。影像学检查对于 PDB 的诊断是至关重要的。在 X 线中常见骨膨胀伴随皮质增厚和骨小梁增粗。溶骨期、混合期、骨硬化期都有明显的特征，早期若出现局部射线透亮带则说明存在骨溶解。在 PDB 临床症状基础上，仅需合适的放射影像资料已足够确诊 PDB，其具有高灵敏度，并且在判断该病进展的整体程度上具有优势。但放射影像学看不出骨硬化处于哪个阶段。另外，CT 和 MRI 对于诊断转移性骨病、病理性骨折、骨肉瘤或者神经性并发症是非常有用的。

实验室检测应该包括钙、磷、总碱性磷酸酶、甲状旁腺素和维生素 D。需排除肝功能不全或者潜在的恶性肿瘤。

骨循环再吸收（I 型胶原血清羧基端端肽）和生成（血清 I 型前胶原氨基端前导肽）的标志物易于检测并应用于确诊。

骨钙素是正常骨形成晚期的标志物，PDB 的非板层骨内缺乏正常的矿化时骨钙素值与正常骨形成晚期的值保持一致，通常在参考范围之内。

【鉴别诊断】

1. 老年性骨质疏松

可行骨扫描（ECT）进行鉴别。

2. 转移性骨病、额骨内板增生症、骨纤维结构发育不良

MRI 专用于排除与 PDB 具有相似症状的疾病，比如转移性骨病、额骨内板增生症、骨纤维结构发育不良等。

（1）转移性骨病：PDB 的 MRI 特征是在受累的骨中可明显看到成片露出的骨髓，而在转移性骨病中，骨髓被转移性肿瘤所代替。

（2）额骨内板增生症：表现为先天性脐疝、眼距过宽、头围大、鼻塞伴颅神经损害。头颅 CT 示颅盖骨内硬化致板障缺失，骨硬化及下颌骨质增生。骨盆、掌骨、跖骨皆受累。

（3）骨纤维结构发育不良：①本病病程缓慢，症状出现晚，较轻，主要症状为疼痛，少数无症状者因拍 X 线而偶然发现；②本病的 X 线表现为长骨骨干或干骺端的磨玻璃样改变，皮质膨胀变薄，或有病理性骨折；③病理检查病损内含有大量纤维组织和不等量的交织骨，纤维组织和骨小梁有移行。

【治疗】

（一）治疗原则

控制 PDB 病损的发展，减轻症状，减少并发症。

（二）一般治疗

PDB 患者每日需摄入 1000 ～ 1500mg 钙，增加阳光照射的时间，每天摄入至少 400U 的维生素 D，加强锻炼以减少骨骼畸形，保持关节功能稳定。

（三）药物治疗

1. 双膦酸盐

双膦酸盐可以抑制破骨细胞的功能，减缓骨的重建，增加正常层状骨的生成。

（1）口服双膦酸盐：阿仑膦酸钠是口服的含氮双膦酸盐。研究表明，它可以使患者血清磷酸酶的水平正常化，改善患者影像学表现，减缓患者的疼痛。剂量：40mg/d，口服 6 个月。利塞膦酸钠是另外一种口服的含氮双膦酸盐，疗效与阿仑膦酸钠相当，剂量：30mg/ d，口服 2 个月。口服双膦酸盐几乎没有不良反应，但是他们的吸收率不高，并且服用双膦酸盐后，患者需禁饮食 30 ～ 60 分钟并保持直立。

（2）静脉注射双膦酸盐：帕米膦酸二钠对许多 PDB 患者十分有效，目前尚无国际统一的用量标准。国内推荐静脉注射的剂量为 30 ～ 90mg，滴注时间 2 ～ 4 个小时，每周一次。美国的推荐剂量是 30mg，滴注时间 4 个小时，连续 3 天。唑来膦酸为含氮的双膦酸盐。2005 年的一项随机临床实验证明，与口服利塞膦酸钠治疗 PDB 相比，静脉输入 5mg 的唑来膦酸更有效。与大多数双膦酸盐相比，静脉输入 5mg 的唑来膦酸似乎是没有禁忌证患者的最佳选择。唑来膦酸可以使血清碱性磷酸酶的水平快速正常化，并且可以使更多的患者处于持续的生化缓解期。总之，双膦酸盐可以恢复骨重建至正常水平，减轻 PDB 引起的骨痛，降低血清碱性磷酸酶水平。但是，这些药物不能阻止骨畸形的进展，不能恢复骨骼结构的完整性。

2. 其他药物

（1）降血钙素：降血钙素可以减轻 PDB 引起的骨痛，治愈 PDB 骨损伤部位，降低 PDB 骨的代谢活性，适用于不能接受双膦酸盐治疗的患者。剂量：50 ～ 100U/d。

（2）地诺单抗：不是 PDB 的一线用药，可用于某些忌用双膦酸盐的患者。

（四）手术治疗

有下列三种并发症之一的患者考虑外科手术。

（1）骨折：外科手术有益于骨折愈合。

（2）严重退行性关节炎：当保守治疗不能有效时，髋、膝关节置换术成为必要。

（3）畸形：矫形术有利于下肢关节，尤其是膝关节功能的恢复。

大多数的颅骨、脊柱骨膨大所致的神经症状都能通过非手术方法缓解，所以勿急于行减压手术。

【随访】

主要观察的指标：血清碱性磷酸酶的水平，骨病损部位是否得到改善，疼痛是否得到缓解，并发症是否得到控制。

【预防】

多吃富含钙及维生素 D 的食物，多参加户外活动，增加阳光照射时间，加强锻炼。

（武淑芳）

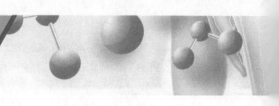

第二十八章 儿童风湿病

第一节 幼年特发性关节炎

【概述】

幼年特发性关节炎（juvenile idiopathic arthritis，JIA）是小儿时期常见的风湿性疾病，以慢性关节滑膜炎为主要特征，并伴有全身多脏器功能损害，也是造成小儿时期残疾和失明的重要原因。国际风湿病联盟儿科委员会专家组经过多次讨论，将儿童时期（16 岁以下）不明原因的关节肿胀并持续 6 周以上者，命名为幼年特发性关节炎。

【临床表现】

（一）病史要点

急性或隐匿起病，感染或外伤常为本病的诱因。本病病史往往较长，症状逐渐加重，部分患者经过不规律治疗仍无好转就诊。

（二）症状要点

（1）全身型：可发生于任何年龄。此型约占幼年特发性关节炎的 20%。其定义为：每日发热，至少 2 周以上，伴有关节炎，同时伴随以下 ①～④项中的 1 项或更多症状：①短暂的、非固定的红斑样皮疹；②淋巴结肿大；③肝、脾大；④浆膜炎：如胸膜炎及心包炎。弛张型高热是本型的特点，约 95% 的患儿出现皮疹。皮疹时隐时现，高热时明显，热退则隐匿，搔抓等外伤或局部热刺激均可使皮疹复现。急性期多数病例有一过性关节炎、关节痛或肌痛，有时因全身症状突出而忽视了关节症状。

（2）多关节型（类风湿因子阴性）：是指发热最初 6 个月有 5 个关节

受累，RF 阴性。约占 JIA 的 25%。本型任何年龄都可起病，但 1 ～ 3 岁和 8 ～ 10 岁为两个发病高峰年龄组，女性多见。受累关节 ≥ 5 个，先累及大关节如踝、膝、腕和肘，常为对称性。表现为关节肿、痛，而不发红。晨起时关节僵硬（晨僵）是本型的特点。随病情发展逐渐累及小关节，波及指（趾）关节时，呈典型梭形肿胀；累及颈椎可致颈部活动受限和疼痛；累及颞颌关节表现为张口困难。

（3）多关节型（类风湿因子阳性）：是指发热最初 6 个月有 5 个关节受累，RF 阳性。本型发病亦以女孩多见。多于儿童后期起病，其临床表现基本上与成人 RA 相同。关节症状较类风湿因子阴性组为重，后期可侵犯髋关节，最终约半数以上发生关节强直变形而影响关节功能。约 75% 的病例抗核抗体阳性。除关节炎外，可出现类风湿结节。

（4）少关节型：是指发病最初 6 个月有 1 ～ 4 个关节受累。本型又分两个亚型：①持续型少关节型 JIA：整个疾病过程中受累关节均在 4 个以下；②扩展型少关节型 JIA：在疾病发病后 6 个月发展成关节受累 ≥ 5 个，约 20% 患儿有此情况。本型女孩多见，起病多在 5 岁以前。多为大关节受累，膝、肘或腕等大关节为好发部位，常为非对称性。20% ～ 30% 患儿发生慢性虹膜睫状体炎而造成视力障碍，甚至失明。

（5）附着点炎症相关的关节炎：是指关节炎合并附着点炎症或关节炎或附着点炎症，伴有以下情况中至少 2 项：①骶髂关节压痛或炎症性腰骶部及脊柱疼痛，而不局限在颈椎；② HLA-B27 阳性；③ 8 岁以上男性患儿；④家族史中一级亲属有 HLA-B27 相关的疾病（强直性脊柱炎、与附着点炎症相关的关节炎、急性前葡萄膜炎）。本型以男孩多见，多于 8 岁以上起病。四肢关节炎常为首发症状，但以下肢关节如髋、膝、踝关节受累为多见，表现为肿、痛和活动受限。典型症状为下腰部疼痛，初为间歇性，数月或数年后转为持续性，疼痛可放射至臀部，甚至大腿。直接按压骶髂关节时有压痛。随着病情发展，腰椎受累时可致腰部活动受限，严重者病变可波及胸椎和颈椎，使整个脊柱呈强直状态。本型 HLA-B27 阳性者占 90%，多有家族史。

（6）银屑病性关节炎：是指 1 个或更多的关节炎合并银屑病，或关节炎合并以下任何 2 项：①指（趾）炎；②指甲凹陷或指甲脱离；③家族史中一级亲属有银屑病。本型儿童时期罕见。发病以女性占多数，女与男之比为 2.5 ：1。表现为 1 个或几个关节受累，常为不对称性。大约半数以上患儿有远端指间关节受累及指甲凹陷。关节炎可发生于银屑病发病之前或数月、数年后。40% 患者有银屑病家族史。发生骶髂关节炎或强直性脊柱炎者，HLA-B27 阳性。

（7）未定类的幼年特发性关节炎：不符合上述任何一项或符合上述两项以上类别的关节炎。

（三）查体要点

（1）注意皮疹、淋巴结、关节及各脏器如心、肺、腹及神经系统的详细及全面的查体。

（2）关节查体要仔细，如肿胀关节尽量量周径，双侧对比，以便于评估疾病好转程度。

【辅助检查】

（一）实验室检查

实验室检查的任何项目都不具备确诊价值，但可帮助了解疾病程度和除外其他疾病。急性期可有轻至中度贫血，中性粒细胞计数增高，以全身型起病者尤为突出，可呈类白血病反应，白细胞计数甚至可高达 $75 \times 10^9/$ L。血清 α_2 和 γ 球蛋白升高，白蛋白降低，IgG、IgM、IgA 均增高，以 IgG1 和 IgG3 增高为著。ESR 增快，炎症性反应物质如 CRP、肿瘤坏死因子、IL-1、IL-6 活性可增高，表明急性炎症过程的存在。40% 病例出现低中滴度的抗核抗体，但与疾病的进程和预后无关。多关节炎型中发病年龄较大者，血清 RF 阳性，提示关节损害严重，日后易后遗运动障碍。尿常规检查一般正常。关节腔滑膜液混浊，可自行凝固，蛋白质含量增高，糖降低，补体下降或正常，白细胞数明显增高，以中性粒细胞为主。

（二）影像学检查

X 线检查，早期（病程 1 年左右）显示关节附近软组织肿胀，关节腔增宽，近关节处骨质疏松，指（趾）关节常有骨膜下新骨形成；后期关节面骨质破坏，以腕关节多见，骨骺早期关闭，骺线过度增长，关节腔变窄甚至消失。受累关节易发生半脱位。其他影像学检查如骨放射性核素扫描、超声波和 MRI 均有助于发现骨关节损害。

（三）其他检查

行骨髓细胞学检查除外血液系统恶性病，部分病情复杂的患儿可能需行淋巴结活检协助明确诊断。

【诊断】

发病年龄在 16 岁以下，1 个或几个关节炎，表现为关节肿胀或积液及具备以下 2 种以上体征，如关节活动受限、活动时疼痛或触痛及关节局部温度升高，病程在 6 周以上，并除外其他疾病。

【鉴别诊断】

本组疾病的诊断主要根据临床表现，晚期关节症状已较突出者诊断较易。X 线骨关节典型改变有助于确诊。全身型临床表现复杂，诊断颇为困难，需与风湿热、感染性关节炎、骨髓炎、急性白血病、淋巴瘤、恶性组织细胞病及其他风湿性疾病合并关节炎相鉴别。凡关节炎或典型的高热、皮疹等全身症状持续 3 个月以上者，排除了其他疾病之后，即可确诊为本病。

【治疗】

（一）治疗原则

本病尚无特效治疗，但若处理得当，至少 75% 的患儿可免致残疾。JIA 的治疗原则：控制病变的活动度，减轻或消除关节疼痛和肿胀；预防感染和关节炎症的加重；预防关节功能不全和残疾；恢复患儿的关节功能及生活与劳动能力。

（二）一般治疗

保证患儿适当休息和足够的营养。除急性发热外，不主张过多地卧床休息。宜鼓励患儿参加适当的运动，尽可能像正常儿童一样生活。采用医疗体育、理疗等措施可防止关节强直和软组织挛缩。为减少运动功能障碍，可于夜间入睡时以夹板固定受累关节于功能位。此外，心理治疗也很重要，应克服患儿因患慢性疾病或残疾而造成的自卑心理，增强自信心，使其身心得以健康成长。

（三）药物治疗

1. 非甾体抗炎药（NSAIDs）

儿童常用的 NSAIDs 见表 28-1。

表 28-1　儿童常用的 NSAIDs

药物	开始年龄	剂量	用法	最大量
双氯芬酸钠	6 个月	$1 \sim 3mg / (kg \cdot d)$	每日 3 次	200mg/d
萘普生	2 岁	$10 \sim 15mg / (kg \cdot d)$	每日 2 次	1000mg/d
布洛芬	6 个月	$30 \sim 40mg / (kg \cdot d)$	每日 3 ~ 4 次	2400mg/d
美洛昔康	2 岁	$0.25mg / (kg \cdot d)$	每日 1 次	15mg/d
吲哚美辛	新生儿	$1.5 \sim 3mg / (kg \cdot d)$	每日 3 次	200mg/d
痛灭定	2 岁	$20 \sim 30mg / (kg \cdot d)$	每日 3 次	600mg/d
西乐葆	2 岁	$6 \sim 12mg / (kg \cdot d)$	每日 2 次	400mg/d

2. 改善病情抗风湿药（DMARDs）

即二线药物，因为应用这类药物至出现临床疗效所需时间较长，故又称慢作用抗风湿药（SAARDs）。近年来认为，在患儿尚未发生骨侵蚀或关节破坏时及早使用本组药物，可以控制患儿病情进展。

（1）羟氯喹：剂量为 $5 \sim 6mg / (kg \cdot d)$，总量不超过 0.25g/d，分 1 ~ 2 次服用，疗程 3 个月至 1 年。不良反应轻微，可有视网膜炎、白细胞减少、皮肤色素沉着、肌无力和肝功能损害等。

（2）柳氮磺吡啶：剂量为 $30 \sim 50mg / (kg \cdot d)$，服药 1 ~ 2 个月即可起效。不良反应包括恶心、呕吐、皮疹、哮喘、贫血、骨髓抑制、中毒性肝炎和不育症等。

（3）甲氨蝶呤（MTX）：剂量为 $10 \sim 15mg/m^2$，每周 1 次顿服，服药 $3 \sim 12$ 周即可起效。最大量一般不超过 25mg/ 周。MTX 不良反应较轻，有不同程度胃肠道反应、一过性转氨酶升高、胃炎和口腔溃疡、贫血和粒细胞减少等。长期使用可能发生 B 细胞淋巴瘤。

（4）来氟米特：体重 < 20kg 儿童，隔日 10mg；体重 $20 \sim 40kg$ 者，每日 10mg；体重 > 40kg 者，每日 20mg。不良反应包括腹泻、肝转氨酶升高、脱发、皮疹、白细胞下降和瘙痒等。

（5）其他：包括青霉胺、金制剂如硫代苹果酸金钠等。

3. 肾上腺糖皮质激素

虽可减轻 JIA 关节炎症状，但不能阻止关节破坏，长期使用有软骨破坏及发生骨质无菌性坏死等不良反应，且一旦停药将会严重复发，故无论全身或关节局部给药都不作为首选或单独使用，应严格掌握指征。

（1）全身型：糖皮质激素需与非甾体抗炎药等联合使用。在炎症反应较重时常需大剂量甲泼尼龙冲击治疗，剂量为 $10 \sim 20mg/$（kg·d），最大量为 1g，视病情连用 $3 \sim 5$ 天。急性期口服泼尼松按 $0.5 \sim 1mg/$（kg·d），每日总量 ≤ 60mg，一旦体温得到控制即逐渐减量至停药。

（2）多关节型：对 NSAIDs 和 DMARDs 未能控制或炎症反应较剧烈的患儿，加用小剂量泼尼松口服，按 $0.5 \sim 1mg/$（kg·d）（每日总量 ≤ 60mg），可使原来不能起床或被迫坐轮椅者症状减轻，过基本正常的生活。

（3）少关节型：不主张用肾上腺皮质激素全身治疗，可酌情在单个病变关节腔内抽液后进行局部注射治疗。

（4）虹膜睫状体炎：轻者可用扩瞳剂及肾上腺皮质激素类眼药水点眼。对严重影响视力患者，除局部注射肾上腺皮质激素外，需加用泼尼松口服。虹膜睫状体炎对泼尼松很敏感，无需大剂量。

（5）银屑病性关节炎：不主张用肾上腺皮质激素。

4. 免疫抑制剂

（1）环孢素 A：可以单独使用，也可以与甲氨蝶呤配合使用，风湿疾病常用的剂量是 $3 \sim 5mg/$（kg·d）。在巨噬细胞活化综合征和重症全身型初始可以静脉应用，需要监测药物血浓度，有报道认为如在下次服药前测得的本品全血谷浓度为 100 ～ 200ng/ml，即可达到免疫抑制效应。不良反应包括齿龈增生、多毛症、肾功能不全和高血压。

（2）环磷酰胺（CTX）：可以用于难治型幼年特发性关节炎全身型，激素及甲氨蝶呤、环孢素 A 治疗效果差，病情易反复或激素不敏感、激素依赖的患儿，应用环磷酰胺每次 300 ～ 500mg/m²，每月 1 次，可以配合其他免疫抑制剂，但需要注意药物不良反应，尤其出血性膀胱炎、肝功能损害和骨髓抑制。

（3）沙利度胺：又名反应停，其具有特异性免疫调节作用，能抑制单核细胞产生 TNF，还能协同刺激人 T 淋巴细胞，辅助 T 细胞应答，并可抑制血管的形成和黏附分子的活性。沙利度胺用于幼年特发性关节炎各型，可有效缓解关节症状和控制体温，但用于青春期女性患者时需监测妊娠试验，阴性者才可使用。

5. 生物制剂

用于治疗幼年特发性关节炎取得了良好的效果。但可能的不良反应包括结核感染、其他机会致病菌感染、肝炎及肿瘤的发生等，使用前需常规行 PPD 实验、X 线胸片和肝炎病毒抗体检测等。目前常用于 JIA 的两类生物制剂如下：

（1）肿瘤坏死因子抑制剂：以 TNF-α 为靶向的生物制剂包括 TNF 受体抗体融合蛋白、人鼠嵌合 TNF 单克隆抗体及完全人源化的 TNF 单克隆抗体。TNF 抑制剂肿瘤坏死因子受体抗体融合蛋白适用于关节症状比较明显、经传统的标准治疗反应不佳或不能耐受的患者。TNF 受体抗体融合蛋白剂量为 0.4mg/kg 每次，每周 2 次皮下注射治疗。人鼠嵌合 TNF 单克隆抗体用法为 3 ～ 5mg/kg，缓慢静点，在接受过第一剂注射后，第二及第三剂注射将分别于之后第二及第六周进行。然后，每 6 ～ 8 周接受一次注射。可引起 1% 的患者发生严重过敏反应。另外，反复静脉用药后可产生抗英夫利西单抗药抗体，而同时应用 MTX 等免疫抑制剂可减少抗体产生。

（2）IL-6 抑制剂：人源型抗人白细胞介素 -6（IL-6）受体抗体用于难治性全身型 JIA 有较好的疗效。托珠单抗用法为静脉滴注给药，每次 8 ～ 12mg/kg，每 2 周 1 次。之后根据临床缓解程度适当延长用药间隔时间。其最常见的不良反应是感染、白细胞减少和转氨酶升高等。

6. 其他

大剂量静脉丙种球蛋白（IVIG）可用于治疗难治性全身型 JIA。

（四）手术治疗

本病不主张采用手术治疗。合并脊柱压缩性骨折或股骨头脱位或颈椎半脱位等合并症的患儿需手术治疗。

（五）其他治疗

理疗对保持关节活动、肌力强度极为重要。尽早开始保持关节活动及维持肌肉强度的锻炼，有利于防止发生或纠正关节畸形、功能障碍。

【随访】

出院后定期专业门诊随访，最初为每月一次，半年后若病情稳定可逐渐延长时间，如 2～3 个月随访一次，甚至半年随访一次，依据病情而定。随访时需监测血常规、尿常规、ESR、CRP 和铁蛋白等，根据病情复查病变关节影像学检查。结合患儿症状、查体及辅助检查调整药物治疗。

【预防】

预防感染和外伤有利于预防本病的发生。

（李彩凤）

第二节 儿童系统性红斑狼疮

【概述】

系统性红斑狼疮（systemic lupus erythematosus，SLE）是一种侵犯多系统和多脏器的自身免疫性疾病。血清中出现以抗核抗体为代表的多种自身抗体和多系统受累是 SLE 的两个主要临床特征。

【临床表现】

（一）病史要点

SLE 临床表现多样，首发症状各异，特点为多器官、多脏器损害。绝大多数患儿有发热、体重下降、食欲不振、乏力、关节痛和全身不适。乏力是 SLE 常见但容易被忽视的症状，常是狼疮活动的先兆。部分患儿可有反复口腔溃疡，脱发、皮疹等表现，有日光过敏表现，在日晒或户外活动后皮疹有所加重。病史中需注意询问。

（二）症状要点

（1）皮肤黏膜症状：70% 的病例可见典型的蝶形红斑，皮疹位于两颊和鼻梁，为鲜红色的红斑，边缘清晰，伴有轻度浮肿，很少累及上眼睑。手掌、足底和指（趾）末端常有红斑。口腔溃疡常见于硬腭，为无痛性溃疡。患儿常有日光过敏，暴晒后皮疹加重或出现新皮疹。20% 患者出现雷诺现象。

（2）肌肉骨骼症状：包括关节炎或关节痛或肌炎。关节炎可为游走性，也可呈持续性，但很少引起关节破坏和畸形。部分患儿可出现肌痛和肌无力。

（3）浆膜炎：浆膜炎可累及胸膜、心包和腹膜。胸膜炎较常见，常表现为胸痛伴或不伴胸腔积液，积液为渗出液，可为单侧或双侧。严重者可有大量心包积液，但心包填塞者少见。少数患儿可发生无菌性腹膜炎，出现腹痛和腹水。

（4）心脏症状：约 10% 病例出现心肌炎。心内膜炎常与心包炎同时存在。冠状动脉病变表现为动脉炎，甚至发生心肌梗死。

（5）肾脏症状：临床出现肾脏受累者占 50% ～ 80%，其中约 22% 病例发展为肾功能衰竭。狼疮性肾炎多发生在肾外症状出现的同时或起病 1 年内，少数患儿以肾脏受累为首发症状。狼疮性肾炎的临床表现从无症状、轻度血尿、蛋白尿、细胞管型到肾病综合征，表现为水肿、蛋白尿、镜下血尿（比较少见）或肾功能不全等。

（6）神经和精神症状：①中枢神经系统的弥漫性脑功能障碍

（35%～60%），以器质性脑病综合征为代表。患儿表现为意识障碍、定向力障碍、智能减退、记忆差、计算不能等，可伴有异常行为如冲动、伤人、自伤、幻觉、妄想和木僵等。②局灶性脑功能障碍（10%～35%），以癫痫和脑血管意外为主。其症状为癫痫大发作、头痛、嗜睡、眩晕、视物模糊等，还可出现颅神经麻痹、舞蹈样动作、震颤、偏瘫、失语等。③周围神经损害较少见，表现为多发性神经炎等。

（7）肺部及胸膜症状：SLE 肺损害可为轻度的无症状的肺浸润，也可严重到危及生命。根据肺部病变性质，可分为急性狼疮性肺炎、广泛性肺泡出血及慢性肺间质纤维化等。SLE 还可出现肺动脉高压、肺梗死和肺萎缩综合征。后者表现为肺容积的缩小，横膈上抬，盘状肺不张，呼吸肌功能障碍，而无肺实质、肺血管的受累，也无全身性肌无力、肌炎、血管炎的表现。

（8）消化系统症状：患儿可有腹痛、腹泻、恶心、呕吐等。活动期SLE 可出现肠系膜血管炎，其表现类似急腹症，甚至被误诊为胃穿孔、肠梗阻而手术探查。部分 SLE 还可并发急性胰腺炎。约75%患儿肝脏肿大，半数病例肝功能异常。

（9）血液系统症状：贫血、白细胞减少和血小板减少在各年龄组均很常见。Coombs 试验阳性的自身免疫性溶血性贫血可单独出现，也可与自身免疫性血小板减少性紫癜同时出现（Evans 综合征）。

（10）其他表现：如眼部症状和内分泌系统症状等。

（三）查体要点

系统性红斑狼疮的诊断有赖于全面系统的查体，包括皮肤黏膜情况、浅表淋巴结情况，各脏器检查包括肺脏、心脏、腹部及关节查体，神经系统查体等。系统而全面的查体有利于诊断病情，并评价脏器受累的情况。皮肤黏膜典型的蝶形红斑、口腔溃疡、雷诺现象，浆膜炎体征及脏器受累相应的体征都是诊断的重要线索。

【辅助检查】

（一）实验室检查

（1）常规检查：包括全血细胞分析，包括白细胞计数和分类，三系中可有一系或多系减少；尿蛋白、红细胞、白细胞、管型等为提示临床肾损害的指标；急性时相蛋白如 ESR 及 CRP 测定炎症指标，表现可有 ESR 明显增高，CRP 正常或轻度增高，只有在并发浆膜炎或感染时 CRP 增高。SLE 常出现血清补体 C3、C4 水平降低。

（2）自身抗体检查：抗核抗体（ANA）是直接抗核、核仁或核周抗原的自身抗体。儿童狼疮的免疫学改变中，70%SLE 病例 ANA 滴度 > 1：640。90% 以上的患儿 dsDNA 阳性。抗核小体 P 蛋白抗体、抗神经元抗体、抗磷脂抗体及抗 Sm 抗体在儿童期狼疮患者中较常见。SLE 患者还常出现血清类风湿因子阳性。

（3）其他检查：血生化、甲状腺功能、红细胞抗体、血小板抗体、Coombs 实验及骨髓细胞学检查等。

（二）影像学检查

（1）肺部高分辨 CT：了解肺部受累情况。

（2）头颅核磁：了解神经系统受累情况，如有无脱髓鞘病变等。

（3）B 超：腹部 B 超了解肾脏、肝脏、胰腺等受累情况，心脏彩超等了解心脏受累情况。

（三）其他检查

肺功能检查了解肺脏受累情况；脑电图、脑血流图了解神经系统受累情况；肾活检了解肾脏病理类型。

【诊断】

目前普遍采用 ACR 1997 年推荐的 SLE 分类标准（表 28-2）。SLE 分类标准的 11 项中，符合 4 项或 4 项以上者，可诊断 SLE。其敏感性和特异性均 > 90%。

表 28-2 ACR 1997 年推荐的 SLE 分类标准

1	颊部红斑	固定红斑，扁平或隆起，在两颧突出部位
2	盘状红斑	片状隆起于皮肤的红斑，黏附有角质脱屑和毛囊栓；陈旧病变可发生萎缩性瘢痕
3	光过敏	对日光有明显的反应，引起皮疹，从病史中得知或医生观察到
4	口腔溃疡	经医生观察到的口腔或鼻咽部溃疡，一般为无痛性
5	关节炎	侵蚀性关节炎，累及 2 个或更多的外周关节，有压痛、肿胀或积液
6	浆膜炎	胸膜炎或心包炎
7	肾脏病变	尿蛋白 > 0.5g/24h 或 + + +，或管型（红细胞、血红蛋白、颗粒或混合管型）
8	神经病变	癫痫发作或精神病变，除外药物或已知的代谢紊乱
9	血液学疾病	溶血性贫血、白细胞减少、淋巴细胞减少、血小板减少
10	免疫学异常	抗 dsDNA 抗体阳性，或抗 Sm 抗体阳性，或抗磷脂抗体阳性（后者为抗心磷脂抗体，或狼疮抗凝物阳性，或持续至少 6 个月的梅毒血清试验假阳性三者中具备一项阳性）
11	抗核抗体	在任何时候和未用药物诱发"药物性狼疮"的情况下，抗核抗体滴度异常

【鉴别诊断】

一些自身免疫性疾病、恶性肿瘤及慢性感染性疾病的表现可能与 SLE 相似，需注意鉴别诊断。儿童 SLE 需注意与如下疾病鉴别。

（1）感染性疾病：如败血症、链球菌感染性疾病、病毒（如 EB 病毒、细小病毒 B19 等）感染。通过查找特异的病原体明确诊断。

（2）恶性肿瘤：如白血病、淋巴瘤。通过骨穿，必要时病理活检鉴别。

（3）血液系统疾病：如自身免疫性溶血性贫血、免疫性血小板减少性紫癜等。通过是否有多脏器受累与狼疮鉴别。

（4）其他风湿性疾病：如全身型幼年特发性关节炎、ANCA 相关性血管炎、药物相关狼疮样综合征、系统性硬化病、混合性结缔组织病、急性链球菌感染后肾小球肾炎等。通过疾病特异的临床表现及特异性抗体鉴别。

【治疗】

（一）治疗原则

治疗原则包括治疗疾病急性发作、防止疾病复发及减少治疗相关的不良反应。

（二）一般治疗

教育患儿及家长正确认识疾病，消除恐惧心理，明白规律用药的意义，强调长期随访的必要性。所有的患者应该避免日光照射，可应用防晒霜。避免过劳，避免感染。积极治疗高血压。血管紧张素转换酶抑制剂类药物可应用于各种程度的蛋白尿。

（三）药物治疗

1. 非甾体抗炎药（NSAIDs）

对 SLE 患儿的发热、乏力、皮疹、肌痛、关节痛和胸膜炎等轻症临床表现有效。合并肾脏损害者应慎用。

2. 抗疟药物

常用药物为羟氯喹，本药为口服剂型，5～6mg/（kg·d）。最大剂量不超过400mg/d，开始服用和以后每4～6个月需要进行全面眼科检查。

3. 肾上腺皮质激素

对于发热、口腔炎、关节炎及胸膜积液等，泼尼松的剂量为0.5～1mg/（kg·d），分次服。对于狼疮肾炎、急性溶血性贫血及中枢神经系统症状：开始剂量宜大1.5～2mg/（kg·d）（最大60mg），分3～4次服。维持用药至临床症状缓解，化验检查（血沉、白细胞、血小板、网织红细胞、补体及尿蛋白）基本正常，逐渐减至维持量使疾病得到控制。用激素的同时应加服鱼肝油和钙片，如合并有结核感染，应同时服用异烟肼。对于严重的狼疮肾炎，如弥漫增殖性肾炎及中枢神经系统症状可用甲基强的松龙冲击疗法，剂量为15～30mg/（kg·d），最大量不超过1g，每日1剂，连续3天，然后改用足量泼尼松口服。必要时可隔3～5日后再重复一个疗程。大剂量甲基强的松龙冲击的不良反应为高血压和心律紊乱。因此，需每隔 15 分钟监测血压和心率。

4. 免疫抑制剂

常用药物为环磷酰胺、硫唑嘌呤、吗替麦考酚酯、来氟米特和甲氨蝶呤等。由于此类药物对 SLE 的活动控制不如激素迅速，因此不提倡作为治疗 SLE 的单一或首选药物。

（1）环磷酰胺（CTX）：静脉冲击治疗是减少肾纤维化、稳定肾功能和防止肾功能衰竭的一种有效方法。其剂量为 $0.5 \sim 1g/m^2$，每月 1 次，连用 $6 \sim 8$ 次。首次剂量为 $0.5g/m^2$，如无不良反应，第 2 个月可增至 $0.8 \sim 1g/m^2$。第 8 次后改为每 3 个月 1 次，维持 $1 \sim 3$ 年。同时逐渐将泼尼松减量。

（2）硫唑嘌呤：对狼疮肾炎而言，可作为激素加用环磷酰胺诱导缓解后的维持治疗用药。对浆膜炎、血液系统受累、皮疹等也具有较好的治疗作用。用法为每日 $1 \sim 2.5mg/kg$，常用剂量为 $50 \sim 100mg/d$。

（3）吗替麦考酚酯：又称霉酚酸酯，对于中度以上 SLE，可以选择糖皮质激素联合霉酚酸酯治疗，也可以作为 CTX 冲击治疗的后续治疗。尤其对于狼疮性肾炎有效，能够有效地控制狼疮肾炎活动。霉酚酸酯的剂量为一日 $10 \sim 30mg/kg$，分 2 次口服。霉酚酸酯不良反应较小，也常作为维持治疗之选。

（4）来氟米特：来氟米特能维持缓解狼疮性肾炎，减少尿蛋白，稳定肾脏功能，减少复发，同时还能逆转部分患者的肾脏病理，对难治性狼疮性肾炎有效，安全性良好。维持剂量依体重而不同，体重 < 20kg，为 10mg，隔日服用；体重 $20 \sim 40kg$，为 10mg，每日服用；体重 > 40kg，为 $10 \sim 20mg$，每日服用。

（5）甲氨蝶呤（MTX）：MTX 主要用于以关节炎、肌炎、浆膜炎和皮肤损害为主的 SLE，长期用药耐受性较佳。剂量为 $10 \sim 15mg/m^2$，最大剂量不超过 25mg/ 周，每周 1 次。但不适于重症狼疮肾炎和中枢神经系统狼疮的治疗。

5. 其他药物

静脉滴注大剂量丙种（免疫）球蛋白对 SLE 有一定治疗作用。方法为：400mg/（kg·d），连用 3～5 天，以后酌情每月 1 次；或 1g/（kg·d），1 天内滴入。

靶向性生物制剂如抗 CD20 单抗（美罗华）、贝利单抗等。

【随访】

（1）激素：在足量使用维持用药至临床症状缓解后，需逐渐减量。在长期用药过程中应注意激素的不良反应，如严重细菌感染、肺结核扩散、霉菌感染或病毒感染。此外，还可见高血压、骨质疏松、股骨头无菌坏死、生长发育停滞、消化道出血、白内障、糖尿病和精神症状等，应引起高度警惕和重视。大剂量甲强龙冲击后需注意监测有无骨质疏松、压缩性骨折等不良反应发生。

（2）免疫抑制剂：如环磷酰胺治疗为每月 1 次，连用 6～8 次。首次剂量为 $0.5g/m^2$，如无不良反应，第 2 个月可增至 0.8～$1g/m^2$。第 8 次后改为每 3 个月 1 次，维持 1～3 年。注意监测肝肾功、血常规及 CRP 等指标，如肝功指标明显增高，或白细胞明显降低，需延缓使用环磷酰胺。

（3）辅助检查随访：每月需注意监测如血常规、CRP、ESR、血生化、ANA、dsDNA、补体等。

【预防】

（1）去除诱因：及时去除日常生活中能够诱发或加重该病的各种因素。避免日光暴晒，避免接触致敏性药物（染发剂或杀虫剂）和食物，减少刺激性食物的摄入，慎行疫苗接种。

（2）饮食：少食用高脂高糖食物，避免辛辣刺激性食物，避免食用含有添加剂食物。

（3）注意休息：避免过度劳累。

（4）避免感染。

（李彩凤）

第三节　幼年皮肌炎

【概述】

幼年皮肌炎（juvenile dermatomyositis，JDM）是一种免疫介导的，以横纹肌、皮肤和胃肠道等部位的急性和慢性非化脓性炎症为特征的多系统受累疾病。在疾病早期表现为不同严重程度的免疫复合物性血管炎。

【临床表现】

（一）病史要点

儿童皮肌炎起病多缓慢，大部分幼年皮肌炎患者的临床病程分为 4 个过程：①前驱期，数周至数月的非特异性症状；②进行性肌无力和肌炎，持续数天至数周；③持续性肌炎和皮疹，持续 1 ～ 2 年；④残留肌肉萎缩和肌挛缩的恢复期，伴或不伴有钙质沉着。

（二）症状要点

1. 一般症状

可有全身不适、食欲减退、体重减轻、易倦乏力、腹痛、关节痛、低热或体温正常。

2. 特异性症状

（1）肌肉症状：本病通常累及横纹肌，受累肌肉有时出现水肿和硬结。任何部位肌肉均可受累，肢带肌、四肢近端肌肉及颈前屈肌多先受累，表现为对称性肌无力、疼痛和压痛。病初患儿可表现为上楼困难、不能蹲下、穿衣困难等，进而发展为坐、立、行动和翻身困难。颈前屈肌无力时表现为平卧时不能将颈部前屈，呈后滴状征阳性。涉及眼、舌、软腭时可致眼睑下垂、斜视、吞咽困难、呛咳等。肋间肌和膈肌、腹肌受累时，可引起呼吸困难进而危及生命。晚期肌肉萎缩，可致关节屈曲挛缩。

（2）皮肤症状：皮疹可与肌无力同时出现，或发生在肌肉症状出现后数周，偶有以皮疹为首发症状的病例。典型的皮肤改变为上眼睑或上下眼睑紫红色斑疹伴轻度浮肿。皮疹可逐渐蔓延及前额、鼻梁、上颌骨部位，内眦及眼睑部位可见毛细血管扩张。颈部和上胸部"V"字区、躯干部及四肢伸侧等处可出现弥漫性或局限性暗红色斑。部分皮疹消退后可留有色素沉着。

另一类特征性皮肤改变是高春氏征。此类皮疹见于掌指关节和指间关节伸面及跖趾关节和趾关节伸面，亦可出现于肘、膝和踝关节伸侧。皮疹呈红色或紫红色，黄豆大小，部分可融合成块状，可伴细小鳞屑。随着时间进展局部出现皮肤萎缩及色素减退，可呈蜡样光泽。约46%患儿在甲根皱襞可见僵直的毛细血管扩张，其上常见淤点，这一改变也为皮肌炎的特征性改变。部分患者可以出现"技工手"，表现为手指末端皮肤粗糙、皲裂，有小血栓形成。少见的皮肤改变可有斑秃，这一改变并非皮肌炎特有，系统性红斑狼疮的患者也可以出现。

其他一些非特异性改变包括受累肢体的皮肤变薄和外表很光滑，慢性病例可出现局部皮肤和皮下组织萎缩。严重和迁延不愈的皮肌炎患儿常发生皮肤溃疡，眼角部、腋窝、肘部或受压部位出现血管炎性溃疡是严重的并发症，特别是当其继发感染后则治疗困难。

（3）钙质沉着：钙质沉着是JDM严重的并发症之一。有报道称尽管治疗水平明显提高，但仍有约40%的患儿在疾病后期发生钙质沉着，钙质沉着是小儿皮肌炎的特殊表现。最早可发生于病后6个月，也可发生于起病后10～20年。可发生于皮肤和皮下组织或较深层的筋膜和肌肉，表现为皮下小硬块或结节、关节附近呈团块状沉着和肌肉筋膜片状钙化等，可引起肢体酸痛、关节挛缩和功能障碍。钙化区常形成溃疡，并渗出白色石灰样物质。钙沉着部位也可发生继发感染。广泛钙化最常发生于未治疗或未充分治疗而病程迁延和进展的患儿。

（4）其他系统症状：食管和胃肠是最常受累的器官，可因肌肉病变导致食管运动异常。有时X线检查有异常而临床可无症状。心脏方面可见心脏增大、心电图异常，严重可因心肌炎、心律失常、心功能不全而死亡。少数患儿出现肺间质浸润、肺纤维化，偶有肺出血、胸膜炎和自发性气胸。眼部症状可出现视网膜绒毛状渗出、色素沉着、视乳头萎缩、水肿出血或视神经纤维变性。部分患者还可并发脂肪代谢障碍，表现为局限性或广泛性皮下脂肪消失。

（三）查体要点

查体可见围绕眼眶的紫红色皮疹，伴或不伴眼睑的水肿，可见 Gottron 征、甲床毛细血管扩张，少部分患者可见皮肤溃疡，病程后期可见皮肤和皮下脂肪萎缩。肌力呈对称性近端肌力下降，步态不稳呈鸭步，滴状征阳性、Gower 征阳性，肋间肌和膈肌受累时查体可见胸式呼吸减弱、胸廓运动度差，严重时引起呼吸困难，部分患儿存在肌肉压痛，受累肢体非可凹性硬肿，病程晚期可见肌肉萎缩。另有部分皮肌炎患儿可触及皮下硬性结节（钙质沉着）。有关节受累者可及关节肿胀、皮温升高、发红、活动受限、压痛。少数患儿可存在肝、脾、淋巴结肿大。脏器受累者可有相应的异常体征。

【辅助检查】

（一）实验室检查

（1）ESR、CRP 可以升高。由于肌肉破坏较多，尿肌酸排泄量增加，病情活动期 24 小时尿肌酸＞200mg，尿肌酸／肌酐比值升高。ANA 可阳性，多为斑点型，滴度较低，少数患儿可测到 Jo-1 抗体。

（2）血清肌酶活性增高是皮肌炎的特征之一。肌酶包括肌酸激酶（CK）、肌酸磷酸肌酶（CPK）、醛缩酶（ALD）、乳酸脱氢酶（LDH）、谷草转氨酶（GOT）等。一般认为 CK、CPK 最为敏感，其次为 GOT、GPT 和 ALD 增高。CK 同工酶 CKMB 的出现代表再生的横纹肌而不说明心肌损害。肌酶升高反映肌纤维的活动性损伤或肌细胞膜通透性增加，并与肌炎的病情变化相平行。肌酶的改变常出现于病情改变前数周，晚期肌萎缩后不再有 CPK 的释放，故 CPK 可以不高。

（二）影像学检查

MRI 检查是诊断肌炎的一种新的非创伤性手段。在肌炎时，四肢出现对称性的异常高密度 T_2 像，代表该处肌肉水肿和炎性改变。

（三）其他检查

（1）肌电图：肌电图提示肌源性损害，即肌肉松弛时出现纤颤波、正锐波、插入激惹及高频放电；轻微收缩时出现短时限低电压多相运动电位；最大收缩时可出现干扰相等。

（2）肌肉活检：肌活检部位应选中度受累肢体的近端肌肉，通常在肱三头肌或股四头肌。病理变化可以是肌肉广泛性或局灶性受损。炎性浸润为本病的特征性表现，肌纤维变性坏死、再生及肌束周围萎缩。

【鉴别诊断】

（1）感染后肌炎：某些病毒感染，特别是流感病毒 A、B 和柯萨奇病毒 B 感染后可出现一过性的急性肌炎。主要表现为一过性血清肌酶增高，3～5 天后可完全恢复。此外，旋毛虫、弓形体、葡萄球菌感染均可引起类似皮肌炎症状。

（2）重症肌无力：本病的特征为全身广泛性肌无力，受累肌肉在持久或重复活动后肌无力加重，多伴有眼睑下垂，往往晨轻暮重，血清肌酶和活检均正常。抗乙酰胆碱受体（AchR）抗体阳性、新斯的明试验可资鉴别。

（3）进行性肌营养不良：患儿常起病隐匿，有进行性加重或逐渐缓解的肌无力症状，有阳性家族史，为男性发病，有典型的鸭形步态及腓肠肌假性肥大，无皮疹表现。基因检查有 X 染色体短臂缺失，表达肌营养不良蛋白 dystrophin 基因缺失。

（4）横纹肌溶解症：往往发生在急性感染、外伤或肌肉用力过度之后，该病突然发生，主要表现为极度无力、肌红蛋白尿，偶尔会出现少尿和肾衰竭。

此外，还应注意与其他风湿性疾病相鉴别，如全身型幼年特发性关节炎、系统性红斑狼疮和系统性硬化病等。

【治疗】

（一）一般治疗

急性期护理工作很重要，特别是吞咽肌群受累时，要避免干硬食物，必要时予以鼻饲。呼吸肌受累时应用人工呼吸机辅助呼吸。急性期症状消退后应尽早进行按摩或被动运动，防止肌肉萎缩及肢体挛缩，并逐步过渡到主动运动。

（二）药物治疗

（1）肾上腺皮质激素：为本病的首选药物，能消除炎症，缓解疼痛及肌肉肿胀。早期足量使用皮质激素是治疗本病的关键。泼尼松开始剂量为 2mg/（kg·d）（最大量 60 mg/d），最好清晨顿服，以减少不良反应发生。起病急，全身症状重，肌无力明显，特别是咽下肌及呼吸肌受累者可用甲泼尼龙冲击治疗，10～30mg/（kg·d），疗程 3～5 天，待症状好转后改为泼尼松口服，用药 1～2 个月，肌力有所恢复，血清肌酶下降，开始规律减量，每 2～4 周调整一次剂量。如出现病情反复，则需重复加大剂量。维持剂量以＜10mg/d 为宜，有些病例需要维持 2 年或更长时间。含氟激素制剂如地塞米松、去炎松，可引起激素性肌炎，应避免使用。

（2）甲氨蝶呤：免疫抑制剂与激素联合应用可减少激素用量，有利于病情的控制。甲氨蝶呤因不良反应相对较小而被首选，主张早期应用，2～16 岁儿童剂量为 10～15mg/m²，每周 1 次，口服、肌注或皮下注射，可逐渐增量为 20mg/m²，最大剂量不超过 25mg。危重病例可采用 0.5mg/kg，初始最大剂量不超过 15mg，每周 1 次，皮下注射。4 周后无改善或进展，可增量至 1mg/kg，每周 1 次，皮下注射，极量不超过 30mg。服用时注意补充叶酸，以减少不良反应发生。

（3）羟氯喹：皮疹严重时可选用羟氯喹 6mg/（kg·d）口服，最大剂量 250mg/d。建议每年监测视野及眼底。

（4）其他免疫抑制剂：难治性病例可选用环孢素 A，剂量为 2～3 mg/（kg·d），需监测血药浓度。对于并发肺间质纤维化或钙质沉着的 JDM 患儿可起一定的作用。其他免疫抑制剂如环磷酰胺、硫唑嘌呤、霉酚酸酯等均可根据病情选用。

（5）免疫球蛋白：对于重症病例可选用大剂量免疫球蛋白冲击治疗，剂量为 400mg/（kg·d），连用 3～5 天。

（6）生物制剂：针对 B 细胞靶向治疗的抗 CD20 单抗和 TNF-α 拮

抗剂等近年来均有个案报道，可用于激素和免疫抑制剂治疗效果较差的患儿。

（三）其他治疗

物理治疗可增强肌力、改善肌肉耐力，防治肌挛缩及肌萎缩。当疾病处于活动期时不提倡运动，在临床症状开始改善时即可以开始游泳训练，其他的康复形式包括被动牵引、对抗练习、步态校正、耐力锻炼、呼吸肌及胸肌锻炼等。

【随访】

皮肌炎患者出院后需每隔 1～3 个月门诊随访 1 次，观察患儿临床表现、肌力恢复情况、炎性指标变化、肌酶水平、影像学改变等，根据患儿症状、体征及辅助检查调整药物剂量。

【预防】

本病患儿需积极预防感染，合理饮食，预防疾病复发。

（李彩凤）

第四节　皮肤黏膜淋巴结综合征

【概述】

皮肤黏膜淋巴结综合征又称川崎病（Kawasaki disease，KD），是一种以全身性血管炎为主要病变的急性发热出疹性疾病，冠状动脉最易受累。1967 年由日本医生川崎富作首次报道，本病的发病率有逐年增高趋势，已成为我国儿科常见病之一。本病可发生严重心血管并发症，已取代风湿热成为儿科最常见的后天性心脏病。

【临床表现】

（一）病史要点

急性起病，以发热为主要表现，伴皮肤黏膜改变，因该病是全身性血管炎性病变，可发生多系统受累。

（二）症状要点

1. 主要表现

（1）发热：发热是 KD 最常见的表现，发生率为 94%～100%。热型常为稽留热或弛张热，可高达 39℃ 以上，未经治疗的患儿持续性发热平均 12 天，最长者可达 1 月余，抗生素治疗无效。高热时可有全身不适，食欲差，烦躁不安或嗜睡。应用正规治疗后，体温多在 2 天内恢复正常。

（2）结膜充血：发热的同时有 86%～92% 患儿出现双侧结膜充血，多于起病 3～4 天出现。双眼结膜血管明显充血，无脓性分泌物，热退时消散。

（3）唇及口腔表现：口唇肿胀、潮红及皲裂，舌乳头突起、充血似杨梅舌。口腔及咽黏膜弥漫性充血，呈鲜牛肉色。

（4）皮疹：发病 1 周内躯干及四肢出现弥漫性多形性充血性皮疹，皮疹可表现为多形性红斑或猩红热样皮疹，偶有痛痒，无水疱或结痂。小婴儿可见肛周皮肤发红、脱皮。有的婴儿原卡介苗接种处重新出现红斑、疱疹或结痂。

（5）四肢末端改变：急性期手足硬性水肿，手掌和足底潮红，多数患儿无感觉。约发病 10 天后，患儿指（趾）末端沿指（趾）甲与皮肤交界处出现膜样脱皮，这一症状为本病较特征性的表现。部分患儿在发病 1～2 个月后出现指（趾）甲横沟，称 Beau 线。

（6）颈部淋巴结肿大：多数为单侧淋巴结肿大。多表现为颈前淋巴结肿大，直径约 1.5cm 以上，触诊坚硬，稍有触痛，表面不红，无化脓，于发热后 3 天内发生，数日后缩小甚至消失。

需要强调的是，不同的临床表现出现在病程的不同阶段。不同年龄组患儿的临床表现亦不完全相同。

2. 心脏表现

可出现心肌炎、心包炎、心内膜炎及心律失常。患者脉搏加速，听诊时可有心脏杂音、心动过速、奔马律或心音低钝。可发生瓣膜关闭不全及心力衰竭。心电图可示 P-R 或 Q-T 间期延长、ST-T 改变等；伴冠状动脉病变者，可呈心肌缺血甚至心肌梗死改变。超声心动图可见冠状动脉瘤、心包积液、左心室扩大及二尖瓣关闭不全等。胸部 X 线片可见心影扩大。冠状动脉造影或二维超声心动图可发现 30% ～ 50% 的病例伴冠状动脉扩张，其中 15% ～ 20% 发展为冠状动脉瘤，多侵犯左冠状动脉。冠状动脉损害多发生于病程 2 ～ 4 周，但也可见于疾病恢复期。心肌梗死和冠状动脉瘤破裂可致心源性休克甚至猝死。并发冠状动脉瘤患儿可出现面色苍白、乏力、胸痛、腹痛及无诱因哭闹、晕厥等儿童不典型的心肌梗死症状，需格外注意。

3. 其他临床表现

可有神经系统症状（易激惹、惊厥、意识障碍、无菌性脑膜炎、面神经麻痹等）、间质性肺炎、消化系统症状（腹痛、呕吐、腹泻、麻痹性肠梗阻、肝大、黄疸等）、泌尿系感染、关节炎或关节痛、虹膜睫状体炎等。

【辅助检查】

（一）实验室检查

（1）急性期反应物：急性期白细胞总数及中性粒细胞百分数增高，核左移，半数以上可见轻度贫血，多为正细胞正色素性贫血，血小板早期正常，第 2 ～ 3 周明显增多，可持续数月恢复。94% 患儿 CRP 明显增高，可达 100mg/L 以上，96% 血沉增快，第 1 小时达 100mm 以上。

（2）血生化检查：血清白蛋白减少，血钠减低，血清谷丙转氨酶和谷草转氨酶升高，血清 γ-GT 可升高，高密度脂蛋白浓度及血清胆固醇水平下降，严重者可出现黄疸，可能是由于严重的肝胆血管炎症致胆道阻塞所致。

（3）其他：血清 IgG、IgA、IgM、IgE 和循环免疫复合物均升高，循环中抗内皮细胞抗体、抗中性粒细胞胞浆抗体也增高。血浆纤维蛋白原明显升高，D-二聚体升高，提示急性期的高凝状态。

（二）影像学检查

超声心动图是川崎病患儿心脏评估的重要检查方法，急性期可用于协助诊断及病情评估，亦是有冠状动脉并发症者长期随访的最可靠的无创伤性检查方法。急性期超声心动图可见心包积液，左心室内径增大，二尖瓣、主动脉瓣或三尖瓣反流；可有冠状动脉异常，如冠状动脉扩张（若冠状动脉内径>3mm且≤4mm，则诊断为轻度扩张，若冠状动脉内径>4mm且≤8mm，则诊断为中等大小冠状动脉瘤，若冠状动脉内径>8mm，则诊断为巨大冠状动脉瘤），需要在病程中定期检查。超声波检查有多发性冠状动脉瘤，或心电图有心肌缺血表现者，应进行冠状动脉造影，以观察冠状动脉病变程度，指导治疗。

（三）其他检查

心电图早期示窦性心动过速，非特异性 ST-T 变化，P-R 间期延长；心包炎时可有广泛 ST 段抬高和低电压；心肌梗死时相应导联有 ST 段明显抬高，T 波倒置及异常 Q 波。

【诊断】

诊断标准：发热 5 天以上，伴下列 5 项临床表现中 4 项者，排除其他疾病后，即可诊断为皮肤黏膜淋巴结综合征。

①多形性红斑。

②眼结膜充血：双侧非渗出性结膜充血。

③口唇充血皲裂，口腔黏膜弥漫充血，舌乳头突起、充血呈杨梅舌。

④四肢变化：急性期掌跖红斑、手足硬性水肿，恢复期指（趾）端膜状脱皮。

⑤颈部淋巴结肿大，常为单侧且直径≥1.5cm。

如上述 5 项临床表现中不足 4 项，但超声心动图有冠状动脉损害，亦可确诊为皮肤黏膜淋巴结综合征。

【鉴别诊断】

应与幼年特发性关节炎、急性淋巴结炎、病毒性心肌炎、风湿性心脏炎相鉴别。

（1）幼年特发性关节炎：发热期短，皮疹较弥漫；手足硬肿，显示掌跖潮红；类风湿因子阴性。

（2）急性淋巴结炎：颈部淋巴结肿大及压痛较轻，局部皮肤无红肿；无化脓病灶。

（3）病毒性心肌炎：冠状动脉病变突出；特征性手足改变；高热持续不退。

（4）风湿性心脏炎：发病年龄以婴幼儿为主；无有意义的心脏杂音；冠状动脉病变突出。

【治疗】

（一）治疗原则

KD治疗包括急性期治疗和合并冠状动脉瘤患儿的恢复期治疗。

（二）一般治疗

根据病情给予对症及支持治疗，如补充液体、保护肝脏、控制心力衰竭、纠正心律失常等。

（三）药物治疗

1. 急性期治疗

（1）阿司匹林口服：剂量为 $30 \sim 50mg/$（kg·d），分 $2 \sim 3$ 次服用，热退后3天逐渐减量，约2周左右减至 $3 \sim 5mg/$（kg·d），维持 $6 \sim 8$ 周。如有冠状动脉病变时，应延长用药时间，直至冠状动脉恢复正常。大剂量阿司匹林可减轻急性炎症过程，小剂量可抗血小板聚集及抗凝。

（2）静脉注射丙种球蛋白（IVIG）：早期（发病10天内）静脉注射丙种球蛋白 $2g/kg$ 于 $10 \sim 12$ 小时静脉缓慢输入，可迅速退热，减少冠状动脉病变发生率，应同时合并应用阿司匹林，剂量和疗程同上。

（3）IVIG 无反应性治疗：目前对 IVIG 无反应性 KD 的治疗仍有争议。

有学者认为首次 IVIG 治疗 36 小时后仍有发热，体温大于 38.5℃；另有学者认为患儿在发病 10 天内接受 IVIG 及阿司匹林口服标准治疗后 48 小时，患儿体温仍高于 38℃；或给药 2 ～ 7 天甚至 2 周内再次发热，并符合至少一项 KD 临床表现，该组患儿称为 IVIG 无反应者。IVIG 无反应患儿的治疗方案目前仍存有争议，再次 IVIG 2g/kg 治疗是目前多数学者的共识，仍无反应可选择如糖皮质激素、英利昔单抗、血浆置换等，国外也有使用甲氨蝶呤、环孢素的报道，但对 IVIG 无反应患儿还应强调一定要注意其他类似表现的疾病误诊为 KD 的可能。

（4）糖皮质激素：一般不作为治疗 KD 的首选药物。如果对 IVIG 治疗无反应且病情难控制时，可考虑与阿司匹林和双嘧达莫联用。剂量为泼尼松 1 ～ 2mg/（kg·d）清晨顿服，用药 4 ～ 6 周。

（5）抗血小板聚集：除阿司匹林外可加用双嘧达莫，3 ～ 5mg/（kg·d），分 2 次口服。KD 合并冠状动脉并发症者需要长期的抗凝治疗。

2. 恢复期治疗

有小的单发冠状动脉瘤患者，应长期服用阿司匹林 3 ～ 5mg/（kg·d）直到动脉瘤消退或更长。对阿司匹林不耐受者，可用潘生丁 3 ～ 6mg/（kg·d），分 2 ～ 3 次口服。有多发或较大的冠状动脉瘤者，应无限期口服阿司匹林及潘生丁。有巨瘤的患者易形成血栓、发生冠状动脉狭窄或闭塞，并加用口服华法令 0.1mg/kg，顿服，数日后减为维持量，应监测血药浓度及凝血时间，保持 INR 1.5 ～ 2.0。

（四）手术治疗

严重冠状动脉病变宜行外科手术，如冠状动脉搭桥术、冠状动脉瘤切除术等。

（五）其他治疗

国外很多学者试图开发新的 KD 治疗用药，包括英利西单抗、乌司他丁等，但疗效均未超过 IVIG。

【常见并发症】

冠状动脉并发症是 KD 的严重并发症，可以引起患儿心肌缺血、心肌梗死及猝死。急性期可因冠状动脉瘤破裂或血栓发生死亡。其他心血管并发症包括心肌炎、心律失常或心力衰竭。

【预后】

本病为自限性疾病，绝大多数患儿预后良好。5% ~ 9% 的 KD 患儿可发生冠状动脉并发症。少数患者由于冠状动脉瘤破裂、血栓闭塞、心肌梗死或心肌炎而死亡，早年死亡率为 1% ~ 2%，现已下降到 1% 以下。

【随访】

无冠状动脉病变患儿于出院后 1 个月、3 个月、半年及 1 年进行一次全面检查（包括体检、ECG 和超声心动图等）。有冠状动脉损害者应密切随访，直至冠状动脉扩张或冠状动脉瘤消失。

（李彩凤）

第二十九章
缓解性血清阴性对称性滑膜炎伴凹陷性水肿综合征

【概述】

缓解性血清阴性对称性滑膜炎伴凹陷性水肿（remitting seronegative symmetrical synovitis with pitting edema，RS3PE）综合征是一种特殊的以对称性屈（伸）肌腱鞘及滑膜急性炎症伴手、足背凹陷性水肿为主要表现的风湿性疾病。

【临床表现】

（一）病史要点

起病突然，就诊病程常 < 1 个月，对称性双手指间关节、掌指关节和腕关节肿痛及手背凹陷性水肿，手背水肿进行性加重，膝关节、肩胛带常受累，可单侧受累，亦可同时或仅累及下肢、踝部和脚背，有晨僵，偶有轻偏瘫。既往史要注意询问肝炎、结核病史，脑部有无发生病变，有无高血压史、甲亢史、银屑病史。有无肿瘤家族史。有些患者曾患过其他疾病，如风湿性多肌痛、前列腺增生、结肠炎、眼葡萄膜炎、炎症性背痛、足跟痛、巨细胞动脉炎。有的患者发病时可伴有血清阴性脊柱关节病、肠病性关节炎、反应性关节炎。但所有患者均无炎症性风湿病的家族史。

（二）症状要点

RS3PE 在风湿患者中发病率约为 0.25%，比风湿性多肌痛略低。老年患者多见，偶可见于青壮年，患者平均年龄 69 岁，男女比例约为 2：1。

1. 关节表现

起病急骤，典型表现为对称性周围关节滑膜的急性炎症，尤其是腕关节、手掌屈肌腱鞘及手小关节的炎症，表现为关节的疼痛和僵硬，双侧肘、肩、髋、膝、踝及足关节均可受累。按受累的概率依次为掌指关节、近端指间关节、腕关节、肩关节、膝关节、踝关节和肘关节。常累及手和足的关节附件，表现为受累关节夜间痛及晨僵，多数患者膝关节的滑膜炎可产生疼痛，但无渗出。水肿和关节炎常同时发生。在指（趾）肌腱背侧出现可凹性水肿，常呈对称性，影响握拳，且手、足背同时出现水肿，另有一些患者则只有手背水肿。部分患者因双手背显著的屈肌腱鞘炎症产生腕管综合征。少数患者表现单侧受累，非对称性，甚至为单侧下肢受累。

2. 关节外表现

全身乏力明显，有时有发热、倦怠。部分患者有近侧肌肉疼痛或近侧肢带肌肉疼痛和僵硬，有时伴有关节炎性皮疹。Pariser 和 Canoso 报道了 2 例手背水肿为非对称性的 RS3PE 患者，其中 1 例在无水肿的肢体一侧出现了局部的肢体麻痹，而另 1 例患者在 RS3PE 发病前 7 年于无水肿的肢体一侧出现偏瘫。其发生机制推测为参与炎症反应的某些神经传导物质紊乱引起的。Ike 和 Blaivas 观察到 1 例 RS3PE 患者出现坏死性血管炎引起的神经病变。

（三）查体要点

检查患者一般情况，全身淋巴结，双手指间关节、掌指、腕、肘及膝、踝关节有肿胀压痛，有无明显手足背凹陷性水肿，双腕关节有无肿胀和指端麻木无力等腕管综合征相关表现，双肩疼痛活动状况。检测其他四肢关节有无肿胀压痛，测定四肢肌力，观察有无口腔溃疡、皮疹、皮下结节、雷诺现象、脊柱和足跟活动及疼痛情况。

【辅助检查】

（一）实验室检查

1. 常规检查及非特异性炎症的检查

患者可出现轻度贫血，为正细胞正色素性贫血。尿中出现红细胞计数升高，有人伴有前列腺炎表现；可有 ESR 升高、CRP 升高、低蛋白血症等非特异性炎症表现。

2. 自身抗体检查

患者类风湿因子（RF）大多阴性，且呈持续阴性；少数 RF 阳性患者为 IgM 型 RF，且滴度较低，多数患者抗核抗体（ANA）阴性，少数患者低滴度阳性，呈均质型或斑点型。ESR 增快，CRP 增高。

3. HLA 检查

约 24% 的患者 HLA 检查显示 HLA-B7 单倍型，Cw7 与 B7 连锁不均衡。本病也与 A2 高度相关。少数人有与自身免疫有关的单倍型 B8、DR3、Bw62、Bw60、Cw7、Dw2、B22、B35、B27。

4. 滑液及滑膜检查

滑液检查呈炎症表现，可有白细胞数增加或减低，但较 RF 阳性的 RA 为低，黏蛋白试验一般正常，未见双水焦磷酸盐、尿酸盐、磷灰石等结晶；滑膜组织活检显示增生性滑膜炎或非特异性滑膜炎，伴小血管充血。通过电子显微镜检查没有发现病毒感染存在。免疫荧光检查无免疫球蛋白、补体和纤维蛋白存在。

（二）影像学检查

1. X 线检查

多数患者 X 线检查没有骨质炎症、侵蚀改变；有的患者可合并有骨关节炎的 X 线表现。

2. MRI 检查

双手腕关节和（或）膝关节 MRI 检查均表现为关节滑膜增厚，信号增强。有伸肌腱鞘炎，淋巴系统功能正常，提示水肿不是淋巴水肿。

（三）其他检查

骨显像通常提示患者有腕关节滑膜炎；组织病理学检查表皮、真皮情况。MRI 帮助诊断腱鞘、关节的渗出物，淋巴管扩张及皮下组织增厚，是唯一可进行鉴别诊断及 RS3PE 随访的成像技术。超声评估关节及表浅结构，呈现关节渗出物或者滑膜炎；多普勒彩色超声特性描述滑液增殖时炎症活动，评估特定部位血管内血流时描绘软组织充血，对比增强多普勒彩色超声在炎性水肿、渗出物及滑膜炎方面评估强于普通多普勒彩色超声。

【诊断】

目前对于该病的诊断尚无严格、统一的标准。根据 McCarty 的描述和多数学者的看法，RS3PE 综合征的诊断条件主要有：①老年起病（年龄＞50 岁）；②急性发作的对称性多关节炎，伴肢端凹陷性水肿；③非侵蚀性关节炎；④类风湿因子和抗核抗体阴性⑤糖皮质激素有良好效果，并可长期缓解。

【鉴别诊断】

1. 类风湿关节炎

类风湿关节炎起病缓，中青年女性多见；受累关节为对称性腕关节、掌指关节、近端指间关节、膝关节、跖趾关节等，常有严重的滑膜炎，凹陷性水肿不常见；化验检查大多数患者 IgM 型 RF 阳性，受累关节常常残留屈曲挛缩；X 线检查可见骨质破坏。

2. 风湿性多肌痛

风湿性多肌痛和 RS3PE 鉴别起来较为困难。风湿性多肌痛起病突然；女性多见，发病年龄多在 70 岁左右；典型临床表现为对称性近端关节和肌肉疼痛、酸痛及晨僵，受累关节为肩、腕、髋和膝，手关节受累少见；滑膜炎症轻微或无；无凹陷性水肿；化验检查为非特异性炎症表现。

3. 迟发的未分化脊柱关节炎

本病以少关节炎起病，多有下肢的非对称性可凹性水肿，B27 阳性；伴有可凹性水肿的滑膜炎可见于长期患 AS 年龄超过 50 岁的老年患者；通过脊柱关节炎的其他表现可以与 RS3PE 鉴别。

4. 其他疾病

如淀粉样变性关节病、反应性关节炎、混合性结缔组织病、软骨钙质沉积症、系统性红斑狼疮、系统性硬化病、多发性肌炎和重叠综合征等。

【治疗】

（一）治疗原则

治疗主要为对症处理，用小剂量激素、羟氯喹、非甾体抗炎药和慢作用抗风湿药均有效。

（二）一般治疗

饮食以富有营养和清淡为原则，注意休息。

（三）药物治疗

小剂量激素可以产生显著的治疗效果。泼尼松 10 mg/d，平均 1 ～ 3 周症状和水肿可消失，逐步减量于数月内停药多不复发，有 9% ～ 61% 遗留有手部关节活动受限。也常用抗疟药及小剂量糖皮质激素合并使用。慢作用药一般选用不良反应较少者，如甲氨蝶呤或柳氮磺吡啶。此类药物相对作用较慢。NSAIDs 作用差。亦有人采用秋水仙碱治疗。部分患者 24 小时内症状好转，多数患者 2 周内好转。继发性者，积极治疗原发疾病。

【预后】

其对小剂量激素治疗敏感，在 1 年内可完全缓解，预后良好，一般不遗留功能损害。有部分患者可发展为类风湿关节炎、脊柱关节病、系统性红斑狼疮和未分化结缔组织病等。

【随访】

国内外报道认为，RS3PE 综合征与肿瘤密切相关，是副肿瘤综合征表现之一，其中以实体瘤和恶性血液病居多。这提示对部分 RS3PE 综合征患者应建立长期随访制度，以防疾病的演变。

（黄向阳）

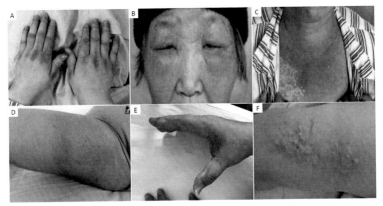

彩插 1 皮肌炎典型皮疹（正文见第 84 页）

注：A.Gottron 疹；B.heliotrope 疹；C."V"型疹；D."枪套"征；E."技工手"；
F. 皮下钙质沉积。

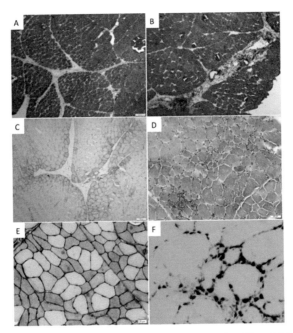

彩插 2 PM 和 DM 骨骼肌组织病理特征（正文见第 88 页）

注: A. DM 束周萎缩(H&E 染色)；B. DM 肌束膜血管周围炎性细胞浸润(H&E 染色)；
C.DM 束周肌细胞膜 MHC-I 分子表达上调（免疫组织化学 MHC-I 染色）；D. PM 肌细
胞变性、坏死和再生（H&E 染色）；E. PM 肌细胞膜 MHC-I 分子表达上调（免疫组织化
学 MHC-I 染色）；F. PM 单个核细胞浸入未坏死肌细胞（免疫组织化学 CD8 染色）。

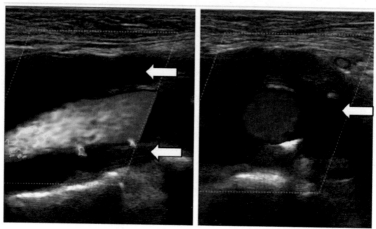

彩插3 TA患者彩色多普勒图（正文见第117页）
注：腹主动脉轴位和横切位成像，箭头所指示管壁水肿。

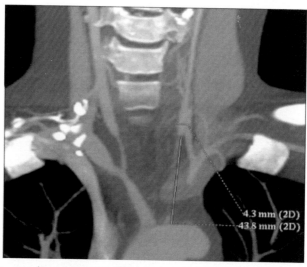

彩插4 CTA提示左侧颈总动脉有43.8mm长重度狭窄（正文见第119页）

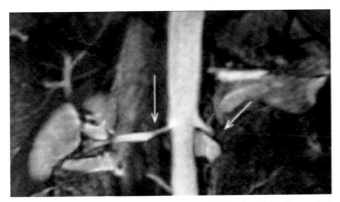

彩插 5　MRA 显示左肾动脉闭塞、右肾动脉狭窄（正文见第 120 页）

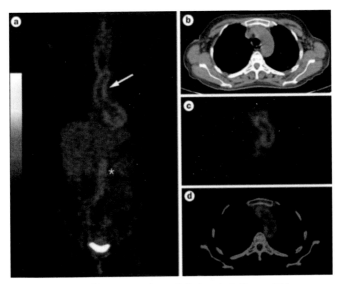

彩插 6　^{18}F-FDG PET/CT 成像（正文见第 120 页）

注：a 显示主动脉弓（箭头）一直延续到腹主动脉、动脉分叉（＊）均呈现线性高摄取信号。b ～ d 分别是主动脉弓同一解剖位置的 CT 冠状位成像、^{18}F-FDG PET 成像和融合成像。

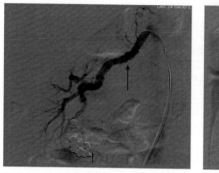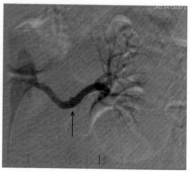

彩插7　FMD患者血管造影检查提示肾动脉"串珠样"狭窄（正文见第125页）

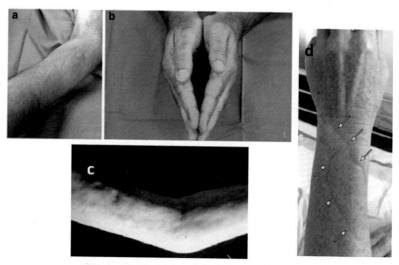

彩插8　特发性嗜酸性筋膜炎（正文见第245页）

注：a、d沟槽征即抬高患肢导致静脉压力减低时，可看到沿浅表静脉走行分布在肢体表面的凹槽。b因筋膜挛缩，双手并拢时不能完全伸直称为"祈祷手"（prayer hand）。c受累肢体皮肤皮下筋膜组织增厚变硬挛缩，表皮因牵拉凹陷表现为类似"橘皮"的表现。

图17-1 a～b来源：Ferreli C，Gasparini G，Parodi A，et al.Cutaneous Manifestations of Scleroderma and Scleroderma-Like Disorders：aComprehensive Review. Clin Rev Allergy Immunol，2017，53（3）：306-336. 图片c～d来源：uptodate。

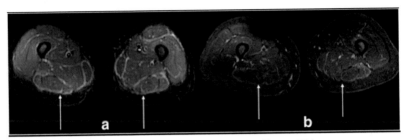

彩插 9　下肢筋膜组织信号（正文见第 247 页）

注：下肢筋膜组织 T_1 高信号（a 箭头所指），经泼尼松及甲氨蝶呤治疗 5 个月后复查好转（b 箭头所指）。

文　献：Mazori DR，Femia AN，Vleugels RA. Eosinophilic Fasciitis： an Updated Review on Diagnosis and Treatment. Curr Rheumatol Rep，2017，19（12）：74.

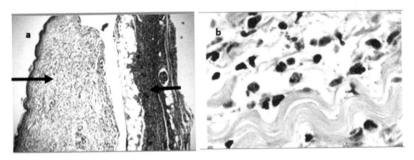

彩插 10　镜下皮肤及筋膜组织表现（正文见第 249 页）

注：a 低倍镜下可见皮肤及皮下组织正常（左侧箭头），皮下筋膜明显增厚（右侧箭头），深染为深蓝色，提示致密胶原增生；b 高倍镜下可见嗜酸性粒细胞浸润及束状胶原增生。（来源：uptodate）